全国高等院校健康服务与管理专业规划教材

健康管理学

主　编　李灿东　朱燕波

中国中医药出版社

·北　京·

图书在版编目（CIP）数据

健康管理学 / 李灿东，朱燕波主编 . —— 北京：中国
中医药出版社，2024.8.——（全国高等院校健康服务与
管理专业规划教材）

ISBN 978-7-5132-8891-0

Ⅰ. R19

中国国家版本馆 CIP 数据核字第 2024M7V821 号

融合出版数字化资源服务说明

全国高等院校健康服务与管理专业规划教材为融合教材，各教材相关数字化资源（电子教材、PPT 课件、视频、复习思考题等）在全国中医药行业教育云平台"医开讲"发布。

资源访问说明

扫描右方二维码下载"医开讲 APP"或到"医开讲网站"（网址：www.e-lesson.cn）注册登录，输入封底"序列号"进行账号绑定后即可访问相关数字化资源（注意：序列号只可绑定一个账号，为避免不必要的损失，请您刮开序列号立即进行账号绑定激活）。

资源下载说明

本书有配套 PPT 课件，供教师下载使用，请到"医开讲网站"（网址：www.e-lesson.cn）认证教师身份后，搜索书名进入具体图书页面实现下载。

中国中医药出版社出版

北京经济技术开发区科创十三街 31 号院二区 8 号楼

邮政编码　100176

传真　010-64405721

北京盛通印刷股份有限公司印刷

各地新华书店经销

开本 850×1168　1/16　印张 15　字数 361 千字

2024 年 8 月第 1 版　2024 年 8 月第 1 次印刷

书号　ISBN 978 – 7 – 5132 – 8891 – 0

定价　65.00 元

网址　www.cptcm.com

服务热线　010-64405510　　微信服务号　**zgzyycbs**

购书热线　010-89535836　　微商城网址　**https://kdt.im/LIdUGr**

维权打假　010-64405753　　官方微博　**http://e.weibo.com/cptcm**

天猫旗舰店网址　**https://zgzyycbs.tmall.com**

如有印装质量问题请与本社出版部联系（010-64405510）

全国高等院校健康服务与管理专业规划教材

《健康管理学》编委会

主　编

李灿东（福建中医药大学）　　　　朱燕波（北京中医药大学）

副主编（以姓氏笔画为序）

田小英（湖南医药学院）　　　　　杨鹤清（云南中医药大学）

张丽宏（黑龙江中医药大学）　　　崔　鹏（辽宁中医药大学）

编　委（以姓氏笔画为序）

万晓文（江西中医药大学）　　　　王　丹（湖南工商大学）

王　苗（山西中医药大学）　　　　王　洋（福建中医药大学）

曲婉莹（贵州中医药大学）　　　　吕要改（河南中医药大学）

刘　佼（成都中医药大学）　　　　刘清华（滨州医学院）

杜思瞳（天津中医药大学）　　　　杜晓林（山东中医药大学）

李书楠（福建医科大学）　　　　　李爱民（上海师范大学）

何敏媚（北京中医药大学）　　　　张宏如（南京中医药大学）

罗桂华（陕西中医药大学）　　　　南亚星（甘肃中医药大学）

洪志军（大连医科大学）　　　　　唐燕萍（湖南中医药大学）

涂斯婧（广西中医药大学）　　　　黄日龙（安徽中医药大学）

梅　媛（海南医科大学）　　　　　程珂娅（遵义医药高等专科学校）

曾令烽（广州中医药大学）　　　　谢蓉蓉（浙江中医药大学）

学术秘书

王　洋（福建中医药大学）　　　　何敏媚（北京中医药大学）

编写说明

为积极响应党的二十大关于"推进健康中国建设"的号召，进一步贯彻落实《"健康中国2030"规划纲要》，编写组以"促进健康为中心"的"大健康观"为指导思想，根据全国医学高等院校健康服务与管理专业规划教材提出的培养"新时期健康服务与管理专业人才"的编写思路，充分借鉴国内外健康管理发展经验，系统阐释健康管理学的基本内容，为健康服务与管理专业及相关专业的学生从事健康管理奠定基础。

本教材由李灿东、朱燕波初拟编写提纲，编写组集体讨论、提出建议。教材分为11章，共38节，前两章系统介绍了概论和健康教育与健康促进。第三章至第五章依序展开健康风险评估及健康干预计划的设计、实施与评价内容的介绍；第六章至第七章就健康相关心理与行为干预、中医体质和状态健康管理做重点介绍，体现了医学模式转变下，健康管理对行为生活方式及中医整体观的侧重；第八章详细介绍了常见慢性疾病的预防与健康管理，包括肥胖、原发性高血压、血脂异常、糖尿病、冠状动脉粥样硬化性心脏病、脑卒中、慢性阻塞性肺病、常见肿瘤与膝骨关节炎9个病种，对临床操作和实践提供指导；第九章指导特定场所人群健康管理，对学校、医院、社区3个重点场所人群的健康教育、健康维护、健康干预进行指导，从而提高全社会健康管理的普遍性和高效性；第十章至第十一章介绍了健康管理在健康保险中的应用及健康管理服务本身面临的伦理问题。整个教材编写融入了课程思政的理念和内容。

具体编写工作，概论部分由朱燕波编写，王洋修订，李灿东统稿；健康教育与健康促进部分由谢蓉蓉及刘佼编写，刘清华及罗桂华修订，杨鹤清统稿；健康风险评估部分由王丹及王苗编写，洪志军及涂斯婧修订，朱燕波统稿；健康干预计划设计部分由南亚星及杜晓林编写，梅媛及曾令烽修订，田小英统稿；健康管理计划的实施与评价部分由杨鹤清编写，吕要改修订，崔鹏统稿；健康相关心理与行为干预部分由杜思瞳、曲婉莹、何敏媚、李爱民及黄日龙编写，南亚星及张宏如修订，田小英统稿；中医健康管理部分由王洋、李书楠、李灿东及朱燕波编写，王丹及谢蓉蓉修订，李灿东统稿；常见慢性病健康管理部分由张丽宏、张宏如、吕要改、唐燕萍、梅媛、崔鹏、黄日龙及曾令烽编写，刘佼、王苗、王洋、李书楠修订，崔鹏统稿；场所健康管理由田小英、洪志军、涂斯婧及杜晓林编写，曲婉莹及唐燕萍修订，张丽宏统稿；健康管理在健康保险中的应用由刘清华及罗桂华编写，杜晓林修订，张丽宏统稿；健康管理工作中的伦理问题由万晓文及程珂娅编写，杜思瞳修订，杨鹤清统稿。王洋、何敏媚承担了本教材编写的秘书工作。

总体而言，本教材结构完整，兼顾时代性和全面性。本教材将现代医学模式理论与积极的健康观念整合至各章节之中，强调系统科学性和内容的完整性，特别是丰富了中医体质和状态健康管理的相关内容，以展现健康管理的完整知识体系，使读者系统掌握健康管理学的基本理论和知识，精通健康评价及管理的定性与定量分析方法，具备实际操作技能。此外，教材还吸纳了健康管理领域的最新研究成果，反映了学科的前沿动态，同时融入数字化教学元素，增强学生的参与积极性，提高教学效果。

在此对在本书付梓过程中付出辛劳的各位同仁表示衷心的感谢！敬请广大师生在使用过程中提出宝贵的意见和建议，以便我们进一步修订和完善。

《健康管理学》编委会

2024 年 5 月

目录

第一章　概论

第一节　健康管理概述

扫一扫，查阅本章数字资源，含PPT等

一、健康管理的兴起与发展

健康管理是以人为中心，以家庭为单位，以社区为范围，对个体或群体的健康进行全面监测、分析、评估并提供健康咨询和指导等全程式的健康服务。我国健康管理历史悠久，最早体现在中医防治疾病的"治未病"重要思想中。距今两千多年的《黄帝内经》指出"圣人不治已病治未病，不治已乱治未乱"，阐述"圣人"在疾病潜伏阶段对其进行早期干预。"未病先防"是现有可考记载中对"治未病"思想的最早概括。"治未病"理论的提出是古人对以"预防"为主的健康管理最精辟和朴素的概括；中医学"天人合一""三因制宜""正气为本"等学术思想也为我国的健康管理提供了一定的理论基础。同时期，古希腊也提出保健养生法，主张对疾病的预防胜于治疗，强调人与自然环境的和谐关系，认为健康的人应当拥有完整的身体、充足合理的营养和足够的运动。健康管理涉及临床医学、营养学、运动学、管理学等众多学科，古代中国及古希腊的医疗思想与临床实践无不蕴含着健康管理的思想，然而在其发展过程中，并未对其进行梳理及形成一定的理论体系。

健康管理概念的提出最初出现在美国。人口老龄化加剧、慢性病人群不断增多等因素导致美国医疗卫生资源需求过度增长，美国经济和社会发展面临着前所未有的威胁和挑战。传统的以疾病诊治为中心的卫生服务模式应对不了新的挑战。在这种环境下，以健康管理为中心的卫生健康服务模式应运而生。在美国，最先应用健康管理的是保险行业。20世纪60年代，美国保险业即提出了健康管理的概念。医疗保险业的管理者通过长期观察发现，大部分健康人仅用很少的医疗费用，而一小部分人却不合比例地用掉了大部分医疗费用。因而，找到那些可能导致高费用的人，并采取措施来减少他们的医疗费用对保险业来说尤为重要。应用健康管理技术可以早期鉴别出高危人群，从而减少投保人的患病风险及保险赔付费用。健康管理能通过提高个人健康水平，从而提高个人对健康保险的信任度，减少医疗费用支出，增加行业收益，使投保人与保险公司双方受益。

1990年，美国政府制订了"健康人民"健康管理计划，该计划项目由美国卫生与公共服务部主持，每10年1次，循环反复，旨在逐步提高全体国民的健康水平。"健康人民"正在进行的是第4个10年，即"健康人民2030"。该计划包括两个目标：一是提高国民生活质量，延长健康寿命；二是消除健康差距。健康管理在美国兴起后，德国、英国、法国、日本等国家积极效仿，引入并实施健康管理，根据国情形成了各具特色的健康管理医疗卫生服务体系模式。如日本制定了《健康增进法》，通过"健康日本21世纪"的全民健康计划落实其具体举措，经过多年的实践探索，日渐健全和完善了社区健康管理。英国实行的自我管理计划模式旨在通过医疗卫生服务专家同服务对象联动，帮助后者获取疾病信息、学会自我管理并参与健康决策，同时加大健康从业者的知识技能训练，为从医疗机构为中心到社区为中心的转变和"医疗机构 – 社区 – 个人"一体化健康管理模式的形成提供重要参考。

21世纪初，我国引入了健康管理理念，并以健康体检形式兴起。我国健康管理产业与学科经过20余年的探索与实践，在产业、学科体系及人才培养上均取得了快速发展。如爱康国宾、美年大健康等专业性健康管理公司大量出现，并推出一系列健康管理相关服务项目；部分医院，如四川大学华西医院、上海交通大学医学院附属瑞金医院，依托自身的体检中心等开展健康管理服务；一些高等院校探索健康管理专业教育，设立健康管理学院，形成本科 – 硕士 – 博士的完整教育体系。

近年来，国家陆续出台了与健康相关的一系列指导性意见或纲领性文件，将"健康中国"上升为国家战略。2016年，中共中央、国务院印发的《"健康中国2030"规划纲要》指出，"实施慢性病综合防控战略，加强国家慢性病综合防控示范区建设。强化慢性病筛查和早期发现，针对高发地区重点癌症开展早诊早治工作，推动癌症、脑卒中、冠心病等慢性病的机会性筛查。基本实现高血压、糖尿病患者管理干预全覆盖，逐步将符合条件的癌症、脑卒中等重大慢性病早诊早治适宜技术纳入诊疗常规。加强学生近视、肥胖等常见病防治。到2030年，实现全人群、全生命周期的慢性病健康管理，总体癌症5年生存率提高15%"，并强调"实施中医治未病健康工程，将中医药优势与健康管理结合，探索融健康文化、健康管理、健康保险为一体的中医健康保障模式"。《国务院办公厅关于印发中国防治慢性病中长期规划（2017—2025年）的通知》中提出，鼓励充分利用社会资源，"以健康促进和健康管理为手段，提升全民健康素质，降低高危人群发病风险，提高患者生存质量"，即实现由以治病为中心向以健康为中心的转变。《"十四五"健康老龄化规划》指出，"大力推进老龄健康服务供给侧结构性改革，把积极老龄观、健康老龄化理念融入经济社会发展全过程，深入开展老年健康促进行动"，并强调工作指标：到2025年，65岁及以上老年人城乡社区规范化健康管理服务率不低于65%，65岁及以上老年人中医药健康管理率不低于75%。

在诸多复杂因素的综合影响之下，健康管理需求日益增加，健康管理受到社会广泛关注和重视，成为改善个体和群体健康状况、促进健康产业发展、推动实现"健康中国2030"战略目标的客观需要。近年来提出的"全生命周期"健康管理的理念，旨在关注全人群的全生命周期，瞄准健康的全过程，有助于全面提升人民的健康水平。健康管理已经成为健康服务发展的新业态和医疗健康服务供给改革关注的重点，健康管理是提高人民健康水平的关键途径。

二、健康管理的概念和特点

（一）健康管理的概念

世界卫生组织（WHO）宪章中指出："健康不仅仅是没有疾病或不虚弱，而是身体、心理与社会适应的完好状态。"具体来说，WHO定义中的健康包括身体健康、心理健康和社会适应能力良好三个方面的内容。第一，身体健康，又称生理健康或躯体健康（physical health），即

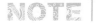

躯体的结构完好、功能正常，躯体与环境之间保持相对的平衡。第二，心理健康，亦称精神健康（mental health），指人的心理处于完好状态，包括正确认识自我、环境和及时适应环境。第三，社会适应能力良好（social well-being），指个人的能力在社会系统内得到充分发挥，人能够有效地扮演与其身份相适应的角色，个人的行为与社会规范一致，和谐融合。WHO 对健康的定义体现了积极、多维的健康观，是健康的最高目标。

健康管理作为一门新兴的学科和医学服务理念，尚无公认的定义，国内外也未形成系统、公认的健康管理理论体系。

美国职业和环境医学学会（ACOEM）把健康和生产效率放在一起考虑，将健康和生产效率管理定义为"针对员工全面健康的各种类型的项目和服务的联合管理，包括所有预防项目和服务及员工在生病、受伤或生活和工作关系失衡时会寻求的各种项目和服务，如医疗保险、伤残保险、员工赔偿、员工生活和工作关系失衡协助项目（EAP）、带薪病假、健康促进和职业安全项目。健康和生产效率管理也指所有能够促进士气、减少离岗、提高岗位工作效率的所有活动"。

韩启德教授在 2004 年将健康管理定义为"对个人及人群的各种健康危险因素进行全面监测、分析、评估、预测及预防的全过程"。李晓淳主编的《健康管理》中，将健康管理定义为"在现代生物-心理-社会医学模式下，以健康概念为核心（生理、心理和社会适应能力），通过采用医学和管理学的理论、方法和技术，对个体或群体健康状况及影响健康危险因素的全面检测、评估与干预，科学有效地调动社会资源，实现全人全程全方位的医学服务，达到以最小成本预防疾病发生、控制疾病发展、提高生命质量、获得最优效益的学科"。

郭清主编的《健康管理学》中，认为健康管理是以现代健康概念为指导，运用医学、管理学等相关学科的理论、技术和方法，对个体或群体健康状况及影响健康的危险因素进行全面、连续的检测、分析、评估及健康咨询、指导和健康危险因素干预，实现以促进人人健康为目标的新型医学服务过程。

陈君石和黄建始主编的《健康管理师》培训教材将健康管理定义为"对个体或群体的健康进行全面监测、分析、评估，提供健康咨询和指导及对健康危险因素进行干预的全过程"。

健康管理的宗旨是调动个体、群体及整个社会的积极性，有效地利用有限的资源来达到最大的健康效果。健康管理的具体做法就是为个体和群体（包括政府）提供有针对性的科学健康信息并创造条件采取行动来改善健康。这一概念是目前较为公认的健康管理定义。

（二）健康管理的特点

健康管理有以下 4 个特点。

1. 以人为本　人是健康管理的核心要素，健康管理项目的实施，应当以人为中心，重视人的健康需求，培养人群正确的健康理念，充分发挥健康管理师的健康助手作用。要因人而异，针对不同个体或者人群的健康信息，制订个体化、针对性的健康管理方案，充分地调动个体和群体的积极性，实现有限医疗资源最大化，提高人的健康水平。

2. 防治结合　随着社会经济的发展及对健康认识的深入，医学发展战略从"以治疗疾病为目的的高技术追求"转向"预防疾病的损伤，维持和促进健康"。医学的目的正从"治疗疾病"转向"维护健康"。健康管理学在临床治疗及康复之外，强调防治结合，关注健康维护、疾病预防、疾病管理，形成兼顾个体性、具有操作性及可持续性的疾病综合防治机制。

3. 全程管理   全程健康管理是一种促进人体身心健康的医学新模式，全程健康管理的"全程"包括全面性和连续性，科学量化评估个体和群体的健康状况，实时分析和确定健康风险及干预效果，这就决定了全程健康管理具有明显的普遍性、可操作性和经济实惠性。全程管理强调对人们在健康方面所涉及的日常事件进行全面管理，增强服务对象的健康意识和健康知识，自觉地参与管理计划的制订，并严格按照计划，定期到医疗点或利用移动客户端进行健康状态的评估与监测，从而让每个人成为自己健康的第一责任人。

4. 系统管理   要保证所提供的健康信息科学、可靠、及时，没有一个强大的系统支持是不可能实现的。真正的健康管理服务是系统化和标准化的，其背后需要一个高效、可靠、及时的健康信息支持系统。健康管理服务的标准化和系统化是建立在循证医学和循证公共卫生的标准和学术界已经公认的预防和控制指南及规范上的。健康评估和干预的结果既要针对个体和群体的特征和健康需求，又要注重服务的可重复性和有效性，强调多平台合作提供服务，多部门联动提供支持。

三、健康管理的对象和内容

健康管理面向个体和群体，研究生命过程中健康的动态变化和影响健康的风险因素，运用临床医学、预防医学、中医药学、心理学、行为科学、管理科学、保险学及社会科学等多个学科的知识和技术，全面检查、监测、分析、评估健康风险因素对健康影响的规律和特点，提出针对健康风险因素及提高整体健康水平的干预策略和措施，包括提供咨询，行为干预，指导健康、文明、科学的生活方式服务等；在个体服务研究的基础上，研究不同地域、不同年龄、不同性别等不同群体的健康状况，进行群体性健康风险因素的预测、评估、统计和分析，探索疾病发生的风险性及发展的趋势和规律，从而不断改进疾病预防和健康维护策略，以提高人群的健康水平。健康管理的服务是前瞻性的全程服务，尤其强调的是提高服务对象的自我保健和自我调适的意识和能力，充分发挥个人、家庭和社会的健康潜能，以提高健康素养。因此，健康管理的目的是在卫生工作方针的指导下，以人为本、以需求为导向、以预防为主、以整体健康为目标的全面健康管理和促进，实现人人享有健康，不断提高健康素质和生活质量。

四、健康管理的目标和任务

管理是通过计划、组织、指挥、协调和控制达到资源使用的最优化，目标是在最合适的时间里把最合适的资源用在最合适的地方，发挥最合适的作用。具体来说，管理是制订战略计划和目标、管理资源、使用完成目标所需要的人力和财务资本及衡量结果的组织过程。管理还包括记录和储存供以后使用和供组织内其他人使用的事实和信息的过程。因此，管理事实上是一个过程，本质上是一种手段，是人们为了实现一定的目标而采取的手段和过程。

健康管理，就是针对健康需求对健康资源进行计划、组织、指挥、协调和控制的过程。要计划、组织、指挥、协调和控制个体和群体的健康，就需要全面掌握个体和群体的健康状况（可以通过全面监测、分析、评估来完成），就需要采取措施维护和保障个体和群体的健康（可以通过确定健康风险因素，提供健康咨询和指导，对健康风险因素进行干预来完成）。在这里，健康需求可以是一种对健康风险因素的调控，如高血压、肥胖；也可以是一种对健康状态的调整，如对糖尿病或阿尔茨海默病的调整。健康管理的手段可以是对健康风险因素进行分析，对健康风险进行量化评估，或对干预过程进行监督指导。这里需要强调的是，健康管理一般不涉及疾病的诊断和治疗过程。疾病的诊断和治疗归属临床医生的工作范畴，不纳入健康管理师的工作内容。

在新的医药卫生体制改革方案下，紧紧围绕我国政府建设高水平小康社会的总体要求，创立现代健康管理创新体系，创新服务模式与技术手段，使慢性非传染性疾病得到有效控制，在实现大幅度提高国民健康素质与健康人口构成比例、提高国民平均期望寿命和健康寿命中发挥重要作用，使健康管理相关产业成为国家拉动内需、扩大消费的民生工程和新的支柱产业之一，成为引领和推动中国科技与产业发展的重要领域，最终发展成为健康管理与健康服务大国。

五、健康管理的科学基础

健康和疾病的动态平衡关系、疾病的发生和发展过程及预防医学的干预策略是健康管理的科学基础（图1-1）。个体从健康到疾病要经历一个完整的发生和发展过程。一般来说，是从低危险状态到高危险状态，再到发生早期改变，最后出现临床症状。人体在被诊断为疾病之前通常需要经历一个过程，急性传染病的这个过程可以很短；慢性病的这个过程可以很长，往往需要几年乃至几十年的时间，期间的变化多数并不容易被察觉，各阶段之间也并无截然的界限。在被诊断为疾病之前，进行有针对性的预防干预，有可能成功地阻断、延缓甚至逆转疾病的发生和发展进程，从而实现维护健康的目的。这就是健康管理的科学基础。

例如，我们可以通过健康风险分析和评估的方法确定冠心病、脑卒中、癌症、糖尿病等慢性病的高危人群，通过有效的干预手段控制健康危险因素，减少发病风险，可以在这些疾病发展的早期，尚未不可逆转之前阻止或延缓疾病的进程。在上述健康管理过程中，我们可以利用先进的信息技术，通过分析大量的健康和疾病数据，包括基因数据、影像结果、生物学标记物指标及传统的临床指标，从中得出与个人健康相关的、非常有意义的健康管理信息，指导健康管理过程，以达到最优效果。

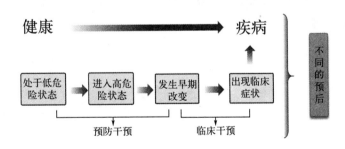

图1-1 疾病的发生和发展过程及干预策略

六、健康管理与其他学科的关系

健康管理学是把群体性的健康教育、健康促进活动进一步个性化并与临床医学结合，开展生活方式管理、疾病风险预测、疾病管理，形成兼顾个体和群体、具有操作性及可持续性的慢性病综合防治机制，将管理学的理念应用于健康监测、健康保健、疾病预防、临床治疗及全科医学等领域，综合并提炼多种学科于一体而形成的交叉学科。

（一）健康管理与中医学

21 世纪，随着医疗模式的改变，卫生工作重点由"以疾病为中心"逐渐向"以人为本"转变，各国都在探索适合本国国情的健康管理模式。在这种背景下，"状态医学"应运而生，为健康管理的中西医优势互补、互用奠定了基础。健康管理与中医学相结合所诞生的中医健康管理学，是以中医理论为根基，以中医状态学理论为依据，研究人体或人群生命全过程的健康状态、影响因素及相关理论、方法和技术的一门学科。中医健康管理的优势主要体现在把生命和健康放在天地之间，强调整体健康状态辨识，突出时空结合，注重个性化，其核心是转变被动疾病治疗为主动的健康维护。"治未病"是中医的理论与优势，建立中医健康管理理论体系，构建人体健康状态辨识、干预、效果评价、服务模式、技术规范和标准体系，对于实施"治未病"健康工程，建设中国特色的健康管理新模式有着积极意义。

（二）健康管理与营养学

我国自古就有"民以食为天"的说法，强调了饮食对人体的重要性。营养学是研究人体营养与健康关系的科学，主要研究营养素及其他食物成分与人体健康和疾病的关系，营养缺乏病和营养相关慢性病的预防和营养治疗等内容。WHO 将"减少不健康膳食"作为预防和控制非传染性疾病"最合算干预措施"之一，良好的膳食模式和习惯对于居民的身体健康有重要作用。平衡膳食能最大程度满足人体正常生长发育、免疫力和生理功能的需要，满足机体能量和营养素的供给，并降低膳食相关慢性病的发生风险。营养学是预防医学的组成内容之一，将健康管理与营养学有机结合，对于预防疾病、延缓衰老有重要意义。

（三）健康管理与管理科学

管理学是研究管理规律、探讨管理方法、建构管理模式，从而在现有条件下取得最大管理效益的学科。管理科学是管理学的一个分支，其从科学性的视角出发，运用运筹学、数学、行为科学等工具，建立一套决策程序和数学模型，以增加决策的科学性，从而将管理量化，做出最优的决策。健康管理与管理科学相结合，通过广泛运用人工智能、云计算、健康医疗大数据、智能健康医疗设备等方法，开展健康信息收集、健康状态及风险评价等工作。健康管理依托于互联网，将医学与现代技术相结合，从而实现人体或人群健康状态长期化、全程化、动态化及个性化的监测管理。

第二节　健康管理的基本内容与服务流程

一、健康管理的基本内容

健康管理是一种前瞻性的卫生服务模式，它以较少的投入获得较大的健康效果，从而增加了医疗服务的效益，提高了医疗保险的覆盖面和承受力。一般来说，健康管理有 3 个基本内容，即了解健康、健康及疾病风险评估、健康干预。

第一步是了解健康，即收集服务对象的个人健康信息。个人健康信息包括个人一般情况（性别、年龄等），目前健康状况和疾病家族史，行为及生活方式（膳食、体力活动、吸烟、饮酒、睡眠等），体格检查（身高、体重、血压等），实验室检查（血脂、血糖等生化指标），心理因素（情绪、压力等）和社会环境因素（工作特点、经济水平等）等。

只有了解了个体的健康状况才能有效地维护个体健康，因此健康信息收集是健康管理的基础，目的在于从中发现影响健康的因素（即"致病风险"）。收集个体健康信息需要结合各地健康服务机构条件、目标人群特点和研究目的，可以通过问卷和健康状况检测进行收集。

第二步是进行健康及疾病风险评估。这是健康管理中的重要环节，是综合个人生活行为、生理心理、社会环境诸多因素的前瞻性、个体化的定性与定量相结合的分析。其主要目的是帮助个体综合认识健康风险，鼓励和帮助人们纠正不健康的行为和习惯，制订个性化的健康干预措施并对其效果进行评估。

近年来，健康风险评估技术的研究主要转向发病或患病可能性的计算方法上。患病风险比死亡风险更能帮助个人理解危险因素的作用，有助于有效地实施控制措施。患病危险性的评估也称疾病预测，是慢性病健康管理的技术核心。其特征是估计具有一定健康特征的个人在一定时间内发生某种健康状况或疾病的可能性。

在健康风险评估的基础上，我们可以为个体和群体制订健康计划。个性化的健康管理计划是鉴别及有效控制个体健康危险因素的关键。以那些可以改变或可控制的指标为重点，提出健康改善目标，提供行动指南及相关的健康改善模块。个性化的健康管理计划不但为个体提供了预防性干预的行动原则，也为健康管理师和个人之间的沟通提供了一个有效的工具。

第三步是进行健康干预。在前两步的基础上，以多种形式来帮助个人采取行动纠正不良的生活方式和习惯，控制健康危险因素，实现个人健康管理计划的目标。与一般健康教育和健康促进不同的是，健康管理过程中的健康干预是个性化的，即根据个体的健康危险因素，由健康管理师进行个体指导，设定个体目标并动态追踪效果，如健康体重管理、糖尿病管理等。通过个人健康管理日记、参加专项健康维护课程及跟踪随访措施来达到改善健康的目的。

健康管理的这3个步骤可以通过互联网的服务平台及相应的用户端计算机系统来帮助实施。应该强调的是，健康管理是一个长期的、连续不断的、周而复始的过程，即在实施健康干预措施一定时间后，需要评价效果、调整干预计划和干预措施。只有周而复始、长期坚持，才能达到健康管理的预期效果。

案例1　健康管理案例分析

某女士，33岁，身高1.60米，体重65kg，血压142/88mmHg，空腹血糖6.5mmol/L，不吃早餐，以车代步，1个月锻炼2次左右（打球），父母健在，父亲患高血压，母亲无慢性病。

（1）基本资料分析

一般情况；既往史、家族史；生活方式，如吸烟、饮酒、饮食习惯、身体活动状况、心理和睡眠情况等；临床检测指标。

（2）健康状态和危险因素评估

主要健康问题：初步考虑血压高、血糖高。需要通过检查进一步确诊是否患有高血压、糖尿病。

健康危险因素：超重、体育锻炼不足、饮食习惯不良（不吃早餐）、有高血压家族史。

（3）制订健康管理计划

临床检查：血压、血糖测定，血脂检查。

临床干预：高血压、糖尿病临床前期干预。

健康维护：生活方式指导，包括规律饮食、减少脂肪摄入量；身体活动指导，制订运动处方；体重管理；心理和睡眠健康促进。

（4）跟踪随访　及时调整健康管理计划。

二、健康管理的服务流程

健康管理的常用服务流程由以下 5 个部分组成。

（一）个人健康档案建立

健康档案建立来源于健康管理体检所获取的个人健康相关信息与资料，在个性化健康管理原则的指导下，以对疾病的早发现、早干预为目的来确定检查项目，制订满足个人实际需要的检查项目，检查所得的信息可作为干预的基础数据，以档案形式保存。其中健康管理体检的目的是为健康风险评估收集资料，目前一般的体检服务所提供的信息可以满足这方面的要求。但值得强调的是，目前大部分体检中心提供的体检实际上是用医学模式指导的医学体检，主要是为诊断收集资料，而不是为健康管理评估收集资料。

（二）个人健康风险评估

通过分析个人基本情况(性别、年龄等)及健康史、家族史、体格检查、生化实验室检查、行为生活方式、精神压力等获取健康资料，利用健康状态辨识系统等进行分析、归纳、评估，为服务对象提供一系列的评估报告，其中包括用来反映各项检查指标状况的个人健康体检报告、个人总体健康评估报告、精神压力评估报告等。

（三）个人健康咨询服务

在完成上述步骤后，个人可以得到不同层次的健康咨询服务。个人可以去健康管理服务中心进行咨询，也可以由健康管理师通过电话与个人进行沟通。内容可以包括以下几个方面：解释个人健康信息、健康风险评估结果及其对健康的影响，制订个人健康管理计划，提供健康指导，制订随访跟踪计划等。

（四）个人健康持续服务

个人健康管理的持续服务可以根据个人及人群的实际需求提供不同的健康管理服务内容。持续服务的形式可以是通过互联网等现代通信技术设备为个人提供健康信息查询、跟踪监测、健康指导，定期寄送健康管理通讯和健康提示，及提供个性化的健康改善行动计划。监督随访是持续服务的一个常用手段。随访的主要内容是实时采集健康信息、检查健康管理计划的实现状况，并检查（必要时测量）主要危险因素的变化情况。健康教育课堂也是后续服务的重要措施，在营养改善、行为生活方式改变与疾病控制方面有很好的效果。

（五）专项健康管理服务

除了常规的健康管理服务外，还可根据具体情况为个体和群体提供专项的健康管理服务。这些服务的设计通常会按患者及健康人来划分。对于已患有慢性病的个体，可选择针对特定疾病或疾病危险因素的服务，如糖尿病管理、心血管疾病及相关危险因素管理、精神压力缓解、戒烟、运动、营养及膳食咨询等。对于没有慢性病的个体，可选择的服务也很多，如个人健康教育、行为生活方式改善咨询及疾病高危人群的教育及维护项目等。

示例 老年人健康管理服务规范服务流程

《国家基本公共卫生服务规范》规定，对辖区内65岁及以上常住居民每年提供1次健康管理服务，包括生活方式和健康状况评估、体格检查、辅助检查和健康指导。具体服务内容及流程见图1-2。

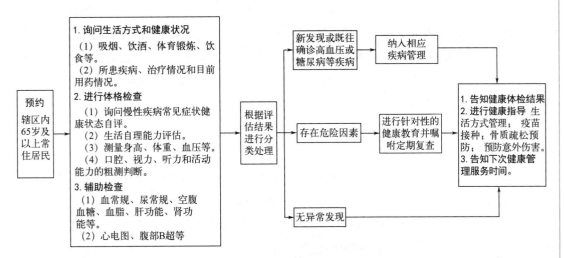

图1-2 老年人健康管理规范服务流程

第三节 健康管理的基本策略

慢性病的发生、发展一般有"正常健康人→低危人群→高危人群（亚临床状态）→疾病→并发症"的自然规律。从任何一个阶段实施干预，都将产生明显的健康效果，干预越早，效果越好。健康管理的基本策略包括以下主要内容。

一、生活方式管理

据世界卫生组织报告，在慢性病形成的原因中，遗传因素只占15%，社会因素占10%，气候因素占7%，医疗条件占8%，而个人的生活方式占60%，这说明不良生活方式是影响人类健康的主要原因。健康的生活方式包括了合理饮食、戒烟限酒、适量运动、心理平衡。通过对生活方式的管理，改变不良生活方式，可使心脑血管疾病、糖尿病等慢性病的发病率明显降低。帮助个体做出最佳的健康行为选择可以减少因生活方式、行为可能带来的健康风险因素。

生活方式管理可以说是其他健康管理策略的基础成分。生活方式的干预技术在生活方式管理中举足轻重。在实践中，4种主要技术常用于促进人们改变生活方式，单独应用或联合应用这些技术可帮助人们朝着有利于健康的方向改变生活方式。

1. 教育 传递知识，确立态度，改变行为。

2. 激励 通过正面强化、反面强化、反馈促进、惩罚等措施进行行为矫正。

3. 训练 通过一系列的参与式训练与体验，培训个体掌握行为矫正的技术。

4. 营销 利用社会营销的技术推广健康行为，营造健康的大环境，促进个体改变不健康的行为。

实践证明，行为改变绝非易事，形成习惯并终生坚持是健康行为改变的终极目标。在此过程中，家庭、社会、社区等社会支持系统的帮助非常重要，可以在传播信息、采取行动方面提供有利的环境和条件。

在实际应用中，生活方式管理可以以多种不同的形式出现，也可以融入到健康管理的其他策略中去。例如，生活方式管理可以纳入疾病管理项目中，用于降低疾病的发生率或减少疾病的损害；可以在需求管理项目中出现，帮助人们更好地选择食物，提醒人们进行预防性的医学检查等。不管应用了什么样的方法和技术，生活方式管理的目的都是相同的，即通过选择健康的生活方式，减少疾病的危险因素，预防疾病或伤害的发生，促进健康。

二、需求管理

健康管理应重视不同个体和群体的个性化需求，通过帮助健康消费者维护健康及寻求适当的医疗保健，来控制卫生成本和促进卫生服务的合理利用。需求管理试图减少人们对昂贵的且临床上非必需的医疗保健服务的需求，同时改善人群的健康状况，如自我保健服务和人群就诊分流服务，帮助人们更好地使用医疗服务和管理自己的疾病。需求管理的常用方法包括 24 小时电话就诊、健康咨询及转诊服务；基于互联网的卫生信息数据库，采用健康课堂、服务预约等方式来指导个体正确地利用各种医疗保健服务满足自己的健康需求。人群的需求最多集中在寻找手术的替代疗法、帮助患者减少特定的危险因素并采纳健康的生活方式、鼓励自我保健或干预等方面。在制订健康管理项目计划时，首先要考虑的是目标人群的需求，即了解他们存在哪些健康问题，其中哪些问题最为迫切，需要优先解决；这些健康问题中有哪些是可以通过健康管理得到改善的；开展健康管理的资源有哪些；目标人群适宜的干预措施有哪些等。

三、疾病管理

疾病管理是健康管理的重要策略。美国疾病管理协会（DMAA）对疾病管理的定义为"疾病管理是一个协调医疗保健干预和与患者沟通的系统，它强调患者自我保健的重要性。疾病管理支撑医患关系和保健计划，强调运用循证医学和增强个人能力的策略来预防疾病的恶化，它以持续性地改善个体或群体健康为基准来评估临床、人文和经济方面的效果"。该协会进一步表示，疾病管理必须包含"人群识别、循证医学的指导、医生与服务提供者协调运作、患者自我管理教育、过程与结果的预测和管理及定期的报告和反馈"。由此可以看出，疾病管理具有 3 个主要特点。

1. 目标人群是患有特定疾病的个体。如糖尿病管理项目的管理对象为已诊断患有 1 型或 2 型糖尿病的患者。

2. 不以单个病例和（或）单次就诊事件为中心，而关注个体或群体连续性的健康状况与生活质量，这也是疾病管理与传统的单个病例管理的区别。

3. 医疗卫生服务及干预措施的综合协调至关重要。疾病本身使得疾病管理关注健康状况的持续性改善过程，而大多数国家卫生服务系统的多样性与复杂性，使得协调来自多个服务提供者的医疗卫生服务与干预措施的一致性与有效性特别艰难。然而，正因为协调困难，也显示了疾病管理协调的重要性。

　　疾病管理的一个特殊类型是灾难性病伤管理，主要针对灾难性伤害及罕见病，如脑损伤、严重烧伤、多种癌症、器官移植和高危新生儿等。其主要是帮助患癌和其他灾难性病伤的患者和家庭正确利用健康信息，满足患者复杂的看病需求，在临床上、经济上和心理上达到最好的治疗效果。

　　疾病管理的另一个特殊类型是残疾管理，其主要目标是防止残疾恶化，注重功能性能力而不是疼痛程度，设定实际康复和返工的期望值，详细说明限制事项和可行事项，评估医学和社会心理学因素，关注生命质量，与患者和雇主进行有效沟通，有需要时考虑复职情况，实行循环管理。

第四节　健康管理在中国的现状与应用

一、健康管理在中国的现状

　　尽管 20 世纪 60 年代就有医生采用健康风险评估（HRA）的手段来指导患者进行自我保健，但健康管理作为一门学科及行业是最近二三十年才兴起的。如同其他行业的兴起一样，健康管理行业的兴起也是由市场的需求促成的，特别是由于人的寿命延长和慢性病发生的增加及由此造成的医疗费用大幅度持续上升，因此寻求控制医疗费用并保证个人健康利益的需求推动了健康管理的发展。

　　自 2001 年国内第一家健康管理公司注册至今，健康管理的理念及对国内健康服务的全新视角和理解，逐步获得了认可和追捧。以人的"个性化健康需求"为目标，系统、完整、全程、连续、终生解决个人健康问题的健康管理服务显然在中国有着巨大的需求及潜力，正逐步吸引越来越多的投资，产业前景远大。近年来，国内专业健康保险公司的出现及发展趋势，已经显示出为健康管理投资的苗头。不难预见，随着市场环境的日趋成熟，专业人才的不断成长，市场需求和服务资源的有效整合，以及保险业、信息产业和健康管理产业的联合与互动，将有力推动和加速健康管理产业的市场化进程，具有中国特色的健康管理运营模式和服务体系将逐步建立并发展、完善，成为中国健康产业的重要组成部分。

二、健康管理在中国的应用

　　健康管理的目的就是通过调动个体、群体及整个社会的积极性，最大限度地利用各种有效资源来控制疾病，达到健康促进的最大效果。通常认为，给予个体评价结果并进行健康教育的效果优于只给予评价结果，进行健康危险评价并给予评价结果的效果优于只进行健康危险评价。健康管理在中国具有广泛的应用前景，它能帮助医疗机构、企业、健康保险公司及社区、集体单位采用一种有效的服务手段对个人的健康进行个性化的管理，达到有效预防疾病、节约医疗开支的目的。

（一）健康管理在健康保险中的应用

　　控制投保人群的健康风险、预测投保人群的健康费用，是健康管理在保险行业中的主要"用武之地"。在美国，首先广泛应用健康管理服务的正是保险行业。2004 年，中国银保监会为实质性推动健康保险专业化经营的发展，连续颁发了人保健康、平安健康、正华健康、昆仑健康、阳光健康 5 家专业健康保险公司的筹建批文。其中，人保健康于 2005 年率先获准开业，成为我国第一家专业健康保险公司。随着人保健康业务的不断展开和逐渐深入，该公司指出：从健康保险的经营目标看，健康管理通过提供专业化、个性化的健康管理服务，可以满足健康服务的需求；通过实施专业化的健康诊疗风险控制，可以降低保险公司的赔付率，扩大利润空间。健康管理在健康保险的未来发展中将发挥越来越重要的作用。

（二）健康管理在企业中的应用

企业人群是健康管理的又一重要目标人群。据国外的实践经验，健康管理在企业的应用主要在企业人群健康状况评价、企业人群医疗费用分析与控制、企业人力资源分析 3 个方面，其出发点及归宿点都是为了企业生产效率和经济效益的提高及竞争力的增强。美国健康与生产效率管理学会（IHPM）对此进行了精辟的论述："健康与生产效率整合与员工健康有关，从而影响其工作绩效的所有数据和服务，它不仅测量健康干预措施对员工健康的影响，还测量干预措施对企业生产效率的影响。"疾病预防而非治疗获得了企业广泛的关注和认同，不少企业已将员工定期体检作为保障员工健康的一项重要举措，同时部分企业引入了员工健康风险评估项目。随着健康管理服务的不断深入和规范，针对企业自身的特点和需求，开展体检后的健康干预与促进，实施工作场所的健康管理项目将是健康管理在企业中应用的主要方向。

（三）健康管理在社区卫生服务中的应用

社区卫生服务在医疗卫生体系建设中扮演着重要角色，是人民群众接受医疗卫生服务的"守门人"，是二级医疗卫生体系的网底，也是社区发展的重要组成部分。在确保实现人人享有基本医疗卫生服务方面，健康管理可以为社区卫生服务提供以下 3 个方面的帮助：第一，识别、控制健康危险因素，实施个性化健康教育；第二，指导医疗需求和医疗服务，辅助临床决策；第三，实现全程健康信息管理。健康管理个性化的健康评估体系和完善的信息管理系统有望成为社区利用健康管理服务的突破点和启动点。

健康管理属于新兴学科，尚存在不少问题，但是已经呈现出蓬勃发展的势头，发展前景巨大。健康管理的发展与实践，将进一步增强国民的健康意识，减少疾病的发生，延长国民寿命，提高健康水平，同时也可以减少医疗卫生资源的浪费，减轻经济和社会负担。

第二章　健康教育与健康促进

健康教育、健康促进的理论和实践与健康管理有着密切的联系。随着社会的发展，大众越来越重视自身健康问题。在日常生活中，提高大众的健康素养水平，有利于群众识别健康风险因素，结合中医"治未病"的医学思想，更有利于健康问题的科学预测、早期预防及干预管理。因此，学习健康教育的理论与方法，对理解、丰富健康管理的理论和实践，提高健康管理的效果大有帮助。

扫一扫，查阅本章数字资源，含PPT等

第一节　健康教育与健康促进概述

20 世纪 70 年代以来，健康教育在全球迅速发展，完整的学科体系已逐步形成。近 20 年来，随着全球性健康促进活动的兴起，健康教育与健康促进在卫生保健总体战略中的地位日益凸显，其内涵、特征、研究领域等方面都得到了世界范围内的广泛关注和深入探究。

一、健康教育

（一）健康教育的含义

健康教育（health education）是通过信息传播和行为干预，帮助个人和群体掌握卫生保健知识，树立健康观念，自愿采纳有利于健康的行为和生活方式的教育活动。其目的是消除或减轻影响健康的危险因素，预防疾病，促进健康，提高生活质量。

健康教育是医学的重要组成部分，国内外大量实践表明，健康教育在提高人们的健康素养、促进人们养成有益于健康的行为习惯和生活方式、改善疾病防治效果和促进卫生服务利用方面均发挥着重要作用。健康教育的实质是有计划、有组织、有评价的干预活动和过程，其核心是通过教育干预，帮助人们形成有利于健康的行为和生活方式，它注重研究知识传播和行为改变的理论、规律和方法，以及组织、规划和评价的理论与实践探究。健康教育提供人们行为改变所必需的知识、技能和服务，使人们在面临预防疾病、促进健康、康复等各个层次的健康问题时，有能力做出行为抉择。

（二）健康教育的特点

1. 以提高健康素养为目的　健康教育是国民基础教育的一部分，通过健康教育手段和工具提高健康素养，增强居民对健康风险因素预防的意识，落实自己是健康第一责任人的认知。

2. 以目标人群为中心　利用数字化手段，多渠道让目标人群获得正确的信息。采用合理可行的策略，调动目标人群自身的主动性，使其能够认识健康的重要性，把学习健康知识和技能、树立健康观念、坚持健康行为作为自觉、自愿的行动。

3. 以促进行为改变为主要目标　行为的改变以知识、信念和健康观的改变为基础，健康教育对目标人群开展传播、教育和干预，目的是帮助目标人群减少或祛除危害健康的行为，养成促进健康行为，从而保护和促进健康。

4. 以长期坚持为导向　行为改变受多方因素影响，使得健康教育是一个长期的、持续的过程，效果具有延迟性。但实践证明，长期坚持具有社会层面的递进效果，因此改变行为还需要支持性健康政策、环境、卫生服务等因素。

二、健康促进

（一）健康促进的含义

世界卫生组织给健康促进做如下定义："健康促进是促进人们维护和提高他们自身健康的过程，是协调人类与他们的环境之间的战略，规定个人与社会对健康各自所负的责任。"美国健康教育学家劳伦斯·格林（Lawrence. W. Green）对健康促进的定义："健康促进是指一切能促使行为和生活条件向有益于健康改变的教育与环境支持的综合体。"其中环境包括社会环境、政治环境、经济环境和自然环境，而支持指政策、立法、财政、组织、社会开发等各个系统。1995 年，WHO 西太区办事处发表《健康新地平线》（new horizons in health），将健康促进定义为"个人与其家庭、社区和国家一起采取措施，鼓励健康的行为，增强人们改进和处理自身健康问题的能力"。健康促进的基本内涵包含了个人行为改变、政府行为（社会环境）改变两个方面，并重视发挥个人、家庭、社会的健康潜能。

1986 年，首届国际健康促进大会通过的《渥太华宪章》指出，健康促进是促使人们维护和改善他们自身健康的过程，涉及 5 个主要活动领域。

1. 制定促进健康的公共政策　健康促进的复杂性需要卫生、教育等部门和各级政府展开联动协作，在"大健康观"的指导下，将健康问题列为各级政府的战略目标，把保障人民健康放在优先发展的战略位置上。

2. 创造支持的环境　创造安全的、满意的和愉快的生活和工作环境，可持续性发展，推进健康服务均等化，以保证社会和自然环境有利于健康的发展。

3. 加强社区的行动　赋权社区，健康行动嵌入社区网格化建设，并加强社区的健康行动；充分发动社区力量，挖掘社区资源，帮助人们认识自己的健康问题，并提出解决问题的办法。

4. 发展个人技能　在互联网背景下，帮助人们提高做出健康选择的技能，应对人生各阶段出现的生理、心理、健康道德观念及社会关系的问题，呼吁学校、家庭和各功能社区的帮助。

5. 调整卫生服务方向　调整社区卫生服务方向，建立一个有助于健康前置的卫生保健系统。促进优质医疗资源扩容和区域均衡布局，坚持预防为主，加强重大慢性病健康管理，提高基层防病治病和健康管理能力。

（二）健康促进的策略

健康促进策略指的是为达到计划目标所采取的战略措施。《渥太华宪章》中确定了健康促进的三大基本策略：倡导、赋权、协调。

1. 倡导　倡导（advocacy）的意思是率先提议，是一种有组织的个体及社会的联合行动。为了创造有利于健康的社会、经济、文化和环境条件，要倡导政策支持，争取获得政策上的承诺；倡导社会对各项健康举措的认同，激发社会对健康的关注及群众的参与意识；倡导卫生及相关部门提供全方位的支持，最大限度地满足群众对健康的愿望和需求。促使人们共同努力，主动控制和改变这些影响因素，使之朝着有利于健康的方向发展。

2. 赋权　赋权（empowerment）与权利和政治密切相连。健康是基本人权，健康促进的重点在于实施健康方面的平等，缩小目前存在的资源分配和健康状况的差异，保障人人都有享受卫生保健的机会与资源。为使人们最充分地发挥各自健康的潜能，应授予群众正确的观念、科学的知识和可行的技能，获得控制那些影响自身健康的有关决策和行动的能力。把健康权牢牢地掌握在群众自己手里，这是实现卫生服务、资源分配平等合理的基础。社会动员、能力建设、健康传播和健康教育都是为社区赋权的重要方法。健康促进的目标是改善健康公平，为此，必须投入资金，创建健康支持性环境，开辟使人们更好地获取健康信息和健康技能的途径，为人们创造选择健康生活方式的机会，提高人们控制健康危险因素的能力，这些都需要"赋权"来实现。

3. 协调　协调（mediation）是指在健康促进中涉及的政府部门、非政府组织（NGO）、社会各行各业、社区、家庭和个人，在改善和保护健康的活动中，利益相关者之间要保持协调一致，组成强大的联盟和社会支持体系，共同协作实现健康目标。

健康促进要运用倡导、赋权、协调的策略，实现其目标，因此健康促进的核心策略是社会动员。社会动员包括以下层次：①领导层的动员：法律决策者、行政决策者、其他具有政治影响力的人士。②专业部门和人员参与的动员：包括立法机构官员、行政机构官员、技术部门官员和其他部门人员。③非政府组织的动员：主要指民众（民间）团体、宗教团体、行业团体、工商业界。④社区、家庭与个人参与的动员：可以进一步分为社区团体的动员、家庭和个人的动员。

三、健康教育与健康促进的关系

1. 健康教育是健康促进的基础　健康教育以信息传播和行为干预为主要手段，可以帮助人们了解政策、环境的改变，积极参与制定促进健康的公共政策和环境保护与改善工作，在促进行为改变中起重要作用。另外，健康教育对激发领导者拓展健康教育的自觉意愿、促成健康促进的氛围形成有着重要的作用。

健康促进需要健康教育的推动和落实，营造健康促进的氛围，没有健康教育，健康促进就缺乏基础。而健康教育必须有环境、政策的支持，才能逐步向健康促进发展，否则其作用会受到极大的限制。因此，离开了健康教育，健康促进无疑是无源之水、无本之木。

2. 健康促进是健康教育的目标　健康促进包括健康教育和环境支持，即不仅包括直接增强个体和群体知识技能等活动的主观参与，也包括那些直接改变社会、经济和环境条件等活动的客观支持。而健康教育要求人们通过自身认知、态度、价值观和技能的改变，从而自觉采取有益于健康的行为和生活方式。同时，政府的承诺、政策、法律、组织等社会支持条件和社会、自然环境的改善等环境支持对健康教育是强有力的支撑。在组织、政策、经济、法律上提供支持环境，将对行为改变有支持性或约束性，以减少它们对个体和大众健康的不利影响而促进健康。因此，健康教育如向健康促进发展，将会对促进健康发挥极大作用。

第二节　健康相关行为改变理论

健康教育与健康管理都非常关注如何促使人们建立和形成有益于健康的行为和生活方式。然而，行为是一种复杂的活动，生活方式更是已经形成的行为定型，同时，健康相关行为的影响因素众多，主客观因素相互交织。因此，行为和生活方式的改变是一个相当复杂、艰苦的过程。只有对目标行为及其影响因素有了明确认识，健康管理活动项目才能达到预期目的。近年来，行为改变理论发展迅速，学习行为改变理论模式的主要目的就是指导健康管理师理论联系实际，科学制订健康管理计划与实施方案，正确理解在健康管理过程中管理对象行为改变的原理与机制，提高健康管理的活动效果。

一、"知信行"模式

（一）概念与理论框架

"知信行"（knowledge，attitude&belief，practice，KABP&KAP）是知识、信念和行为的简称，"知信行"模式是认知理论在健康教育中的应用，最早由英国健康教育学家柯斯特于20世纪60年代提出。"知"（knowledge）即知识、学习，主要指人们对卫生保健知识和卫生服务信息的知晓和理解，是行为改变的基础；"信"（attitude & belief）即信念、态度，主要指对健康信息的相信、对健康价值的态度，是行为改变的动力；"行"（practice）即行为，包括产生促进健康行为、消除危害健康行为等改变过程，是行为改变的目标。"知信行"模式认为人的行为改变可以划分为知识获取、信念形成、行为改变3个过程（图2-1）。

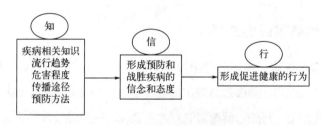

图2-1　"知信行"模式图

以戒烟为例，吸烟作为一种危害个体健康的行为已存在多年，且形成了一定的行为定式。要改变吸烟者的行为，使吸烟者戒烟，首先需要使吸烟者了解吸烟对健康的危害、戒烟的益处，以及如何戒烟的知识，这是戒烟的基础，相当于"知"；吸烟者获取了知识，才会进一步形成"吸烟有害健康"的信念，相当于"信"；对戒烟保持积极的态度，确信自己有能力戒烟，并采取行动，相当于"行"。

知识、信念、行为之间只存在因果关系，没有必然性。知识是行为转变的必要条件，但不是充分条件，只有对知识进行积极思考，对自己的职责有强烈的责任感，才可逐步形成信念。当知识上升为信念以后，如果没有坚决将其转变为态度，实现行为转变的目标，照样会导致失败。因此，信念的形成和态度的转变是关键（图2-2）。

在健康教育的实践过程中，常出现"知而不信""信而不行"的情况。"知而不信"的可能原因：传播信息的可靠性和真实性不足，信息来源的权威性受到质疑，感染力不强，不足以激发人们的信念。"信而不行"的可能原因：人们在建立行为或改变行为的过程中存在一些不易克服的障碍，或者需要付出较大的代价，这些障碍和代价抵消了行为改变的益处，因此缺乏行为改变的动机。由此可见，只有全面掌握知、信、行转变的复杂过程，才能及时、有效地消除或减弱不利因素的影响，促进有利环境的形成，进而达到改变行为的目的。

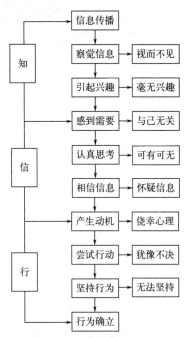

图 2-2　信息处理与行为改变过程

（二）促进信念形成与态度转变的方法

1. 增加知识的有效性　利用促进信念建立的方法，如增加信息的权威性、增强传播效能、利用恐惧因素等，适时、恰当地传播信息，有助于态度的转化。

2. 有针对性的干预　如吸烟难戒，有些人是难以割舍嗜好，有些人是缺乏毅力和信心，有些人是担心招致团体的排斥，有些人是心存侥幸。针对不同原因，除采取个体化干预措施外，还可借助外力，如政策法律、经济和组织手段、公众场合秩序、公众舆论等，加速其态度和行为的改变。

3. 成功者现身说法　利用教育对象身边行为改造成功的例子，强化对行为改变所获效益的宣传，特别有助于那些半信半疑和信心不足者态度的转变。

4. 强制性手段　根据"服从、同化、内化"态度改变三阶段理论，对于有严重危害社会行为的人，可依法采取强制性手段促其态度转化。

二、健康信念模式

（一）概念与理论框架

健康信念模式（health belief model，HBM）是运用社会心理学的方法解释健康相关行为的理论模式，由美国社会心理学家霍克巴姆于1958年提出，后经贝克等学者完善。该理论是综合了行为主义的操作条件反射理论与认知理论而形成的。操作条件反射理论认为，行为的后果决定其发生的频率。而认知理论强调主观期望的作用，认为对行为结果的强化主要是通过影响主观期望而产生重复行为，并不直接影响行为。

健康信念模式强调感知（perception）在决策中的重要性，指对相关疾病的威胁和行为后果的感受和认知。该理论认为，信念是人们采纳健康行为的基础，人们如果具有与疾病、健康相关的信念，他们就会采纳健康行为，改变危险行为。该模式还遵照认知理论原则，首先强调个体的主观心理过程，即期望、思维、推理、信念等对行为的主导作用。人们在决定是否采纳某健康行为时，首先要对疾病的威胁进行判断，然后对预防疾病的价值、采纳健康行为对改善健康状况的期望和克服行动障碍的能力做出判断，然后才会做出是否采纳健康行为的决定。其中，健康信念是人们接受劝导、改变不良行为、采纳健康行为的关键（图2-3）。

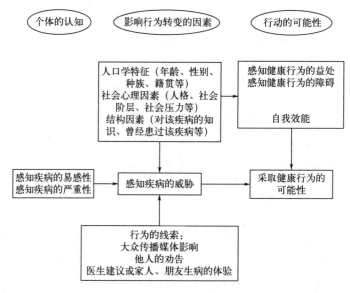

图 2-3　健康信念模式图

（二）影响健康信念形成的因素

1. 感知疾病的威胁（perceived threat）　感知疾病的威胁主要包括感知疾病的易感性和感知疾病的严重性两大部分。对疾病易感和严重性的感知程度高，对疾病威胁的感知程度就高。提高人们对某一疾病的易感性和严重性的感知程度是形成健康信念的前提。

（1）感知疾病的易感性（perceived susceptibility）　指个体对自身患某种疾病或出现某种健康问题的可能性的判断。对感知疾病的易感性程度的把握主要取决于个人对健康和疾病的主观知觉。个体越是感到自己患某疾病的可能性大，越有可能摒弃不良行为，采取健康行为，从而避免疾病的发生。所以，如何使患者结合实际对疾病或危险因素的易感性做出正确的判断，形成易感性的信念是健康教育成败的关键之一。

（2）感知疾病的严重性（perceived severity）　指行为者对自己罹患某种疾病、暴露于某种健康危险因素或对已患疾病不进行控制与治疗可导致后果的感知。感知疾病的严重性包括对疾病生物学后果的判断和对疾病引起社会后果的判断。对疾病生物学后果的判断，如疼痛、伤残甚至死亡。对疾病引起社会后果的判断，如个人形象、经济负担、工作烦恼、人际关系、社会舆论与歧视等。个体要充分意识到疾病可能产生的医学或者社会学的严重后果，才有可能采纳健康行为。

2. 行为评价（behavioral evaluation）　行为评价是指对采纳某种健康行为的益处和障碍的感知，即对采纳或放弃某种行为能带来的益处和障碍的主观判断，也就是对采纳健康行为利弊的比较与权衡。因此，个体对健康行为益处的感知越强，采纳健康行为的障碍越小，个体采纳健康行为的可能性越大。

（1）感知健康行为的益处（perceived benefits of action）　也称有效性，指人体对采纳行为后能带来的益处的主观判断，包括保护和改善健康状况的益处和其他边际收益。感知健康行为的益处使个体坚信一旦改变不良行为，便有可能得到非常有价值的后果。如青少年认识到不吸烟对身心的好处，才有可能采取不吸烟或戒烟的健康行为。

（2）感知健康行为的障碍（perceived barriers of action）　指行为者在采纳健康行为的过程中对困难和阻力的感知，包括克服这些困难与阻力的有形成本与心理成本。感知的障碍越多，越会阻碍个体采纳健康行为。

3. 自我效能（self-efficacy）　自我效能在这里是指行为者对自己成功实施或放弃某种行为能力的自信，即对自己行为能力有正确的评价和判断，相信自己一定能通过努力，成功地采取能达到预期结果的行动。个体自我效能越高，越有可能采纳并坚持所建议的健康行为，反之亦然。

4. 行动线索（cues to action）　行动线索也称提示因素或行动诱因，是指采取行动所需要的刺激或改变行为必要的契机，是激发或唤起行为者采取行为的"导火线"或"扳机"，是健康行为发生的决定因素。一般来讲，行动线索可以是事件或人，刺激人们改变他们的行为。总之，行动线索越多，权威性越大，个体采纳健康行为的可能性越大。

5. 社会人口学因素　社会人口学因素由人口学特征、社会心理因素、结构因素等构成，包括年龄、性别、民族、人格特点、社会阶层、同伴影响、个体所具有的疾病与健康知识，以及传媒活动、他人忠告、医务人员提醒等。这些社会人口学因素可能会影响观念，进而间接地影响健康相关行为。对不同类型的健康行为而言，不同年龄、性别、个性特征的人采纳行为的可能性相异。

健康信念模式作为健康教育常用的一种行为改变模式，在实践中多用于健康行为干预。下面以原发性高血压的低钠盐饮食行为为例，以此来介绍健康信念模式的实践与运用。60 岁的刘某近期查体发现患有原发性高血压，由于其长达 20 年高盐的不良饮食习惯，医生从改变其不良日常行为习惯着手，建议刘某每日逐渐减少饮食中钠盐的摄入量。如果刘某意识到自己高盐的不良饮食习惯会导致高血压（感知疾病的易感性），高血压可能引发众多并发症，如脑卒中、高血压性心脏病等，严重者死亡风险极高（感知疾病的严重性）。他相信通过减少钠盐的摄入量对控制血压有效果（感知健康行为的益处），并觉得要想改掉 20 年的高盐饮食习惯有很大的困难和阻碍（感知健康行为的障碍），但是他相信自己有能力改变高盐的不良饮食习惯（自我效能）。在此情形之下，医生的建议或者身边有高盐不良饮食习惯且患有高血压的亲朋好友（提示因素）刺激他采取减盐的行动。综合以上因素，这位患者在多种因素的影响下，增强减盐控制血压的信念，可能逐渐采纳低钠盐的健康饮食行为。

三、自我效能理论

（一）概念与理论框架

自我效能（self-efficacy）理论是美国心理学家班杜拉在 1977 年提出来的。它从社会学习的观点出发，用以解释在特殊情景下动机产生的原因。自我效能是指人们对自己能否成功地进行某一行为并达到预期结果的能力的主观判断。从健康教育的角度来看，自我效能是个体对自己是否有能力控制内、外因素而成功采纳健康行为并取得期望结果的自信心、自我控制能力的判断。自我效能作为一种动机因素，对个人的行为产生了较大的影响。该理论认为，只有个体相信自身的行为能够达到预期结果，才愿意付诸行动，即更加重视人的主体意识对行为的控制作用。自我效能高的人更有可能采纳所建议的健康行为。

自我效能是认知与行为的中介，是行为的决定因素，是个体是否积极参与某项活动的先决条件。自我效能主要通过以下 3 个方面来调控行为的发生与改变：①影响人们对行为的选择与行为的坚持性，即人们在某一方面的自我效能越强，预测成功的可能性越大，就越有可能从事这方面的活动，新行为持续的时间也越长；反之，就会逃避那些自己认为不能胜任的活动，行为的坚持性也就越差。②影响人们的努力程度和对困难的态度，支配着人们在实施行为过程中的记忆、判断、思考与选择。③影响人们的思维方式和行为效率，影响人们采取行动及新行为的形成和习惯性行为的表现。

（二）提高自我效能的途径

班杜拉认为，个体的自我效能感主要来源于个人直接的经验、他人间接的经验、语言说服、情绪唤起4个方面，其对自我效能的影响力各不相同，且不能自动产生作用，需经过个体的认知加工，将这4种信息整合起来才能发挥功效。

1. 个人直接的经验　该因素是自我效能最重要的影响因素，指自己成功完成过某行为，一次成功能帮助人们增加其对熟练掌握某一行为的期望值，是以个体多次亲身经历某一种行为而获得的直接经验为依据，从而可能具备相应的经验和能力。

2. 他人间接的经验　个体通过观察能力水平相当者的活动，获得的对自己能力的一种间接评估。观察者通过看到别人成功完成了某行为并且结果良好，相信自身处于类似的活动情景或采取类似的行为，也能达到良好的效果。

3. 语言说服　通过他人的指导、建议、解释及鼓励等来增强自身采取相关行为的自信心，改变人们的自我效能感。此因素具备简便、有效等优势，因此获得广泛运用。

4. 情绪唤起　在充满紧张、危险的场合或负荷较大的情况下，高度的情绪唤起和紧张的生理状态会妨碍行为操作，降低对成功的预期水准。因此，可通过一些手段来消除自身的不良情绪，培养积极乐观的心态，从而提高人们对采取相应行动而达到预期效果的自信心。

自我效能理论在慢性病的健康教育领域得到了广泛运用。自我效能理论通过激励坚持健康行为，实施慢病自我管理，以期保证疾病防治的有效性。有研究把该理论运用于糖尿病的健康教育中，采取直接经验、间接经验、目标设定、监控和强化等一系列措施来提高患者的自我效能，从而提高患者防治糖尿病的信心及自我管理能力，激励患者自我决策。通过为期1年的对照实验，发现采用自我效能理论对糖尿病患者的自我效能水平、用药依从性、控糖依从性等效果显著。

根据自我效能理论所提出的自我效能对行为的作用及自我效能的4种获取途径，一般可按图2-4所示确定相应的措施，来帮助人们建立行为。

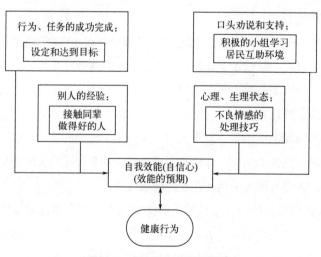

图2-4　自我效能理论框架图

四、行为改变的阶段理论

（一）概念与理论框架

行为改变阶段理论（stages of change model，SCM）是由美国心理学家普罗查斯卡（Prochaska）和迪克莱门特（DiClemente）在1982年提出的，最初用于对吸烟行为的干预研究，此后广泛应用于其他健康领域和心理行为方面。该理论认为，人的行为改变不是一蹴而就的，必须经过几个阶段，是一个完整的循序渐进的过程，处于不同的行为改变阶段时，人们会有不同的心理需要，只有针对其需要提供个体化干预帮助，才能促使教育对象向下一个阶段转变，最终采纳有益于健康的行为。行为改变的阶段理论把行为转变分为5个阶段，对于成瘾行为来说，还有第6个阶段，即终止阶段。

1. 无意向阶段（pre-contemplation）　在未来6个月内，没有改变行为的意向。处于该阶段的人可能是没有意识到某种行为的危害性，或者即使意识到了某种行为的危害，但因为各种原因有意坚持不改变，对行为转变没有兴趣，或者认为没有能力改变自己的行为。

2. 意向阶段（contemplation）　在未来6个月内，有改变行为的意向阶段。在这一阶段，人们开始意识到自己某种行为的严重性，也意识到改变行为的益处，同时也知道改变行为所需的代价，因此在益处和代价之间权衡，处于选择的矛盾心态。

3. 准备阶段（preparation）　在未来1个月内，打算或已经采取某些行为的变化。人们倾向于在近期采取行动（通常指在最近30天内），并在过去1年中已逐渐付诸了一些行动，如制订行动计划、请教专业人员或医生、参加相关指导课程、购买自我帮助的书籍等。

4. 行动阶段（action）　在6个月内，人们已经采取行为改变的行动，但改变后的行为还没有持续超过6个月。如肥胖者开始实施减肥计划，处于这一阶段的人们打算在最近6个月内平衡膳食、适量进行体育锻炼、每天监测体重变化情况等，但这些行动还没有持续超过6个月，还不能认为已经达到了减肥的理想标准。

5. 维持阶段（maintenance）　改变原来行为并采取新行为状态超过6个月。处于该阶段的人们已经取得行为转变的成果并加以巩固，如肥胖者通过持续半年以上的减肥行动，已使得体重开始有规律地下降。"防止复发"是维持阶段最重要的工作，许多人在行为改变中由于自身松懈、经不起外界诱惑或没有足够的信心和毅力等，还可能返回到原来的行为状态。

6. 终止阶段（termination）　在某些行为中，特别是成瘾性行为，可能有这个阶段。在该阶段中，人们建立了高度的自信心，不再受到外界的诱惑，能够克服沮丧、愤怒、无聊的情绪，拒绝过去不健康的行为习惯。研究表明，经过该阶段后，可避免复发。

处在不同阶段的人，以及从前一个阶段过渡到下一个阶段时，会产生不同的心理变化。图2-5以吸烟为例展示了阶段变化理论的5个过程。从无意向阶段到意向阶段，主要经历对不良行为认识的提高，产生焦虑、苦恼、恐惧的情绪，对周围提倡的健康行为有了新认识，然后意识到应该改变自己的不健康行为；从意向阶段到准备阶段，主要经历自我再评价，意识到行为改变的重要性；从准备阶段到行动阶段，要

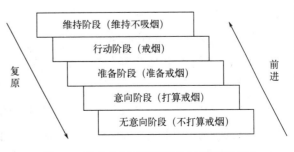

图2-5　阶段变化理论示意图（以吸烟为例）

经历自我解放，从认识上升到改变行为的信念，并做出改变的承诺；一旦人们开始行动，需要有许多支持条件来促使行动进行下去，如建立社会支持网络、社会风气的变化、消除促使不健康行为复发的事件、激励机制等。

（二）行为改变的阶段理论在健康教育中的应用

行为的干预首先要确定目标人群所处的阶段，然后根据个体不同阶段的需要有针对性地采取干预措施，才能取得预期的效果。

1. 无意向阶段　帮助人们加深对疾病的认识，了解疾病对机体会产生哪些危害，推荐有关信息来源并提供建议，帮助人们树立信心。

2. 意向阶段　注意倾听，正确评价此阶段人们的矛盾心理，提供更多的信息和知识，帮助人们解决阻碍行为改变的问题，鼓励人们制订行动计划。

3. 准备阶段　提供规范性的行为转变指南，帮助人们制订具体的行为转变计划，设定一个行为改变能够达到的现实目标。

4. 行动阶段　认可和鼓励所采取的行为改变，制订强化管理方案，设定检查日期，巩固已有的行为改变。

5. 维持阶段　定期随访指导，创造支持性环境和建立互助组，并提供替代方法，设置提示物，避免"旧态复萌"。

6. 终止阶段　长期随访，及时答疑解惑，建立支持系统，防止复发。

表 2-1 中以戒烟为例，提出了不同阶段使用的干预策略。

表 2-1　戒烟干预项目中不同阶段采取的干预策略

变化阶段	干预策略
无意向阶段	普及吸烟危害健康的知识 提高人们对吸烟危害严重性的认识 帮助人们意识到在所处环境中，吸烟已成为不健康的行为
意向阶段	增强人们的信心，刺激人们尽快行动，让他们充分认识到吸烟的坏处，应该改变这种行为
准备阶段	要求人们做出承诺，使他们的行动得到监督
行动阶段	给予肯定和鼓励 了解戒烟有哪些困难和障碍，建议如何克服
维持阶段	建立社会支持网络，取得家庭成员、同事和朋友的支持；奖励家庭、工作场所的戒烟行为，或举办戒烟竞赛，形成一种以不吸烟为荣的社会风气
终止阶段	较长期的随访，当戒烟者遇到其他生活问题时，给予他们支持，防止复发

五、群体动力理论

（一）概念与理论框架

群体动力理论（group dynamics theory）是由美籍德国心理学家和行为学家库尔特·勒温（Kurt Lewin）于 20 世纪 40 年代提出来的。该理论借用了物理学中的力学原理来解释群体对其中个体的影响，提出一种关于人的"心理场"的观点（图 2-6），进而揭示群体行为的特点。勒温认为，个体所处的群体环境是处于均衡状态的各种力的"力场"；群体中的个体行为与个体独处时的行为是不同的，人们结成群体后，个体间会不断相互作用、相互适应，从而形成群体压力、群体规范、群体凝聚力等，既影响和规范群体中个体的行为，也最终改变群体行为。

群体动力理论包括群体规范、群体凝聚力、群体士气、群体压力4个要素。

1.群体规范　群体规范也叫群体常规，是指群体确立并要求群体成员共同遵守的行为标准和行为准则，可以是明文规定的，如守则、规范，也可以是不成文的、约定俗成的行为标准，如风俗习惯、群体舆论等。群体规范可以约束群体中个体的行为，也有助于形成群体凝聚力。

2.群体凝聚力　群体凝聚力指的是群体对其成员的吸引力和群体成员间的相互吸引力。群体凝聚力与群体规范有关，但还受其他人文因素的影响。在凝聚力大的群体中，个体的集体意识强，人际关系良好，产生的群体行为强度大。

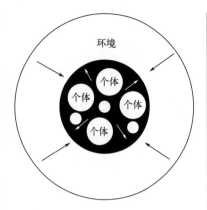

图2-6　勒温的"心理场"示意图

3.群体士气　在行为科学中，把群体中个体对群体的满足感、自豪感、归属感等统称为群体士气。在士气高的群体中，个体对群体的满意度高，更能自觉遵守群体规范。

4.群体压力　群体压力指的是群体中形成的一种氛围，使得个体不得不按照群体规范行事，与群体中的绝大多数保持一致。

在针对以学校、企事业单位、社区等群体聚集的场所为基础的行为干预中，可以充分运用群体动力理论。例如，在开展社区居民的运动、控烟干预时，如果对个体分散实施干预，个体缺乏他人的监督和鼓励，行为改变的积极性不高，往往难以坚持下去，最终半途而废，不了了之；但若将同一社区的几十名年龄及健康问题相似的个体组织起来，成立一个小组，开展群体干预时，其效果比个体分散干预好得多。由于群体所确立的目标是全体成员的行为指向，因此绝大多数成员会积极支持和参与团体的目标行为，并成为自觉行为。群体成员之间往往具有亲密的关系，每个成员有群体归属感和集体荣誉感。在这样的群体环境下，率先改变行为的个体可能成为群体中的骨干，起到示范与带动他人共同行动的作用。另外，由于归属感和集体荣誉感的存在，群体成员会受到群体规范的制约，形成群体压力。这种支持与压力的联合作用，能有效地促使群体中的个体形成健康行为，改变危险行为。在群体间可以引入竞争与评价机制，利用群体凝聚力，激发群体的强大力量，促使群体成员健康行为的形成与巩固。评价、总结成功的经验，发现存在的问题，激励行为干预取得良好效果的成员，督促还存在差异的个体，最终达到集体增进健康的目的。

（二）提高群体效能的途径

1.增强群体意识　在群体中提倡团队精神，使每个成员时刻意识到自己是群体中的一员，具有强烈的归属感，愿意为实现群体目标而努力。一个团结友爱的集体，能使群体成员感到群体的温暖，而感情的纽带又是促进群体绩效的动力；一个注重群体成员利益需求的集体，能提高群体的凝聚力，鼓舞成员为实现群体和个人的共同目标而奋斗；一个具有合理管理制度与激励机制的集体，有助于成员积极性和创造性的发挥。

2.挖掘群体的潜在优点　一个群体若能充分发挥每个成员的能力，则群体的绩效就能提高。因此，应该利用群体的潜在优点来促进生产绩效的提高。群体相处能促使个体通过对同行行为的观察，了解和遵守群体所要求的行为规范。当工作的性质单调乏味或工作的竞争较强时，群体成员共同工作时可以通过交谈来增添工作的乐趣，放松紧张的情绪，有助于彼此保持工作绩效。

第三章 健康风险评估

健康风险评估（health risk appraisal，HRA）是健康管理的基础方法、前提条件和关键技术。全面了解和掌握健康风险因素的相关知识，掌握健康风险因素的评价方法是开展健康管理活动必备的知识基础和核心技能。

第一节 健康风险因素和风险评估

一、健康风险因素

（一）健康风险因素概念

健康风险因素（health risk factors）是健康风险的构成要素之一，它是指机体内外环境中存在的与疾病的发生、发展及预后有关的各种诱发因素，即导致疾病或死亡发生可能性增加的因素，或是能使健康不良结果发生概率增加的因素。

（二）健康风险因素的分类

在人类的生存环境中存在着各种各样的健康风险因素，它们与健康和疾病形成各种复杂的关联关系。因此，对健康风险因素的分类可以有多种形式。如按照风险因素暴露水平分类，可以分为群体健康危险因素和个体健康危险因素；按照健康干预效果分类，可以分为可改变的健康风险因素和不可改变的健康风险因素等。各种分类方式中得到最为广泛认同和应用的分类方式是根据现代生物–心理–社会医学模式，将健康风险因素归为生物遗传因素、环境因素、行为生活方式因素及卫生服务因素几大类。

1. 生物遗传因素　生物遗传因素包括人口学风险因素和遗传风险因素。其中，人口学风险因素主要包括种族、性别、年龄、身高、体重等因素；遗传风险因素主要包括遗传缺陷性疾病（如白化病、血友病），家族发病倾向（如高血压、糖尿病、冠心病），成熟老化（指人体生、长、壮、老、已的自然现象），个体敏感差异等因素。

2. 环境因素　环境是指以人为主体的外部世界，或围绕人们的客观事物的总和，主要包括自然环境和社会环境。自然和社会环境中的危险因素对人类健康有重要影响。

（1）自然环境因素　自然环境因素是一切非人类创造的直接或间接影响人类生活和生产环境的自然界中各个独立、性质不同而又环绕在我们周围的各种自然因素，如水、空气、阳光、土壤等。自然环境因素与人类健康密切相关，过多或者过少都会给健康带来不良影响。自然环境风险因素可以分为生物风险因素、物理风险因素和化学风险因素。

①生物风险因素：包括病原微生物（细菌、病毒、真菌、支原体、衣原体等），寄生虫

（原虫、蠕虫等）和生物毒素（毒蛇、蝎子、麦角等）三大类。

　　②物理风险因素：包括气象、地理、噪声、电流、振动、电离辐射、气压等。

　　③化学风险因素：包括各种生产性毒物、粉尘、农药、交通工具排放的废气，以及排放到河流中造成生活用水污染的废水等。

　　（2）社会环境因素　社会环境因素是指社会的各项构成要素，包括一系列与生产力和生产关系有密切联系的因素，如经济状况、收入水平、居住条件、营养状况、就业条件、社会保障、社会关系、社会制度、家庭因素等。当生活环境恶劣、卫生设施不足、就业压力大、受教育机会不均衡、社会矛盾和家庭矛盾突出等社会环境风险因素出现时，可能会给人体健康带来直接和间接的不良影响。

　　3. 行为生活方式因素　行为生活方式是个人或群体在长期的社会化进程中形成的一种行为倾向或行为模式，这种行为模式是在一定的社会经济条件和环境等多种因素之间的相互作用下形成的。行为生活方式风险因素是指不良的个人生活方式或行为而产生的健康危险因素，又称为自创性危险因素，主要包括不良饮食习惯、缺乏体育锻炼、久坐、吸烟、酗酒、熬夜、滥用药物及不洁性行为等。

　　4. 卫生服务因素　卫生服务是指卫生机构和卫生专业人员为了防治疾病、增进健康，运用卫生资源和各种手段，有计划、有目的地向个人、群体和社会提供必要服务的活动过程。当卫生服务中出现各种不利于保护和增进健康的因素，称之为卫生服务风险因素，主要包括医疗卫生服务系统的布局、卫生保健网络的健全程度、人力的资格水平和卫生资源的配置等不合理，以及医疗服务质量低下、误诊、漏诊、医疗事故、滥用药物和医院交叉感染等。

　　此外，随着身心医学的发展，人们逐渐认识到心理因素对健康的重要作用。心理因素是指影响人类健康和疾病过程的认知、情绪、人格特征、价值观念及行为方式等。焦虑、抑郁等不良的心理因素往往对健康产生相应的危害，而良好的心理素质则往往能够帮助人们维持健康，同时提高生产效率。

（三）健康风险因素的特点

　　尽管健康风险因素多种多样，其性质及对健康的影响也千差万别，但是不同健康风险因素间仍存在一些共同的特点，了解这些特点对深化健康风险因素的认识，进一步实现疾病预防有重要意义。

　　1. 潜伏期长　健康风险因素产生危害的潜伏期取决于其数量、性质和接触时间。一般情况下，人群长期反复接触健康风险因素之后才可能发生疾病。如吸烟是肺癌的一个危险因素，肺癌患者吸烟史往往长达数十年。由于风险因素的潜伏期长，给疾病预防带来一定困难，但也给健康干预提供了时间与机会。

　　2. 特异性弱　健康风险因素对健康的影响，往往表现为疾病的发生与多种风险因素有关或某一种风险因素可导致多种疾病，这在一定程度上导致风险因素对健康或疾病的影响具有弱特异性。如超重与冠心病、糖尿病有关，但冠心病、糖尿病的危险因素不止超重一个。这种弱特异性加上存在个体差异，容易引起人们对风险因素的忽视，从而忽视或轻视其对健康的危害。

　　3. 联合作用明显　多种危险因素同时存在，可以明显增强致病危险性。这说明多种危险因素同时存在具有联合作用。如家族遗传是糖尿病的风险因素，加上久坐和肥胖，则提高了家族史对糖尿病的发病风险。正是由于这种联合作用，具有多个危险因素的个体，即使每个危险因素水平轻度增加，也比有一个高水平危险因素个体的发病概率要高，而这种情况很少引起人们的重视。

4. 广泛存在　健康风险因素广泛存在于人们的工作和生活环境中，且早已融入人们的日常生活，甚至伴随着个体的生存而存在，各因素紧密伴随、相互交织。其健康危害作用往往是潜在的、不明显的、渐进的和长期的，这就加大了人们认识危险因素的难度。因此，深入、持久、灵活、有效的危险因素干预策略将变得非常重要。

二、健康风险评估

（一）健康风险评估概念

健康风险评估（health risk assessment，HRA）又称健康危害评估，是研究健康风险因素与个人的健康状况及未来患病或死亡危险性之间数量依存关系及其规律性的一种分析方法。健康风险评估不仅关注评估和分析，并且通过健康风险预警系统，主动识别和提醒个体或群体潜在的健康危害，从而预防可能的健康威胁。健康风险评估主要通过采集个体或群体的健康信息，并以此为基础分析，建立生活方式、环境、遗传、心理和医疗卫生服务等危险因素与健康状态之间的量化关系，通过量化关系建立预警机制，从而预测个人的寿命及其慢性病、常见病的发生率或死亡率，辅助和支持健康决策或健康干预等行动。简单地说，健康风险评估通过与流行病学数据相结合的个人数据比较，推测个人患病或死亡的风险，并提供预警，使个人或决策者能够采取适时的预防或干预措施。

（二）健康风险评估的目的

健康风险评估是健康管理的核心内容，其主要目的是通过评估特定事件发生的可能性，从而帮助人们综合认识健康风险因素，修正危害健康的行为，辅助制订和评价健康干预措施，从而起到促进健康、维护健康的作用。

1. 帮助人们综合认识健康风险因素　健康风险评估通过专业设计的问卷，收集个人危险因素信息，通过收集的信息发现个体的健康状况及未来患病的危险性，有利于帮助人们认识自身的健康风险因素及其危害与发展趋势，充分认识慢性病所带来的经济负担和卫生负担，从而教育人们积极主动地参与疾病的预防和健康的维护，避免或降低疾病发生的风险，继而提高健康水平。

2. 建立健康风险预警机制　通过对个体和群体的健康风险因素进行持续监测和评估，健康风险评估能够及时识别和预测可能出现的健康问题，从而建立起健康风险预警机制。通过早期干预和预警，个人和医疗保健提供者可以更有效地进行健康管理，提高对疾病的抗适能力，优化医疗资源的分配，并最终提升整体的健康水平和生活质量。健康风险预警机制是健康风险评估中至关重要的一部分，它加强了对健康风险的主动管理，使健康干预更加有针对性和时效性，为个体和社会创造更健康的未来。

3. 鼓励和帮助人们修正不良健康行为　健康风险评估通过个性化、量化的问卷调查结果，分析个体的健康状况及其健康危险因素，让个体意识到健康风险可能带来的不良后果，指出人们提高健康水平应该努力改善的方向，并鼓励人们有的放矢地修正影响健康的不良行为，预防疾病。

4. 制订个体化的健康干预措施　在了解个体或群体的主要健康问题和健康风险因素的基础上，明确个体主要的健康问题及导致其发生的健康风险因素，针对环境、行为与生活方式、医疗卫生服务等可改变的风险因素出现的频率、强度、干预措施的成本和效果等，制订个性化、针对性的干预方案，从而维护个体健康水平并促进其提高。

5. 评价健康干预措施的有效性　通过收集健康干预前后的信息，对比干预前后的健康状况及健康风险因素的变化情况，可以动态观察客观指标是否达到预期目标，便于不断总结成绩，找出不足，并分析主要原因，及时调整方案，提高措施执行的有效性。

6. 进行健康管理的人群分类　根据健康风险评估的结果将人群进行分类管理，从而实现有限的卫生经济资源的健康效益最大化。通常而言，对某一疾病的高危人群进行疾病管理，对中危人群则进行健康及生活方式管理，对低危人群多进行健康教育及健康维护。

7. 为医疗决策提供参考和服务　健康风险评估在医疗决策中发挥关键作用，主要体现在支持精确的临床决策、促进个体化医疗服务、应用于预防医学、优化医疗资源分配和加强医患沟通等方面。通过量化个体健康风险，医生能更准确地制订治疗方案，对高风险人群实施有效预防措施，推动医疗服务个性化，从而提高治疗效果与患者满意度，加强患者健康管理，确保医疗资源的合理使用。

第二节　健康风险评估的技术和方法

一、健康风险评估的基本步骤

健康风险评估的步骤主要包括健康信息收集、风险估算、风险沟通3个部分。

（一）健康信息收集

健康信息收集是进行健康风险评估的基础，其信息来源主要有健康体检信息、健康问卷信息及健康档案信息。根据对象的不同，可分为群体健康风险的信息收集和个体健康风险的信息收集。

1. 群体健康风险的信息收集　了解某一群体的健康状况及其他信息，包括性别、年龄和疾病分类的发病率（患病率）和死亡率，用以评估群体的健康风险，测算个体疾病的危险因素与群体发病率及死亡率之间的数量联系，分析个体健康相对危险度。群体健康水平资料可以通过登记报告、疾病监测等途径获得，也可以通过回顾性调查获得。

2. 个体健康风险的信息收集　通过问卷调查、体格检查、实验室检查等方式进行。具体内容包括以下几个方面。

（1）生物遗传因素　性别、年龄、种族、身高、体重、疾病遗传史等。

（2）环境因素　经济收入、居住条件、家庭关系、文化程度、职业、婚姻状况、生产环境、心理刺激度等。

（3）行为生活方式因素　不良饮食习惯、缺乏体育锻炼、久坐、吸烟、酗酒、熬夜、滥用药物及不洁性行为等。

（4）卫生服务因素　医疗机构可及性、是否定期体检、X线检查、直肠镜检查、乳房检查和阴道涂片检查等。

（5）健康状况　详细了解个人的健康状况，包括个人患病史、症状、体征、心理及其他体格检查结果、实验室检查结果。

（二）风险估算

风险估算是利用循证医学、流行病学、统计学等的原理和技术对已收集的健康信息进行预测，从而估算出未来一定时期内具有一定特征的人群的健康风险及个人的健康风险。

1. 群体健康风险估算　群体健康风险估算主要预测未来一定时期内具有一定特征的人群的病死率、患病率、发病率，也可进行生命质量的评估和危险分级。

（1）常用率的估算　主要包括患病率、发病率、死亡率、病死率等。

①患病率：指某特定时间内一定人口中某病新旧病例所占比例。

②发病率：指某特定时间内一定人口中某病新发生的病例出现的频率。

③死亡率：指某特定时间内一定人口中死于某病（或死于所有原因）的频率。

④病死率：指某特定时间内患某病的全部患者中因该病死亡者的比例。

（2）生命质量评估　生命质量评估作为一种新的医学评价技术，包括对躯体健康、心理健康、社会功能、疾病状况及对健康的总体感受的评价，可以用来反映群体或个体的健康风险。生命质量评估不仅关心患者的存活时间，而且关心患者的存活质量；不仅考虑客观的生理指标，而且强调患者的主观感受和功能状况；不仅考虑他人的评价，更关注自我评价。评价的结果具有时变性等特点。生命质量的评估量表类型较多，主要分为一般性生命质量调查问卷、临床生命质量测定方法及特殊病种生命质量调查表等。

（3）危险分级　根据与某疾病相关健康风险因素的类型、多少及严重程度，将人群按照风险进行分组，目的是获得相对同质的风险子集，然后根据分组结果确定健康管理措施。例如，《中国高血压防治指南》根据危险因素及血压水平将高血压分成 4 个等级。

2. 个体健康风险估算　个人健康风险估算需要通过一定的技术方法计算健康危险性，常用结果指标包括健康年龄、健康分值、患病危险性等。

（1）健康年龄　据年龄和健康结果之间的函数关系，按个体所存在的危险因素计算的预期健康结果水平求出的年龄。受评估者的评估危险度要和同年龄、同性别人群的平均危险度相比较。如果某个人的评估危险度与人群平均危险度相等，则其健康年龄就是自然年龄；如果某个人的评估危险度高于人群平均危险度，则其健康年龄大于自然年龄；如果某个人的评估危险度低于人群平均危险度，则其健康年龄小于自然年龄。

（2）健康分值　也称为危险分值，即将健康危险度的计算结果通过一定的方法转化为数值型的评分，如患病危险性用患病的概率值作为评分，0 表示无风险，1 表示极高风险。

（3）患病危险性　患病危险性是个人健康风险估算的目的，指在多种危险因素的作用下患病的可能性。患病危险性包括绝对危险性（绝对风险）和相对危险性（相对风险），健康年龄及健康分值都是反映患病危险性的指标。

（三）风险沟通

风险沟通是健康管理各方（健康管理对象及健康管理机构）之间交换信息和看法的双向互动过程，包括收集信息、组织信息、再现和修炼信息，并为决策服务等过程。风险沟通是风险管理的最重要的途径之一，贯穿风险管理全过程，起到互动和交流信息的作用。

　　在完成健康信息收集、风险估算以后，评估者应当形成健康风险评估报告。事实上，健康风险评估报告是风险沟通的表达形式，包括群体风险评估报告和个体风险评估报告。无论是个体评估报告还是群体评估报告，都应与评估目的相对应。其中，个体报告主要包括健康风险评估结果及分析，以及有针对性的健康教育信息；群体报告主要包括受评群体的人口学特征、患病状况、危险因素总结、建议的干预措施和方法等。

二、健康风险评估的分类和方法

　　健康风险评估因评估的对象、范围、目的不同，有多种分类和方法。从广义的健康风险评估来看，健康风险评估包括临床评估、健康与疾病风险评估、健康过程及结果评估、行为生活方式风险评估、公共卫生与人群健康评估等。而从狭义的健康风险评估来看，常分为一般健康风险评估、疾病风险评估、生命质量评估、行为生活方式评估、体力活动评估、膳食评估和精神压力评估等（图3-1）。本节主要介绍狭义健康风险评估中的一般健康风险评估、疾病风险评估和生命质量评估。

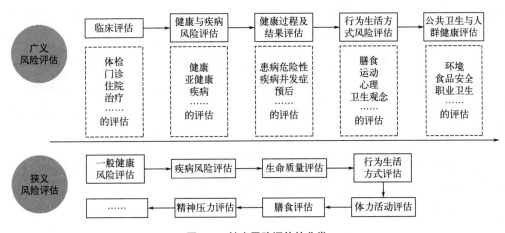

图 3-1　健康风险评估的分类

（一）一般健康风险评估

　　一般健康风险评估指针对健康风险因素或可能发生的疾病进行粗略的评估。首先采用问卷收集健康风险因素等相关资料，然后通过系统的方法定性和定量地分析疾病预防与健康维护的信息，最后对主要的健康问题和危险因素进行总结和概括。

　　1.信息收集　通过问卷调查、体格检查、实验室检查、健康监测等各种方式，收集与健康相关的各种因素，主要包括当地目标人群危险因素、个人健康危险因素。

　　（1）当地目标人群危险因素　选择当地危害健康严重的疾病，即前10～15位死因的疾病作为研究对象。这些资料可以通过死因登记报告、疾病检测资料、居民健康档案等途径获得，也可以通过回顾性的社区居民健康询问抽样调查获得。

　　（2）个人健康危险因素　通过询问或自填式问卷调查，收集行为生活方式、环境危险因素和医疗卫生服务中的风险因素，通过病史询问、体格检查和实验室检查，可以获得重要的家族遗传性风险因素资料。

　　2.风险估算　根据所收集的个人健康信息，用数学模型进行量化评估个人的健康状况及未来患病死亡的危险性。具体方法包括以下3个方面。

（1）将危险因素转换为危险分数　评价健康风险因素的关键是将危险因素转换为危险分数。将危险因素相当于平均水平时的危险分数定为 1.0，即当危险分数为 1.0 时，个人发生某病死亡的概率相当于当地死亡率的平均水平。危险分数越高，死亡率越大；危险分数越低，死亡率越小。如果是评估一种危险因素对多种疾病的作用或多种危险因素对某种疾病的联合作用，则需要计算组合危险分数。

（2）评估存在死亡危险　存在死亡危险是指在某种危险分数单独或联合作用下，某种疾病的死亡可能性，即在现有健康风险因素条件下的预期死亡概率。具体步骤有三：第一步，有明确危险因素的死亡原因，分别计算存在死亡危险，其余死亡原因都归入其他原因一组。存在死亡危险 = 某种平均死亡率 × 组合危险分数。第二步，计算总的存在死亡危险。总的存在死亡危险等于各种死亡原因存在危险之和。第三步，用总的存在死亡危险值查健康评价年龄表，得到某地某性别评价年龄数。

（3）评估危险因素降低程度　危险因素降低程度是指评估对象根据医生建议改变现有危险因素后，死亡危险可能降低的程度。其可用存在死亡危险降低的绝对量占改变前总的存在死亡危险值的比例去表示，具体公式如下。

$$危险降低量 = 原有的死亡危险 - 改变后的死亡危险$$

$$危险降低程度 = （危险降低量 / 总存在死亡危险）×100\%$$

3. 风险评估报告　根据风险估算结果，健康管理机构及工作人员与健康管理对象进行风险交流，提供相应的健康风险报告，一般应包括个体或群体的人口学特征、疾病风险评估分析与描述、健康风险评估结果、健康干预的建议措施和方法、体检项目建议等。

需要注意的是，风险评估报告只提供趋势性分析结果，并不能作为一种诊断工具。所提供的健康风险评估报告可以作为医生的参考资料，但不是诊断报告。

（二）疾病风险评估

疾病风险评估在一般健康风险评估的基础上加以扩展，因此一般健康风险评估的方法同样适用于疾病风险评估，但疾病风险评估又有其自身的特点：主要评估客观临床（如生化试验）指标对未来特定疾病发生的危险性；流行病学研究成果是其评估的主要依据和科学基础；评估模型运用严谨的统计学方法和手段；适用于医院、体检中心、人身保险（主要是健康保险和人寿保险）中的产品研发与核保。

疾病风险评估同样包括信息收集、风险估算及风险沟通三大步骤。其中，风险估算是疾病风险评估的核心内容，因此本教材将重点介绍建立在单一危险因素与发病率基础上的单因素加权法和建立在多因素数理分析基础上的多因素模型法。

1. 单因素加权法　即将这些单一因素与发病率的关系以相对危险性表示其强度，得出的各相关因素的加权分数即为患病的危险性。这种估算方法简单实用，不需要大量的数据分析，是健康管理发展早期的主要危险性评价方法，目前仍然在广泛使用中，典型代表是哈佛癌症风险指数。

2. 多因素模型法　即采用复杂的统计学概率理论方法（如多元回归、人工神经网络、随机森林、支持向量机等）得出患病危险性与危险因素之间的关系模型。这类方法建立在前瞻性队列研究数据的基础上，包含了更多的危险因素，在近几年得到了广泛应用和发展。其典型代表是弗雷明翰（Framingham）的冠心病模型，很多机构以此为雏形构建其他模型，并由此演化出适合自己国家、地区的评价模型。

需要注意的是，疾病风险评估一般选择人群高发、危害严重的疾病，也可以选择现代医学已有较好干预、控制效果的疾病。建立的模型应该有较高的正确性和准确性，即预测的结果应和实际观测的结果具有一致的方向性、较好的相关性与敏感性。不同的评估工具可能采用不同的患病危险性表示方法，最基本的方法是通过未来若干年内患某种疾病的可能性，即概率值来表示，也可以用于同龄人、同性别的人群平均水平。相比而言，个人患病危险性的高低常以人群中的百分位数来表示。

（三）生命质量评估

生命质量（Quality of Life，QOL）是一个受到个人的身体健康、心理状况、个人信念、社会关系及其环境影响的多维概念。WHO将其定义为不同文化和价值体系中的个体对与他们的目标、期望、标准及所关心的事情有关的生活状况的体验。在医学领域，探索疾病及其治疗对生命质量的影响，形成了健康相关生命质量（Health-Related Quality of Life，HRQOL）评估。HRQOL作为一种新的医学评价技术，全面评价疾病及治疗对患者造成的生理、心理和社会生活等方面的影响。其评估多采用标准化的量表进行，但生命质量评估量表众多，根据使用对象、应用目的和评分方式等有不同的分类。最常用的分类是根据量表适用对象的不同，将其分为一般生命质量量表和专用生命质量量表两类。

1. 一般生命质量量表（generic QOL instrument） 可以适用于不同种类的疾病，并能在世界范围内使用。这类量表的好处是能使不同的疾病直接进行比较，有利于决策者一目了然地了解结果并根据有限的资源做出决策。如简明健康状况调查问卷（MOS SF-36）、欧洲五维健康量表（EQ-5D）、世界卫生组织生命质量量表（WHOQOL-100）及其简表（WHOQOL-BREF）等。

2. 专用生命质量量表（specific QOL instrument） 即为某一类疾病制定的量表，能有效地反映该类疾病对患者生命质量的影响，适用于该类疾病不同干预措施的比较。如美国糖尿病并发症和控制试验（DCCT）研究小组开发的糖尿病生存质量量表（DQOL），用于关节炎患者的关节炎影响测量量表（AIMS），用于心功能不全患者的明尼苏达心力衰竭生命质量量表（MLHFQ）、欧洲癌症研究与治疗组织（EORTC）研制的生命质量核心量表（EORTCQLQ-C30），美国芝加哥研制的癌症治疗功能评价系统（FACT）等。

第三节　中医健康风险评估

一、中医健康信息采集与健康体检

中医健康信息采集是中医健康风险评估和健康干预计划制订的基础，全面、客观的健康信息是健康管理工作的保障。中医健康信息采集方法与途径多样，可在传统信息收集方法的基础上，结合现代智能手段和方法采集信息。

（一）中医健康信息采集内容

中医健康信息采集就是运用科学的方法采集与健康相关的信息，包括身体健康信息及影响健康的中医饮食、运动、睡眠、情志、自然环境、社会环境等信息。通过对中医健康信息的采集，可以帮助医生评估个体健康状况及影响健康的风险因素，掌握个体的健康状态，确定中医健康管理重点和干预策略，制订个性化的健康干预方案，同时为今后评估健康管理效果提供依据。

中医学关于健康的天人合一观、形神合一观充分反映了中医学对健康认识的整体性。中医学认为，人是一个有机整体，人体的脏腑、经络、气血、形体官窍等之间相互联系，人体自身、人与社会、人与自然是和谐统一的。影响健康的因素也是多样的，有来自人体生理的、心理的，还有来自自然界（如气候、地理环境、温度和湿度等）和社会的因素，这些因素之间相互作用、相互影响，涉及人体多器官、多系统、多层面的物质和功能的变化。因此，从中医学上看，人体健康状态受体质、年龄、性别、环境、气候、季节、情志、社会等多种因素的影响，这些因素对健康的影响具有非特异性、联合性的特点。所以，仅依靠少量的特异性指标是不够的，从多个视角去测量、审察、判断人体的健康状态是十分必要的。基于中医学的整体健康观，可以将中医健康信息分为三大类，即宏观参数、中观参数和微观参数。

1. 宏观参数　由各种宏观物体、宏观现象所组成，主要包括与健康状态相关的"天、地、时" 3 个部分。"天"主要包括运气特点、天文现象、气候特点、天气现象、气象要素（如气温、气压、风、湿度、云、降水、蒸发、能见度、辐射、日照等）、空气质量、大气污染、自然灾害等；"地"主要包括地域地形、海拔、植被、土壤、水源、环境污染等；"时"主要包括季节、节气、日期、昼夜、时辰、时差等。人类居住在自然环境中，环境的好坏必然会对人体的生理和心理状态产生影响，如《素问·异法方宜论》指出，东方傍海而居之人易得痈疡，南方闷热潮湿之地易生挛痹。

2. 中观参数　指人类日常生活中所接触到的世界，主要包括与健康状态相关的生、心、社等表征参数。"生"主要包括中医传统四诊采集的症状、体征、病史及各种量表，如中医体质量表；"心"指中医情志，中医学认为情绪过度变化可以引起疾病，如《素问·阴阳应象大论》与《素问·五运行大论》均指出"怒伤肝、喜伤心、思伤脾、忧伤肺、恐伤肾"；"社"主要包括社会环境、工作环境、生活压力、生活条件、家庭环境、人际关系、社会适应力等。中观参数的采集主要依靠中医四诊、个人自评等方法来收集。

3. 微观参数　指借助现代技术手段采集的参数，主要包括理化指标、病理检查及部分中医可以量化的信息。物理检查方法如 B 超、X 线、CT、MRI、内镜检查等；生化检测如血常规、血生化、免疫学检验、痰液检查、尿常规、粪便常规等；病理检查如组织学病理检查、细胞学检查、分子病理检查等；中医可以量化的信息如脉诊仪、舌诊仪等采集的信息。

（二）中医健康信息采集方法

1. 常见中医健康信息采集方法　中医健康信息的采集是一个综合运用多种方法的过程，主要依托于医生的感官观察和患者对病情的主观描述，如四诊合参（望、闻、问、切）和辨证论治等传统手段。这些方法的有效性往往取决于中医师的个人经验、诊断技巧及专业知识。常见的健康信息采集方法还包括健康体检、问卷调查、访谈法及医疗服务记录与相关统计报表的形成。健康体检根据中医四诊原则进行，强调专业性及与患者的有效沟通；问卷调查旨在准确理解特定人群的健康状态，需设计语言准确、结构合理的问卷；访谈法通过个人或集体访谈收集信息，注重问题的明确性与交谈的礼貌性；而医疗服务记录和统计报表则是通过正式的医疗卫生单位收集与整理，如《中国卫生健康统计年鉴》。这些方法共同构成了一个全面、准确地收集健康信息的体系，为中医的诊断和治疗提供了坚实的基础。

2. 智能中医健康信息采集方法　　随着信息化、远程医疗及科学技术的发展，现代化的中医诊疗设备将在提高中医药服务能力、满足人民群众日益增长的中医药健康服务需求方面发挥越来越重要的作用，国家也大力支持发展常见病和多发病的移动式诊疗服务设备、远程诊疗和技术服务系统。在中医基础理论的指导下，运用现代科学的大数据、云计算等新技术，特别是诸如嵌入式数据采集系统，包括计算机技术、数据挖掘技术，将中医健康信息与科学技术相结合，通过智能设备来采集健康信息，并自动做出更加客观、可靠的中医学诊断，称为智能中医健康信息采集。该采集方法需要在中医学理论的指导下，对通过四诊（望、闻、问、切）所收集的症状、体征等辨证资料的全部信息，运用现代科学的技术手段与成果进行诊法与辨证客观化、规范化的研究，并进行数据统计处理和分析，达到审查病因、辨明病态、阐述病机、指导和评价治疗等目的。如中医舌象仪、脉诊仪等的开发，改进了传统四诊中存在的缺陷，为中医辨证客观化、数字化创造了条件。智能中医健康信息采集可以减少主观因素带来的偏差，但由于科学技术的发展还有待进步，该方法存在一定的局限性。

（1）智能中医望诊信息采集　　望诊是中医师通过观察患者形态、神色等，以发现异常表现、了解病情的诊察方法。可以将现代面部识别技术和热成像技术作为中医望诊的客观信息采集工具，如望诊仪。同时，亦可采用人工神经网络和图像分析算法为所采集的面象信息进行分析诊断。

舌诊是中医望诊的重要组成部分，从传统技法上来讲，舌象采集是指中医师通过肉眼观察舌质（包括舌神、舌色、舌形、舌态）和舌苔（包括苔色、苔质），进行舌象的采集及文字描述。现代舌象采集和记录主要是将舌象的光学信号转变为数字信号后，对采集到的舌象信息进行分析，并与已有的函数模型进行匹配诊断。现代技术用于舌象的采集，有重现性好、可存储、可详细分析等明确优势。

（2）智能中医闻诊信息采集　　闻诊的第一个要素是"听声音"，属于声诊范围，也是中医临床重要的诊法之一。闻诊主要包括闻听语声、语言、呼吸、咳嗽、呕吐、呃逆、嗳气、太息、喷嚏、呵欠、肠鸣等的改变并辨识其临床意义。临床可通过闻听患者发出的声音来判断疾病的病位和性质，但由于每个人的听觉认知不同，存在一定的主观性，同时也受到中医师听力水平的限制。因而，近年来研究运用声谱仪、语声仪、喉声气流图仪、频谱分析仪等，结合电子计算机对语声、咳嗽声、肠鸣音、呼吸声等的频率、振幅、持续时间进行初步分析，为闻诊的客观化积累经验。闻诊的另一个要素是"闻气味"。借助化学方法，找出各种气味的物质源，再根据这些物质源的化学信息，用颜色光谱、pH试纸，乃至电子鼻等气味分析方法将其辨别，并与相关疾病或病证进行相关性分析。将中医闻诊与现代诊断检测方法相结合，会为中医闻诊提供一种新型客观化研究工具和方法，有助于建立无损、便捷的临床检测新途径。

（3）智能中医问诊信息采集　　问诊是获取患者主诉的重要途径，通过主诉可以了解患者就诊时的症状或体征，得到诊断疾病的重要信息。在问诊时给予适当的提示，还可以帮助患者补充遗漏的症状，让患者表述出较为复杂的感觉，为疾病的诊断提供重要信息。简便易行的智能化问诊系统既可以辅助医师提高诊断的精准性，也可以满足人们就诊信息采集的需求。但由于受中医问诊理论、智能化方法技术、人文关怀等因素的制约，中医问诊系统尚处于起步阶段。

其一，中医问诊理论受标准化、客观化、规范化等因素的制约，没有统一、规范、量化的症、证，无法得到准确的诊断结果，应用范围和价值会受限。其二，智能化过程中的信息获取、信息库的复杂、推理机制的单一、中医专家系统研究的重要技术等问题制约了中医问诊智能化。其三，传统的医生与患者直接对话的问诊方式不仅是中医师根据经验，以中医辨证论治的思想来进行诊断和治疗，而且可以融洽医患关系，为患者康复提供良好的心理支持，智能化问诊系统尚需要在人文关怀上予以完善。

（4）智能中医脉诊信息采集　中医脉象诊断是中医学诊断疾病的重要辅助手段，也是中医诊断的重要标志性方法。作为中医四诊中最具特色的一种诊断方法，脉诊已有几千年的历史，将现代科学技术应用于中医脉诊中，可以为传统中医脉诊注入新的动力，实现脉诊客观化。脉诊的数字化诊断起步较早，发展已经较为成熟。脉象仪是描记脉象的主要设备，一般由前端传感器、信号处理装置、模数转换器、微控制器等组成，对脉象信息进行采集、分析、处理，实现脉象的客观分类。传感器采集人体桡动脉寸、关、尺3个部位的脉搏信号，信号处理装置对脉搏信号进行放大、滤波等处理，模数转换器将处理后的脉搏信号输入微控制器，微控制器承担脉象信息的存储、分析及输出到通讯串口的工作。智能中医脉象信息获取的关键是运用采集到的桡动脉脉搏信息，进行综合研判，实现信息的自动分类，以期得出准确的中医脉象，这也是脉诊智能化的重点研究方向。

中医学理论强调通过望、闻、问、切获取健康信息后进行四诊合参，因而不少研究机构开发出进行四诊合参的辅助诊疗仪，以便采集数字化四诊合参数据，形成数字化、量化四诊合参数据集。随着现代科学技术的发展，人脸识别技术、虹膜检测技术、指纹识别技术、图像分析技术、声音识别技术、电子鼻气味检测技术、神经网络、模式识别等智能传感与多信息融合技术等诊断关键技术取得了较大的突破，借助智能计算机建立中医数字化诊断的技术平台，有利于推动中医望、闻、问、切四诊健康信息收集方法的发展，从而提高中医健康管理水平。

二、中医健康风险评估的目的

（一）个人健康指导

1. 帮助个体综合认识健康危险因素　健康风险因素对健康具有历时性的特点，在未出现症状前，个体往往认为自己是健康的，殊不知各种健康危险因素（环境因素、生物遗传因素、行为与生活方式因素、卫生服务因素等）可能会对个体产生威胁。中医健康风险评估通过问卷、体检等方式，收集个人危险因素信息，定性和定量地评估健康风险因素与健康、患病、死亡之间的关系，预测个体在具有危险因素的情况下未来若干年患病或死亡的概率，有利于帮助个体综合、正确地认识自身健康风险因素及其患病风险。

2. 制订个体化健康干预方案　通过问卷调查和健康体检，可以发现个体的主要健康问题及其健康风险因素，同时将风险因素分为可改变的因素（环境、行为与生活方式、医疗卫生服务等）及不可改变的因素（年龄、性别、疾病家族史和遗传特征）。针对可改变的健康风险因素，制订个性化、针对性的干预计划，以维护个体健康水平，促进其提高。

3. 鼓励和帮助个体主动改变不健康的行为　通过健康问卷及健康体检，能够分析个体的健康状况及其健康危险因素，尤其是通过自我管理可以改变的危险因素，如行为与生活方式。根据已经制订的个性化、针对性的健康干预方案，努力使个体自觉采纳健康生活方式的建议，自觉养成良好的行为生活方式，以减少或消除影响健康的风险因素，预防疾病。

4.评价健康管理的有效性 健康干预是根据健康管理干预计划采取一定的措施，帮助个体纠正不良生活方式和习惯，从而控制健康危险因素，降低患病风险；评估干预措施是健康管理有效性的反映。通过收集、统计、分析健康风险因素干预前后的变化和差异，可以评价风险因素控制程度、发展趋势、人群风险因素控制比例等；针对特定的疾病高危个体或群体，在健康管理的时间范围内，评价服务对象未来罹患某种疾病的风险变化方向和幅度，可以评价干预措施的有效性。

（二）群体管理

群体也是健康管理的服务对象，根据健康风险评估的步骤将群体进行健康风险分级，针对不同危险级别的人群，采取对应的健康管理措施。对低危险组的群体采取集中形式的健康教育，进行健康促进活动，实施生活方式管理和需求管理。对中高危险组的群体采取针对性干预，实施疾病管理、生活方式管理等。

从个体的角度来说，通过群体健康风险评估，有利于督促评估对象重新审视自己的生活习惯、行为方式，有利于督促评估对象关注和参加健康促进活动，并采取积极的健康改善行动。

从政府的角度来说，可以帮助国家确定卫生政策的优先级。根据对不同人群的疾病经济负担分析结果，可确定资金优先投入低危险性人群、中危险性人群还是高危险性人群。自2009 年开始，人群健康管理及高血压、2 型糖尿病等重点疾病健康管理成为基本公共卫生服务中的重要组成部分。2024 年，国家将人均基本公共卫生服务经费标准提高到 94 元，用于保障基层健康管理工作的正常实施。

（三）健康保险

健康风险评估在健康保险领域应用得非常广泛，能够促进健康保险产业的发展。健康风险评估收集的健康数据对健康保险机构进行保费测算起着重要的作用。保险保费是基于人群的患病、发病、死亡等健康指标及医疗费用水平等大数据信息进行测算的，将健康风险评估数据与健康保险行业共享，可以为健康保险保费的确定提供基线大数据，有助于健康保险精算人员对健康风险发生概率进行预测并确定健康保险产品费率。此外，健康风险评估是健康保险机构核保的重要工具，为避免被保人的逆向选择，健康保险机构可通过健康风险评估结果确定是否承保及确定保费和保额。

第四章 健康干预计划设计

健康管理即对个体或群体的健康进行系统的监测与评估，并有计划地实施健康干预的过程。健康管理的实质即发现健康问题，判断健康状况，并做出相应的干预，从而应对和解决健康问题，维护和促进健康的过程。在此过程中，需要系统地进行分析判别，设计、实施、评价方案，不断发现新问题并修订、调整方案，使健康得到有效管理和维护。因此，制订健康干预计划是健康管理中不可或缺的重要环节。

第一节 计划设计概述

一、计划设计的概念

计划设计是一个组织机构根据实际情况，通过科学的预测和决策，提出在未来一定时期内所要达到的目标及实现这一目标的方法、途径等所有活动的过程。在健康管理中，计划设计既包括制订科学、可行的健康干预计划，也包括计划的实施和评价。通过计划、实施、评价这3个重要组成部分的循环反复，持续推进连续、深入、密切整合的健康管理项目。

二、计划设计的原则

科学、合理的计划设计有助于明确健康管理目标，为质量控制和效果评价提供依据，也有利于统筹分配健康管理人力资源等多方面资源，提高利用效率。因此，计划设计需遵循某些特定原则，使健康管理方案科学、可行。

1.目标原则 健康干预计划需具有明确的目标，目标必须是切实可行且可以测定的。因此，计划设计需自始至终坚持正确的目标导向，干预活动应围绕目标开展，最终保证目标的实现。

2.整体原则 计划设计需包括计划、实施、评价这3个重要组成部分，缺一不可，才可保证计划本身的完整性。此外，计划设计要与当前的医疗卫生工作大环境相适应，为社会主义健康事业的发展服务。

3.前瞻原则 计划是面向未来的，因此在计划设计时，要尽可能预测、把握未来的发展趋势和可能发生的情况。计划的制订与实施需考虑长远的发展要求，目标制订要合理、适宜，能够切实起到激励效果。在计划设计中，同时要考虑运用新型和现代干预技术进行干预活动的设计。

4.弹性原则 计划并非一成不变。由于在实施干预计划的过程中，个体或群体的健康状况及影响因素都可能发生变化，因此在制订计划时要尽量预测可能出现的变化，并事先预定应变的方案，促使计划能够顺利执行。需要注意的是，弹性计划的实施必须建立在评价反馈的基础上，没有修订计划的相应指征时，不可随意变更原计划。

5. 实际原则 计划设计需经过周密、细致的调查研究，结合人力、物力、财力因地制宜地提出计划要求，还应考虑到社会、经济、习俗、文化等多方面情况，结合人群、地域、时代特征制定出切实可行的健康管理方案。

6. 参与原则 强调医务人员、目标人群、其他社区卫生工作者积极参与计划制订的全过程是保证计划顺利实施的重要原则。在计划早期，听取多方人员的建议，制订更符合实际需要和更高参与性的方案。计划需同参与人群息息相关，为人群关注度高且容易被接受的项目，并结合人群喜好，有助于更好地吸引目标群体参与，得到更广泛的支持并取得良好的效果。

第二节 计划设计程序

在健康管理实践中，人们依据不同的理论体系、思维逻辑、系统架构进行计划设计，不同的机构或组织可能会对健康管理项目的计划有特定的要求。但一般而言，健康管理计划设计的基本程序主要包括以下 5 个步骤：干预需求的评估、干预目标的确定、干预策略的制订、计划执行与评价、干预计划的预算。

一、干预需求的评估

健康管理项目计划的制订需要建立在了解目标人群需求的基础上，通过系统的调查、测量和评估，进行充分的资料收集与分析，了解目标人群存在的主要健康问题，并通过分类和整理，判断问题的轻重缓急，确定需要优先解决的问题。此外，在需要优先解决的问题中筛出可以通过健康管理得以改善的问题。最后，结合人群既往开展健康管理干预的措施、效果及现有的健康管理资源，明确目标人群的健康管理干预需求。只有通过全面、准确地干预需求评估，才能让健康管理项目取得最优的效果。

（一）健康问题分析

通过健康问题分析可以确定目标人群的主要健康问题，并明确哪些问题需要优先干预。在此过程中，首先需要识别个体或群体存在的健康问题，包括生理、心理、社会健康问题，并评估问题发生的频率、强度、分布情况，以及对个人、家庭和社会等可能造成的危害，从而确定问题的严重性并确定需要优先解决的问题。

健康问题分析主要运用流行病学和统计学的方法，描述主要健康问题的发生率、发生频率及强度、分布情况等指标，从而了解健康问题受年龄、性别、种族、文化程度、生活方式、环境等因素的影响规律，在此基础上明确健康干预的重点。

需要关注的健康问题类别和健康问题的严重性及危害等信息，可以通过查阅官方资料，包括卫生行政部门的统计信息、医疗卫生机构的数据统计，亦可通过社区诊断资料或专门的调查获得。每一个个体或群体的健康问题可能同时存在多个，因此需要全面收集资料并综合分析，根据健康问题的严重程度和危害性、问题能否通过干预而改善、成本效益分析等，确定一

NOTE

个或一组优先干预的健康问题。

（二）优先干预原则

目标人群的健康需求往往是多方面、多层次的，然而有限的资源无法满足所有需求。因此，需要在众多需求中进行分类和排序，找到影响最广泛、最严重且干预最有效的问题，从而确定需优先干预的健康问题，并在此基础上进行健康管理计划设计和干预。确定优先干预的健康问题一般需要遵循下列原则。

1. 重要性原则

（1）疾病发病率高，受累人群比例高、分布广。

（2）疾病的致残、致死率高。

（3）疾病相关的危险因素分布广。

（4）疾病的结局与其相关的危险因素关系密切。

2. 可干预原则

（1）该健康问题具有明确的危险因素。

（2）与该健康问题相关的危险因素具有明确的评定指标，能够长期测量和定量评价。

（3）通过对相关危险因素的干预，能够有效解决该健康问题。

（4）与该健康问题相关的危险因素具有高可变性，对其进行干预时成本较低、效益较高，且所采取的具体措施简便易行，易于被接受。

总之，确定优先干预的健康问题需要满足目标人群的主观需求，且通过干预可以有效预防和控制疾病的发生与发展，改善健康结局，最大程度减少伤残和死亡。

二、干预目标的确定

一项健康管理计划必须有明确的目标，合理、可行且可测量的干预目标是健康管理项目实施和效果评价的根据。干预目标可分为总体目标和具体目标。

（一）总体目标

健康干预计划的总体目标指执行计划后预期达到的最终理想结果。总体目标通常是宏观的、笼统的、较为远期的，描述健康管理项目的总体努力方向。例如，糖尿病健康管理计划的总体目标为"控制血糖，延缓糖尿病并发症的进展，降低致残率和死亡率，改善患者的生存质量"。

（二）具体目标

1. 具体目标的内涵　即对总体目标的具体描述，可以解释和说明总体目标的内涵，也是为了达到已经确定的总体目标而采取的特定分目标，需要包含明确、具体、量化、可测量的指标。具体目标的制订要求可归纳为"SMART"原则，即 S：specific，具体的；M：measurable，可测量的；A：achievable，可完成的；R：reliable，可信的；T：time bound，有时间性的。此外，具体目标应该能回答下列 5 个具体问题。

who——对谁?

what——实现什么变化?

when——在多长时间内实现这种变化?

where——在什么范围内实现这种变化?

How much——变化程度会多大?

2.具体目标的分类制订　通过有效的健康干预,目标人群或个体可能会产生健康状况的改善、行为生活方式的改变、认知和技能水平的提高。因此,具体目标可分为健康目标、行为目标和教育目标。

(1)健康目标　健康管理项目都有一定的周期,从健康干预计划开始执行到目标人群健康状况的有效改变,所需的时长不同。因此,健康目标的制订需结合健康管理项目所干预的健康问题及项目的周期来确定。例如,某健康管理项目执行 3 年后,使该社区高血压患者的血压控制率达 80%。

(2)行为目标　行为目标是健康管理实施后,目标人群或个体生活方式或行为模式的改变。如戒烟、坚持锻炼、低盐饮食、定期监测血压、遵从医嘱坚持服用降压药物等。例如,某健康管理项目执行 1 年后,该社区 60% 的成年人能够每年测量 1 次血压。

(3)教育目标　教育目标是指通过健康管理,目标人群或个体的健康知识和技能有所提高,有助于他们了解、掌握健康信息,具备健康技能,从而接受和采纳正确的健康行为。例如,某健康管理项目执行两年后,该社区 75% 的成年人掌握正确的血压测量技术。

三、干预策略的制订

健康管理干预策略是实现健康管理项目目标的具体方针和战略。在制订干预策略时,应全面考虑目标人群或个体的需求、执行干预所必需的技术和资源、人群的重视程度、法律政策、社会环境的支持等因素。常用的干预策略包括健康知识传播、行为指导、环境构建、服务提供等方面,具体可包含以下两大类。

(一)能力建设

能力建设的核心是促使目标人群或个体健康意识、认知、技能的提高,主要通过信息传播和行为指导来实现。下列 4 种能力建设的具体策略,可根据目标人群的特点因地制宜地有机结合与运用。

1.随诊指导　在就诊时,医务人员为患者提供的个体化、跟踪性、综合性的专业指导,包括信息、技术和行为的指导。

2.信息干预

(1)举办专门的讲座、培训,将目标人群聚集在一起,根据他们的共同需求,为他们传播相关的知识,或进行相应的技能训练。

(2)发放印刷类健康宣传资料,传播健康知识、信息和操作技能,内容图文并茂,多为形象、直观的图文信息,帮助目标人群理解和掌握相关信息与技巧,可以采用便于携带保存的折页、宣传册等形式。印刷类材料可单独发放使用,亦可与讲座培训、随诊指导等形式相结合。

(3)通过电子类材料传递健康信息与技能也是现代越来越普及和易于被人们接受的健康信息干预方式。主要可通过社区卫生服务机构的网站、微信服务平台、健康管理 App、短视频平台、电视节目等途径,提供健康信息与行为指导。

3.社区活动　在目标人群所在社区或工作场所开展活动,如健步走活动、健身操大赛、健康烹调比赛、健康演讲比赛等,以丰富多样的形式,促进目标人群增强健康意识和养成健康的生活方式。

4. 小组讨论　可将健康管理人员、医务人员、目标人群中取得较好干预效果的个体、其他人一起组成健康管理小组，围绕共同关注的问题，互相交流和分享信息、心得和经验。例如，组建糖尿病病友小组、脑卒中患者康复小组、戒烟小组等。

（二）环境建设

1. 制定政策　在社区或工作场所制定有助于促进目标人群健康行为、规范和约束人们危害健康行为的相关政策。例如，推行全民参与免疫计划、公共场所禁止吸烟的制度、工作单位设置工间操制度、年度体检制度等。

2. 改善环境　积极营造良好的环境基础，改善环境，包括物质环境和社会环境，促进并巩固健康行为，使人们采纳健康行为的意愿能够实现。例如，配合社区组织，在居民小区配备健身器材，打造全民健身场所，为居民健身活动提供便利。

3. 提供服务　主动为目标人群提供健康服务。例如，为社区居民提供就近的免费义诊，包括免费为老年人测量血压、血糖等。

四、计划执行与评价

完整的健康干预计划需要明确各项活动的内容、活动的时间、负责的人员、具体实施方案、活动预期评价指标、活动所需经费及各种资源等。能否合理安排、周密计划，关系到健康干预计划的有效落实和实现健康干预的目标。

（一）制订干预活动执行方案

1. 明确活动日程　以图表的形式呈现计划完成的活动日程。健康管理活动日程需要合理规划，按照工作开展的先后顺序，遵循节约时间成本的基本原则创建活动日程表。时间安排要留有一定弹性，避免因各种难以预测的原因导致时间过紧，计划难以落实。

2. 确定执行人员　健康干预计划执行人一般包括健康管理机构人员、社区卫生服务人员等。应根据各项活动的内容和要求确定负责人员，分配任务，并且要做到细分责任、落实到人，从而提高人员的执行力，促进项目的有效实施。

3. 准备设备材料　为了健康干预计划的有效落实，需要提前计划并准备好开展项目所需的设备和材料，如体检设备、宣传材料、培训设备等。

（二）制订监测评价方案

监测是在项目实施阶段，确保各项活动能够顺利进行的质量控制手段；评价是在各项健康干预活动实施结束后，衡量项目目标是否实现的活动。一般而言，需要明确监测和评价的指标与方法。

1. 监测指标与方法　应根据各项健康干预活动的具体要求和计划制订相应的监测指标。通过活动记录等方式，定期监测活动执行情况，监测指标可包含对活动进度、内容、质量、覆盖范围、费用等方面的监测。如社区开展的免费为居民测量血压的活动，相应的监测指标是"参加血压测量项目的高血压患者的人数和比例"。

2. 效果评价指标与方法　效果评价指标用于各项健康干预活动实施后，衡量活动的有效性。因此，效果评价指标的制订往往需要参照项目的具体目标。评价内容包括目标人群的行为方式、健康指标，以及健康知识、信念、技能的提高等，且应重点着眼于干预前后指标的变化。可在干预前后分别测量评价指标，再通过对比评价干预效果。例如，高血压的健康管理项目其中一项目标是"某社区高血压患者健康管理项目执行两年后，该社区 75% 的成年人掌握正确的血压测量技术"，相对应的效果评价指标即高血压患者血压自测技术掌握率。

五、干预计划的预算

健康干预项目的预算可将每一项具体活动细化，根据每项活动的设计要求，计算单项核算经费，并将各项经费累加得到项目总预算。例如，一个企业每年为在职员工提供的健康干预计划的预算，应大致包括以下几项。

1. 支付健康管理机构的费用

（1）健康干预方案设计费：每年一次性费用。

（2）健康食谱设计费：每次设计费用 × 周数。

（3）讲座专家费用：每次讲座讲课费 × 讲座次数。

（4）体检费用：每人体检费 × 人数。

（5）健康问卷设计费：每年一次性费用。

（6）健康问卷及体检资料分析与报告撰写的费用：每年一次性费用。

2. 支付个人心理咨询或团体心理咨询的费用　每年一次费用。

3. 企业组织活动费用

（1）会务费用：健康宣教活动布置会场、准备茶点等需要的花费 × 次数。

（2）材料制作费：制作健康贴士的费用 × 更换次数。

第三节　基于状态的主动健康计划

随着现代社会疾病谱的演变及人们对健康需求的提高，医学的重心从单纯地治疗疾病转变为促进健康。在此背景下，状态医学及主动健康的概念应运而生。

一、中医状态学与主动健康

（一）中医状态学

中医状态学是一门在中医理论指导下研究人体生命全过程或特定阶段的整体或局部生命活动态势、特征和变化规律的学问。它所研究的范围涉及自然、社会、文化、教育和心理等因素对人体健康的影响，以及如何运用中医健康状态原理、中医健康状态辨识与干预技术和方法帮助人们正确认识自身健康状态，可实现为个体或群体提供有针对性的健康状态科学干预方案，提高国民的健康水平。中医状态学是健康医学的理论基础，具有系统的整体观特点，形成了一套较为完整的理论体系，包含了严谨的四诊信息规范化采集及计算机分析处理系统，辨状态论治的治疗方法，最大限度发挥中医药特色，能为未病、欲病、已病、病后等不同健康状态提供有效的临床治疗方案及评估预后。

（二）主动健康

主动健康是主动对人体施加可控刺激，增加人体微观复杂度，促进人体多样化适应，从

NOTE

而实现人体机能增强或慢病逆转的医学模式。它强调对个体全生命周期行为系统进行长期、连续、动态的跟踪，对自身状态、演化方向和程度进行识别和评估，以选择生活方式各要素为主，充分发挥主观能动性，以改善健康行为为主，综合利用各种医学手段对人体行为进行可控的主动干预，促使人体产生自组织适应性变化，从而提高机能、消除疾病、维持人体健康状态的实践活动和知识体系。故可认为，主动健康是主动使人体处于可控非稳的"远离平衡态"，从而激发人体自组织能力，以达到消除疾病、促进健康目的的医学模式。如果说现代疾病医学是向"右"发展，那么主动健康是向"左"发展的医学模式。

（三）中医状态学与主动健康的关系

中医状态学与主动健康的关系在于中医状态学为主动健康提供了理论基础和实践方法。一方面，通过对个体状态的辨识与评估，中医状态学可以为主动健康干预提供针对性的建议；另一方面，主动健康的实践可以验证和丰富中医状态学的理论，使之在现代医学中具有更广泛的应用价值。基于状态的主动健康计划，其施行形式表现为中医健康管理。

二、基于状态的主动健康原则

基于状态的主动健康是在中医整体观念的指导下进行的，其调整的原则符合中医学特点。中医学认为，人与自然是统一的整体，人体的生命过程不断地受到自然环境和社会环境的影响。在这个过程中，人体不仅维持着自身的内部协调平衡，也维持着人体内部与外部环境的协调统一。人体以五脏为核心，由经络沟通四肢百骸、表里内外，具有自我调节的能力。人体的阴阳二气会在生理状态下自我协调，也会在病理状态下自我调整、恢复，双方在体内的相互制约、相互作用中维持动态平衡。

人体内部的协调稳定一旦被干扰，超出了人体自我调节能力所能承受的限度，健康状态就会随之变化，出现生理、心理、社会适应等方面的异常。值得注意的是，不同人群或个体除了共有的健康状态表现之外，还具有与之相应的特殊健康状态。每个人的性别、年龄、生活地域、生活习惯、体质不同，不仅其健康状态的表现存在差异，其发病的趋向性、患病后的表现与转归也有所不同。

要维持人体的健康状态，改变其异常或失衡状态，必须根据人体当前的健康状态表现进行分析、判断，明确影响健康状态的风险因素，找到导致健康状态改变的具体原因，了解其改变的性质与程度，进而采取相应的方式、方法进行干预、调整，消除或减少风险因素，恢复人体内部原有的协调性。这与中医"治未病"的思想一致，也是人体健康状态调整所要遵循的基本指导思想，具体体现在防治结合、内外兼顾、身心并重三方面：①防治结合：人体的健康状态调整在应对疾病方面，关键在于有效地预防疾病的发生。正如《素问·四气调神大论》所云："圣人不治已病治未病，不治已乱治未乱。"因此，人体的健康状态调整必须重视防治结合，具体包含未病先防、既病防变、病后防复3个方面。②内外兼顾：中医学认为，人体是一个有机的整体，人体的各个组成部分在结构上不可分割，在功能上相互协调、互为补充，在病理上相互影响。人体与自然界也是密不可分的。自然界的变化随时影响着人体，人类在能动地适应自然和改造自然的过程中，维持着正常的生命活动，这种机体自身整体性和内外环境统一性的思想即为整体观念。因此，在状态调整过程中要内外兼顾，具体体现在顺应自然、三因制宜、调补阴阳3个方面。③身心并重：中医学的形神—体观是养生防病、延年益寿的重要理论依据，如《素问·上古天真论》言："故能形与神俱，而尽终其天年。"因此，在维护、调整人体的健康状态时，要形神兼顾，身心并重，具体体现在调养情志、强身健体两个方面。

总之，基于状态的主动健康的根本目的是维护健康，可借助各种方式来恢复阴阳的动态平衡，促进身心协调，进而实现阴平阳秘、形神俱佳。同时，主动健康的维护和调理是一个长期的系统工程，不仅不存在一蹴而就、一劳永逸的情况，而且需要在专业人士的指导与帮助下进行，不可急于求成、盲目进行。

三、基于状态的主动健康流程

基于状态的主动健康管理的操作，有其基本的步骤与服务的流程。标准化的操作流程能保证健康服务的前瞻性、整体性、综合性、准确性与完整性。

（一）基本步骤

基于状态的主动健康管理主要运用中医保健康复学、中医临床治疗学、中医非药物疗法、管理科学、社会科学等多学科，研究健康、疾病状态下生命变化规律及影响风险因素的调控，从而指导社会改进疾病预防、维护健康的策略。基于状态的主动健康管理具有前瞻性、整体性、综合性的医疗服务特点，它以较少投入获得较大的健康效果，从而增加了医疗服务的效益，提高了医疗保险的覆盖面和承受力。

第一步：中医健康信息采集。个人中医健康信息包括个人的一般情况、家族史、生活方式、居住环境、中医特有健康信息（舌、脉等）、目前的中医健康状态、体格检查和实验室检查等。

第二步：中医健康风险评估。根据采集的中医健康信息，对个体健康状态进行评估，帮助个体正确认识健康风险，了解可能影响人体健康的行为、习惯等。

第三步：中医健康状态调整。在前两步的基础上，制订个性化的干预措施，帮助个体或社会群体改善体质、纠正不健康的生活方式等，控制中医健康风险因素，实现个体阴阳平衡的目标。这个过程由合格的中医健康管理师进行个体指导，并动态追踪、评估干预效果。

（二）管理流程

1. 中医健康信息采集　中医健康信息包括个人的基本信息、健康或疾病信息。中医通过望、闻、问、切的方式采集个体健康、疾病信息，这对后期的中医健康状态调整干预具有明确的指导意义。

2. 中医健康评估咨询　通过对采集到的健康信息资料进行分析，以进行健康评估。资料包括个人疾病史、家族史、生活方式、心理状态等，通过对资料的分析，明确个人健康或疾病的风险因素。之后，个人可以得到不同层次的健康咨询服务，可以前往中医健康管理服务中心咨询，也可以由中医健康管理师直接与个人沟通。

3. 中医健康状态调整　在完成上述步骤后，由专业的中医健康管理师制订个性化的中医健康状态调整计划，提供指导、随访、跟踪计划等。同时定期进行中医健康教育，在保持良好健康状态、改变不良生活习惯、正确认识中医等方面都有很好的效果。

4. 中医专项管理服务　除了常规的中医健康管理服务外，还可根据个体和群体的具体情况提供专项管理服务。这些服务大多按患者或健康人来划分。对已患慢性病的个体，可选择针对特定疾病或疾病危险因素的服务。将同种疾病的个体组合成群体，有助于个体之间的交流，可改善个体的精神状态，提高个体面对疾病的积极性，有效控制和改善疾病。对于健康个体，可以根据相同的生活方式、居住环境等组成群体，进行针对性的中医健康教育、中医健康维护活动等。

（三）应用示范

1. 未病态的主动健康计划　未病态是指处于"阴平阳秘"状态，即正常生理下"无证无病"的未病状态，包含体质及生理状态。因此，针对未病态人群的主动健康计划应根据男女生命各阶段的生理、病理特点进行整体、个性化、动态的管理，重在"未病先防"（图4-1）。

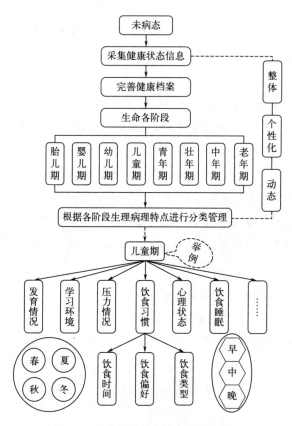

图4-1　未病态的主动健康计划流程图

2. 欲病态的主动健康计划

（1）全面采集健康状态信息　个人健康信息应尽可能详细，包括一般情况、既往史、家族史、生活方式、体格检查、实验室检查等。只有详细了解一个人的健康状态，才能有效、准确地辨别阴阳偏颇情况，这是管理的前提。

（2）辨别健康状态　根据所搜集的健康信息，对个人的健康状态进行准确的辨别，甚至可以运用现代化技术辅助辨别，比如中医健康管理系统、中医问诊仪、数学模型、气血津液状态辨识系统、舌诊仪、脉诊仪等，帮助个体综合认识健康风险，强化健康管理意识，制订具有针对性的健康干预措施，鼓励和帮助个体纠正不健康行为和习惯，阻断影响阴阳平衡的通路，从而使阴阳恢复平衡。要对人的健康状态进行辨识，对脏腑、经络、气血的阴阳、虚实、寒热等进行判断，尤其是要进行疾病风险预测，为下一步制订个性化干预方案打好基础。

（3）实时更新，制订干预方案　由于人的健康状态具有时序性，是不断变化的过程，因此，没有固定的健康干预方案。这就需要中医健康管理工作者不断对个体进行健康信息跟踪，依据反馈信息，制订动态的调理方案，进行实时动态的健康干预。

举例：参与欲病态的主动健康人群来源不同，有的来源于体检人群，有的来自养生机构，针对体检人群的基本流程如下。

① 在进行现代医学体检的同时完成中医体检，建立个人档案，根据不同的健康状态进行人员分类。

② 有了基本的状态分类及状态信息的具体数值、风险评估后，针对风险较高的人群，给予调理方案；对于已病人群，分流到专科专家门诊。

③ 欲病人群的回访时间一般是 1 个月 1 次，健康管理师根据回访设定时间进行电话或者微信回访，并进行健康教育。

3. 已病态的主动健康计划（慢性病的主动健康计划）　慢性病管理和未病管理除了共同的生活方式管理外，因为慢性病管理具有防止复发和预防并发症的特点，在管理流程上，其重点是增加慢性病常见并发症发生风险的评估内容，其管理流程重点如下。

（1）健康信息评估　在收集健康信息后，要进一步对健康信息进行分析与评估，确定哪些是主要的健康问题，哪些是导致健康问题的风险因素，哪些健康风险因素是可以修正的，哪些健康风险因素是不可修正的，哪些是可以利用的医疗资源等，以便下一步制订针对性、可行性的健康干预管理策略。

（2）健康干预　健康管理的内涵重在健康干预，健康干预是健康管理的关键步骤。具体到个人，健康干预是控制健康危险因素，实施慢性病管理，引导患者采取行动，以纠正不良的生活习惯和行为方式，拥有良好的健康意识与观念，把握基本的健康调护方法与技术，制订个性化的健康干预措施，实现健康管理的目标。

（3）跟踪反馈　必须进行实时回访，对健康管理对象的健康状况进行实时追踪，动态、持续地掌握慢性病患者的健康干预效果，实时反馈，以便对健康干预方案做出实时的调整和优化，从而达到真正的健康管理目标，最大限度地提高管理水平，切实改善慢性病患者的症状。对于一些指标性的检查，有必要请慢性病患者配合检查，以便了解实质意义上的管理效果。

4. 病后康复态的主动健康计划

（1）重视"天人合一"　由于疾病本身的特点，病后康复管理除明确疾病诊断，包括中医学和西医学的诊断外，还应重视社会、环境、自然、气候对人体疾病的影响。可借助状态辨识，为进一步的中医调理提供依据。

（2）状态评估　中医健康状态评估，包括采集时令节气、体质、生理特点等，对于患者的健康状态进行部位、性质、程度的评估。这是提供整体、动态、个性化的调理方案及后继调理疗效评估的关键。现代营养学内容也是状态评估的一部分，膳食日记和膳食习惯分析是评价患者营养状态的金标准。此外，还可用食物频率问卷，通过问诊了解患者一日蔬菜水果的摄入量、肉类与油盐的摄入量、饮酒量、家庭饮食习惯、外出就餐次数等。还要进行风险评估，对于患者的病后风险再评估，包括原发疾病的再复发、慢性病并发症及新发疾病的风险。例如，痛风患者康复期，需要对患者痛风急性再发的风险做出评估，并对长期高尿酸血症状态发生心血管疾病的风险进行评估。另外，对于与高尿酸水平无关，但是因为长期生活方式不健康，有可能出现的其他系统疾病如肥胖、脂肪肝等的风险，也需要做出评估。

（3）制订与实施方案　实施远程的电话服务来完成中心专业医疗、护理人员与患者之间的交流、分析，确认服务对象的健康行为改善期望程度，依据院外诊疗规范、医疗专家建议和健康行为改变理论模型，借助健康管理系统的辅助，协助患者制订并实施具有较强的操作性、效果可测量、有助于增强服务对象自信心和行为改善意愿、与服务对象健康状况密切相关的阶段目标及管理方案。

（4）回访沟通交流　回访是连接患者与医生的桥梁。当一个健康管理疗程结束时，从健康管理目标的达成度、行为管理的医疗效果、健康管理的经济效果、患者遵医嘱性等多个方面，对患者的健康变化情况、健康管理服务质量、医疗费用支出控制情况等进行评估，专家再根据评估结果，对下一个阶段的健康管理方案进行调整。此时，沟通的重要性可以明显体现出来。回访包括对患者相关健康状态的变化情况进行汇总、分析，对健康管理过程中产生的收入和费用进行统计、分析。通过与患者的交流，对其综合评价和满意度进行分析、总结，评估医护人员的服务效果，最终从临床结果、经费结果、行为结果、满意度结果等方面形成对整个健康管理过程效果的综合评价，为下一轮健康管理服务的实施提供经验和数据支持。

（5）及时分诊　及时分诊是指根据患者的主要症状及体征判断患者病情的轻重缓急及隶属专科，并合理安排其就诊的过程。分诊是指快速、重点地收集来院就诊患者的资料，并分析、判断资料，进而分类、分科，同时按轻重缓急安排就诊顺序，登记入册（档），一般应在2～5分钟内完成。分诊的重点是病情分诊和专科分诊。

第五章　健康管理计划的实施与评价

　　健康管理计划的实施是按照既定的健康管理计划的步骤和要求，采取相应的措施和方法，使健康管理达到预期效果的过程。健康管理计划的有效实施离不开健全的健康管理组织机构，系统、科学的实施方案，高效、敬业的专业人员，相应的设施设备，以及科学、完善的质量控制体系。

　　健康管理的评价是在系统地收集健康管理计划实施过程中相关数据、资料的基础上，对健康管理指标、方法、目标、效果等内容进行科学性、针对性、可及性和有效性评价的总称。按照评价方式和要求的不同，可以分为形成性评价、过程性评价和效果评价。

第一节　健康管理计划的实施

　　健康管理计划的实施是将科学的计划落实为具体操作的过程，它不仅是健康管理项目中人力、物力、财力支持最多，耗费时间最长的环节，也是实现健康管理项目预期效果的关键。虽然不同的健康管理项目在目标设定、预期效果、目标人群范围、实施地点（场所）、健康管理内容与方法等方面存在一定差异，但任何一个健康管理项目的顺利实施都必须具备以下5个方面的条件：健全的健康管理组织机构、科学的项目实施计划、专业的工作人员、合理的设施设备、有效的质量控制体系。

一、建立健全的健康管理组织机构

　　建立健全的健康管理组织机构是完善健康管理网络体系，有组织地把各项干预活动落到实处，确保目标人群在特定的健康管理项目中获得帮助的前提条件，是健康管理计划实施必不可少的环节。

　　1. 领导机构　一般来说，健康管理项目的实施是在政府行政管理部门（如卫健委、卫计局）的统一领导下进行的。例如，基本公共卫生服务项目中的健康管理，就是在政府卫生部门的统一领导下，直接指定承担具体项目实施的部门。健康管理领导机构组成人员可由政府职能部门或事业编制人员组成，也可根据项目要求或工作场所等特殊情况的不同，在政府卫生管理机构（如卫计局）的领导下，整合项目所在社区相关工作人员组成工作专班。领导机构的职能是制定与该项目实施管理权限相适应的健康管理政策和措施，审核健康管理实施计划和预算，协调相关部门和机构协同工作，研究解决项目实施过程中的问题和困难。

　　2. 执行机构　健康管理项目的执行机构是指具体负责实施健康管理项目的机构，在健康管理领导机构和所在行业上级部门的领导和指导下开展工作，一般由具有健康管理职能的业务机构（如健康管理部门、健康教育服务部门、疾病预防控制中心、社区卫生服务中心、妇幼保健中心等）来承担。对于需要在企事业单位、学校等开展的健康管理项目，由项目所在单位的相应机构（如校医院、医务室、工会等）来辅助运行和实施，其成员以所在单位的一个部门为主体，吸收相关部门的专业人员参加，人员的数量和专业要求按照国家和地区的相关规定来确定。其职责是按照项目计划实施每一项工作任务和活动。

3. 多部门联合运行机构　健康管理项目的社会性、专业性和复杂性特点，决定了其工作需要来自政府、企事业单位、社会各相关机构和团体的协作运行。因此，建立以项目所在单位为主的多部门联合运行机构，整合资源，充分发挥机构内各协作单位的优势，是推进健康管理项目顺利实施，促进其取得相应成效的必要措施。

强调跨部门协作的重要性，如医疗、教育、社区服务等，以便更全面地满足目标人群的需求。

二、制订科学的健康管理实施计划

科学的健康管理实施计划是健康管理项目运行、达到预期目标的重要保障。一般来说，一个充分体现科学性、针对性、可操作性的健康管理实施计划应该包含以下内容。

1. 实施目标　项目实施要达到的目的和效果。

2. 实施内容　项目实施的具体内容及工作范围，如培训项目实施人员、举办健康咨询会、举办健康讲座、开展适宜的保健康复干预活动等。

3. 项目指标　健康管理项目干预活动应该遵循的要求和标准，可以以数据形式出现，也可以用描述性语言表达。其主要目的是确保项目运行和监督工作有章可循、有据可查。

4. 实施时间　项目实施的具体时间安排可以是具体的时间点，也可以是一个时间段。如举办健康咨询会的时间为每月最后一个星期五，开展目标人群"三高"普查的时间确定为某年某月某日至某年某月某日。

5. 实施场地　要确定项目实施的具体场所（地点）。一般来说，健康管理项目实施场所（地点）可以为医院、养老保健机构、社区等适宜开展健康服务的场所。健康管理项目预期目标是否能够达到预期效果，很大程度上取决于实施场所（地点）是否适宜。

6. 技术保障　加强对现代信息技术的应用，如使用健康管理软件或移动应用来跟踪和管理健康数据。

7. 项目负责人　明确项目活动由哪个部门或具体哪个人负责，以及活动中的工作人员包括哪些。如召开协调会的负责人为项目办公室主任，培训项目实施人员的负责人为培训部负责人等。

8. 后勤保障及经费预算　明确项目实施所需要的设施设备、经费来源及预算等后勤保障需求，确保项目如期顺利实施。如进行目标人群健康体检需要在具有健康体检资质的健康管理中心或医院进行；召开多部门联合运行机构协调会需要预先确定会议室、多媒体投影仪等；召开项目实施人员培训会需要确定培训场所、教材和相应的经费等。

三、培训专业的健康管理工作人员

健康管理工作因其社会性、专业性和复杂性特点，决定了其工作需要多部门联合运行，从事健康管理的工作人员必须具备相应的专业水准和敬业精神。根据项目特定要求，对相关人员进行培训是项目实施成功与否的关键之一。一份完整的健康管理工作人员培训方案必须包括以下内容。

1. 培训的目的　主要说明为什么要开展培训。只有明确了培训的意义和要求，才能确定培训的具体对象、内容、范围和要求，界定培训所涉及的各种资源投入规模和程度。

2. 培训的目标　主要明确针对受训者开展的管理知识、技能培训应达到的标准。它根据培训的目的，结合培训资源配置的情况，将培训目的具体化、数量化、指标化和标准化，是有效指导培训者和受训者掌握、衡量培训效果的尺度和标准。

3. 培训的范围　主要指接受培训对象的范围。受训者范围一般都包括 4 个层面，即个人、基层（班组或项目小组）、部门（职能和业务部门）和全体人员。

4. 培训的规模　培训的规模受很多因素的影响，如人数、场地、培训的性质、工具及费用等。如果培训只针对个人，则不需组成专门的教学班，只需提供培训师资、设备、教材及相应教学条件即可。如果接受培训的人员较多，且时间很长，则需考虑相应的培训场所、师资、相应的教学设备、必要的管理制度、组建临时的培训人员组织管理机构等。一般来讲，对知识技能要求较高的培训，组织规模和组织方式尽量采取小班教学，采用讲授、讨论、个案研究、实操等培训方式进行。请知名专家学者或公众人物讲座的方式开展的一般性培训，可以扩大规模。

5. 培训的时间和地点　培训时间和地点的安排受培训对象范围、内容、规模、方式和费用及其他与培训有关的因素的影响，可在综合考虑上述因素的前提下做具体安排。

6. 培训的核心内容

（1）职业素养　对职业内在规范、要求及综合素质提升的培训，是使受训者从一般工作人员或刚出校门的学生完成角色转换，成为一名合格健康管理人员的重要保障。包含职业道德、职业技能、职业行为、职业意识规范，敬业精神、团队精神和创新精神，时间管理能力、有效沟通能力、团队协作能力，乃至个人的价值追求与社会价值标准逐渐统一的综合素养提升的培训。

（2）职业认知　其为对职业的认识、个体价值实现和团体目标追求的认识提升的培训。加强职业化训练，对提升从业者的职业意识、职业技能、工作责任心、归属感及团队整体合力十分重要。健康管理作为新兴服务行业，迫切需要开展具有针对性的职业发展前景、发展定位、职业特征、执业制度等内容的培训，才能帮助从业者全面、准确地认识健康管理在行业发展中的角色和作用，从而帮助从业者明确自己的职业发展定位和规划。

（3）专业知识与核心技能　其为对健康管理应具备的专业知识与基本技能的培训。健康管理专业知识内容涵盖健康管理医学基础、营养学基础、心理与健康、中医养生、运动与健康、环境与健康、健康营销与产业分析、职业生涯发展规划等模块；基本技能包括特殊人群健康管理、常见慢性病健康管理、职业人群健康管理专业技能实战 3 个核心技能，以及健康教育与促进、健康信息采集、健康风险评估、健康行为干预 4 项基础性技能。当然，不同的健康管理项目需要的专业知识和实操技能不尽相同，如慢性病管理项目侧重于高血压、糖尿病等常见慢性病预防与控制的知识、技能，而传染病预防健康管理项目则需要项目人员掌握必要的传染病知识，特别是防控传染病的政策与技能等。

NOTE

（4）项目管理知识与能力　其为受训者及团队必须具备的项目管理知识和能力。项目管理知识主要包括制订项目计划、控制项目成本、项目质量监控和管理知识。项目管理能力主要包括人际关系、情境领导、谈判与沟通、客户关系与咨询、商业头脑和财务、解决突发事件和处理冲突的能力等。相关工作能力培训还包括岗位技能、劳动纪律与法规、安全生产与劳动卫生管理、文化基础知识、计算机技能、公共管理、任职资格培训等。

（5）培训方式和方法　为了更好地达到培训目的，实现培训规划目标，可根据不同项目培训的目的、目标、对象、内容和经费采取不同的培训方式。例如，高层培训、管理人员培训、员工文化素质培训、基本技能培训均可采用集中培训的方式进行；专业技能培训则采用边实践边学习的方式进行。当然，在培训过程中也可根据培训目标和培训内容的不同，选择以下方法。

①头脑风暴法：头脑风暴（brain storming）为美国 BBDO 广告公司亚历克斯·奥斯本首创，是管理上改善群体决策较为典型的方法之一。该方法使受训者在没有预先准备的情况下，在正常融洽和不受任何限制的气氛中以会议形式进行讨论、座谈，无限制地自由联想，畅所欲言，产生新观念或激发创新设想，从而实现群体决策的创造性，提高决策质量。

②角色扮演法：角色扮演（role-playing）是一种情景模拟活动。所谓情景模拟就是指根据被试者可能担任的职务，编制一套与该职务实际相似的测试项目，将被试者安排在模拟的、逼真的工作环境中，要求被试者处理可能出现的各种问题，用多种方法来测评其心理素质、潜在能力的一系列方法。情景模拟假设解决方法往往有一种以上，其中角色扮演法是情景模拟活动中应用的比较广泛的一种方法，其测评主要是针对被试者明显的行为及实际的操作，另外还包括两个以上的人之间相互影响的作用。该方法也可用于增强受训者的沟通和决策能力，有助于提高受训者的应对能力。

③小组讨论法：小组讨论是指在一位主持人的带领下，将一组人选集中在一起，就某个话题展开讨论，各抒己见，分享经验，使受训者在自由讨论中增进合作精神，提升领导协作水平。

④案例分析法：案例分析法（case analysis method），又称个案研究法，是由哈佛大学于1880 年开发完成，开始时只是作为一种教育技法用于高级经理人及商业政策的相关教育实践中，后来被许多公司借鉴，成为培养公司、企业得力员工的一种重要方法。该方法是指结合文献资料对单一对象进行分析，得出事物一般性、普遍性的规律。培训中，可将现实中的项目故事编写成典型案例，从案例中分析该项目科学、合理的部分，成功的经验，剖析不足与失败的教训，提高受训者的决策能力，案例也可以成为其在今后工作中的范例。

（6）培训费用　在培训的过程中所产生的一切费用，也称培训成本，是培训前的准备、培训实施及培训结束后的效果评估等与之相关各种费用的总和。培训成本由直接成本和间接成本两部分构成。直接成本是指在培训组织实施过程中培训者与受训者一切费用的总和，如培训教师的费用，受训者往来的交通、食宿费用，教学设备的租借，教材购置印发，以及培训实施过程中的其他各项花费等。间接成本是指在培训组织实施过程中除直接成本以外的相关费用，如培训项目设计、培训管理、培训项目的评估费用等。

（7）培训教师　培训教师是培训活动的主导者，他们既是教学过程的组织者，又是专业知识和技能的传授者、教练者。在制订培训计划时，根据培训的目的和要求，选任适合的培训教师尤为重要。

（8）培训的实施 为保证培训计划的顺利实施，培训计划的实施准备、步骤和组织必须规范具有可操作性。包括选好培训班的负责人及管理人员，做好前期的协调工作，确保参加培训的人数、受训者、培训时间、师资配备、培训资金投入、后勤保障等符合培训要求，培训结束后要进行培训评估，改进培训工作，保证培训效果不断提高。

四、配置适宜的健康管理设施

适宜的设施是健康管理项目实施阶段为掌握目标人群的身体状况，采取的相应的健康干预措施，是为目标人群提供的切合实际的服务。一般来讲，健康管理设施主要包括以下几种。

1. 诊疗设备 诊断床、听诊器、血压计、体温计、观片灯、出诊箱、治疗推车、供氧设备、电动吸引器、简易手术设备、可调式输液椅、手推式抢救车及抢救设备、脉枕、针灸器具、火罐等。

2. 辅助检查设备 心电图机、B超机、显微镜、离心机、血球计数仪、尿常规分析仪、生化分析仪、血糖仪、电冰箱、恒温箱、药品柜、中药饮片调剂设备、高压蒸汽消毒器等必要的消毒灭菌设施和人体成分分析仪、亚健康检测仪、健康风险评估系统等。

3. 预防保健设备 妇科检查床、妇科常规检查设备、身长（高）和体重测查设备、听（视）力测查工具、疫苗标牌、紫外线灯、冷藏包、运动治疗和功能测评类等基本康复训练和理疗设备。

4. 健康管理及其他设备 健康管理影像设备、计算机及打印设备、电冰箱、电话等通信设备、健康档案、医疗保险信息管理与费用结算有关设备等。设置病床的机构应配备与之相应的病床单元设施。

5. 数字健康工具 智能手表和健康追踪器、智能衣服、智能鞋、智能手环，这些设备具备心率监测、步数计数、睡眠追踪、运动跟踪等功能，为个人健康管理和医疗服务提供了极大的便利。

五、建立有效的健康管理质量控制体系

质量控制的目的是确保项目符合质量标准，达到项目要求。在做项目计划时，需要明确各项干预活动的内容、进度等数量、质量指标，以便于进行质量监测和控制。

（一）质量控制的方法

关于质量控制方法，1924年美国贝尔电话研究所的休哈特首次提出"控制和预防缺陷"的概念。1931年，休哈特与道奇、罗米格、戴明等人提出了"抽样检验"的概念。由此，质量控制方法成为制造行业保证和提高产品质量的一种有效的管理办法。这种方法的主要特点：一是运用数量统计方法对产品生产的全过程进行统计；二是着重于对生产全过程中的质量控制；三是广泛运用各种质量数据图，使设计、制造和检验3个层面的人员在质量管理中相互协调和配合。这种方法使质量管理从事后检验变为对生产全过程中产品质量的控制，通过观察、记录在管理图上的数据，及时分析生产过程中的质量问题，以便迅速采取措施，消除造成质量问题的隐患，使生产质量处于稳定状态。

制造行业的质量控制方法为健康管理质量控制提供了有效范例和启示。结合健康管理的

NOTE

行业特点，针对健康管理项目的质量控制可以采用以下方法进行。

1.记录与报告法 运用数量统计方法实施记录，可以反映健康管理干预实施过程、实施内容、实施方法、实施现场的情况，为项目负责人掌握实施过程的质量提供总结数据，向领导小组和实施负责人报告相关情况，为他们定期或不定期了解实施情况、监控实施质量提供参照依据。

2.现场考察和参与法 为监测实施过程和控制实施质量，领导小组和实施负责人可以对实施活动进行现场考察，或者亲自参与实施活动，在考察和参与中了解实施情况，发现问题、解决问题。这一方法的有效性与实施负责人参与实施活动的数量与质量紧密相关。

3.调查法 通过调查目标人群干预过程中的真实感受和心理预期来获取资料，比较分析监测实施过程和控制实施质量，是一种常用的方法。

4.审计法 审计主要用于财务方面的监测。审计的目的是监测经费的管理和使用情况，审计的结果可以用来指导经费的管理和分配，调整预算，保证经费的使用质量，亦可以用来向资助人报告经费的使用情况，在经费不足时获得经费补充。

（二）质量监测内容

健康管理项目质量监测通常包含内容监测、进度监测、目标人群监测和费用监测4个方面。

1.内容监测 健康管理项目计划一经确定，相关内容也随即得到了认定，各项目执行机构和个人都应遵照执行。但在现实工作中，经常会出现项目实施内容与实际情况不一致的状况，这就需要根据实际情况对项目内容或方法进行必要的调整。因此，内容监测主要关注项目活动内容是否与计划保持一致，是否有增加或更改的内容，其理由是什么，改进措施是什么。

2.进度监测 主要监测项目内容实施进度与项目计划的一致性，以确保健康管理项目能够按时、按质、按量有序推进，达到预期效果。同时，通过进度监测，还可以及时发现并解决项目实施进度出现延误的原因，采取有效措施解决问题。

3.目标人群监测 随时了解目标人群参与项目的情况，对项目的满意程度及建议，目标人群认知、行为的变化。可以对项目活动做出更加符合目标人群需要的调整，有益于项目成功和扩大影响。

4.费用监测 项目经费是经过严格预算和审核的，因此每一项工作或活动都有其特定的预算。只有每一项活动严格执行预算，才能确保整个项目的经费得到合理使用，既杜绝浪费，又确保活动质量。

（三）数据隐私和安全

健康数据的隐私和安全是一个多层次、多方面的问题，可从以下4个重要方面进行阐述。

1.遵守相关法律与政策规范 处理个人健康信息时，符合相关的法规是至关重要的。

2.技术安全措施 采用先进的技术手段来保护数据安全至关重要。这包括用加密技术来保护数据在传输和存储过程中的安全，设置复杂的访问控制，以确保只有授权人员才能访问敏感数据，实施定期的网络安全审计，以检测和防范任何潜在的安全威胁。

3.用户教育与意识提升 教育用户和医疗专业人员健康数据隐私和安全的重要性是保护数据的关键环节。这包括培训他们如何识别和防范网络钓鱼、恶意软件攻击等，教育他们保护个人健康信息和遵守隐私保护最佳实践的重要性。

4. 数据管理和治理 实施严格的数据管理和治理策略，以确保健康数据被恰当地处理和使用。这包括对数据进行分类和标签化，以确定不同数据集的敏感性和保护级别，制订和执行数据最小化原则（即仅收集实现特定目的所需的最少量数据），并确保所有数据处理活动符合法律规定和道德标准。

第二节 健康管理评价概述

评价（evaluation）是判断个体特性价值的过程，即对照一定的标准判断个性特征，这是通过测量或评估获得的。测量（measurement）是指根据一定的规则对事物进行量的测定。评估（assessment）除了可对事物进行量的测定外，还可以用于评定事物非量化的价值。

一、健康管理评价的目的及意义

综合评价的一般定义和健康管理的职业特征，不难得出健康管理评价的概念。健康管理评价是指通过一定的测量标准或评估措施，判断健康管理价值的过程。其目的在于确定健康管理项目的价值，为健康管理项目的进一步实施和项目决策提供依据。

（一）健康管理评价的目的

1. 对健康管理计划的科学性与合理性进行评估。

2. 对计划的执行情况进行评估，包括干预活动的数量与质量、对目标人群干预活动的有效性、计划执行的效度、资源利用的效益等方面。

3. 对健康管理计划预期目标达成度和可持续性进行评估。

4. 对项目执行过程中各种不确定因素和影响程度进行评估。

5. 确定项目效果的真实性和有效性，以取得投资者、目标人群和公众的广泛支持，扩大项目影响。

6. 总结健康管理项目的经验与不足，为新的项目提供决策依据。

（二）健康管理评价的意义

1. 评价是健康管理计划取得成功的必要保障 在制订健康管理计划的过程中，需要评估目标人群的健康状况、健康管理需求及资源情况，以确定适宜的干预内容和方法；在计划执行阶段，及时评价项目执行情况可以保证计划执行的质量和进度。

2. 评价可以科学地说明健康管理计划的价值 健康管理旨在通过有针对性的干预措施改变人们的相关健康行为，进而改善其健康状况。在项目实施过程中，除干预因素外，目标人群的相关健康行为乃至健康状况还可能受多种因素的影响。只有通过评价，才能科学地说明健康管理项目对目标人群健康状况的改善程度，明确项目实施的价值。

3. 评价可以进一步改进和完善项目计划 计划是健康管理项目实施过程中的行动纲领，通过评价可以及时修正、完善计划，为决策者提供决策参考和对项目进行科学管理的依据。为此，需要通过及时的评价来修正和完善计划，使之更适合目标人群的特点和需要。

4. 评价结果可以科学地向公众反映干预效果 这可以扩大项目影响，争取更广泛的支持。

5. 评价可以提高健康管理专业人员的理论与实践水平 通过评价，可以更好地将理论与实践结合起来，并能在实践中丰富和发展理论，完善健康管理项目。

二、健康管理评价的特性

健康管理评价不是一种主观随意性的认识活动，而是具有客观性的认识活动。一般来说，健康管理评价具有以下特性。

1. 全程性 评价是管理的重要组成部分，贯穿于项目的始终。评价不仅仅关注项目的产出、成效，是否实现目标，是否达到预期效果，还关注项目计划的科学性、可行性和适宜性，项目实施的进度和质量，即在项目设计、实施和效果评价的全过程中都存在评价。

2. 比较性 评价的基本原则是比较。评价是一个不断比较的过程，包括人群的认知、技能、行为及健康现状与理想状态的比较，干预活动的实施情况与计划方案的比较，项目客观结果与预期目标的比较等。通过比较才能找出差异，进而分析原因，修正计划，完善执行，使项目取得更好的效果。

3. 标准性 确定价值标准是评价的前提。在比较的过程中，必须确定评价的标准，即对客观事物进行评价的参照标准。通常而言，用于比较的标准既可以是公认的所谓"金标准"，如血压正常值、BMI 标准等，也可以是项目投资者或管理者确定的"标准"，还可以将项目活动计划或预期目标作为标准，用于与实际情况进行比较。

4. 确定性 测量是评价的重要手段，准确的信息是评价成功的保障。因此，通过测量获得的数据或信息是确定的。所谓测量，就是按一定的规则确定目标人群相关指标水平的过程，在健康管理中经常需要对健康相关行为现状、健康指标等进行测量。设计科学、合理的测量方法，选择或开发适宜的测量工具，对测量者进行培训，在测量过程中遵守规范的操作程序，是最终得到准确测量信息的保障。测量方法可分为定量测量和定性测量。其中，定量测量包括问卷调查、生理生化指标测量等，也可以收集已有的资料、数据，通过对其他资料的分析得到测量结果；定性测量，多用于测量政策、环境、社会文化等影响健康、影响行为的因素，可采用小组讨论、个别访谈、观察等方法进行。

三、健康管理评价的类型

健康管理评价可以根据项目内容、指标和研究方法的不同，分为 3 种基本类型：形成性评价、过程性评价和效果评价（详见本章第三节"健康管理的效果评价"）。

（一）形成性评价

形成性评价是相较于传统的总结评价（summative evaluation）而言的。所谓健康管理形成性评价，是指在健康管理项目运行过程中，为使干预活动效果更好地修正其本身轨道所进行的评价。其主要目的是明确干预活动运行中存在的问题和改进的方向，及时修改或调整活动计划，以期获得更加理想的干预效果。

健康管理形成性评价不单纯从评价者的需要出发，更注重从健康管理目标人群的需要出发，重视健康干预的过程，重视目标人群在干预活动中的体验，重视项目实施者与项目目标人群之间的相互作用，重视二者之间的交流。形成性评价应遵循科学性、导向性、多元化、激励性、情感性和可行性原则。例如，只有对健康管理政策、环境、资源，对目标人群的健康风险、健康管理需求等进行评价，才能制订出更具有科学性、合理性、可操作性的健康管理项目计划，从而确保整个项目实施达到预期效果。此外，在计划实施开始前，聘请相关专家及人员对项目计划的科学性、可行性进行评估，提出改进措施，也属于形成评价范畴。

一般来说，形成性评价的方法有文献、档案及资料的回顾、专家咨询、专题小组讨论、目标人群调查、现场观察、试点研究等。在形成性评价中，也可采用多种技术手段为相关问题提供答案，以进行相应的内容评估。

（二）过程性评价

过程性评价（process evaluation）起始于健康管理项目实施之时，贯穿于项目实施的全过程。过程性评价不仅关注过程，也关注结果。不能只单纯地观察目标人群获得服务后的健康状况改善情况，也要关注目标人群健康管理干预的过程性结果，及时地对健康管理项目干预质量做出判断，肯定成绩，找出问题。

从健康管理项目实施所依据的参照标准来看，过程性评价属于个体内差异评价，即把每个评价对象个体的过去与现在进行比较，或者把个体的有关侧面相互进行比较，从而得到评价结论的一种健康管理评价类型。过程性评价一般可以通过查阅档案资料、目标人群调查和现场观察 3 种方式进行。

过程性评价的功能主要在于及时地反映健康管理项目实施中的情况，促使健康管理者对健康干预的过程积极地进行反思和总结，其目的是通过监测与控制项目进度、质量等，确保项目目标成功实现。

1. 针对项目干预活动进行的监测

（1）参与健康管理项目的目标人群个体情况。

（2）运用于项目中的干预策略、活动方式和内容。

（3）活动计划的落实情况和调整情况。

（4）目标人群对干预活动的参与情况及满意度。

（5）目标人群健康状况变化的具体方法及科学性。

（6）项目资源的消耗情况及其原因。

（7）以上各项存在问题的改进措施。

2. 针对组织过程进行的监测

（1）项目涉及相关组织机构（科室）及相互之间的沟通、协作情况。

（2）各相关组织机构（科室）参与项目的程度和作用发挥。

（3）信息反馈机制的建立与执行力度。

（4）项目执行档案、资料的完整性、准确性。

（5）以上各项存在问题的改进措施。

第三节　健康管理的效果评价

效果评价（effectiveness evaluation）也称结果评价，是健康管理 3 种评价类型中的一种。效果评价是指总结、分析健康管理项目实施后的相关数据，衡量是否达到健康管理预期目标，对项目实施的可持续性做出判断或提出改进措施的一种评价类型。所谓效果则是衡量计划、项目、服务机构经过干预活动所达到的预定目标和指标的实现程度，如降低发病率、死亡率、患病率，延长期望寿命，提高生活质量等。

效果评价的目的在于对项目计划的价值做出科学的判断。如某个项目的目标是降低某种传染病的发病率，则评价应通过年发病率与项目初期年发病率的比较来衡量效果。效果评价的内容分为近期、中期和远期效果评价。其中，中期效果评价又称之为效应评价（impact evaluation），远期效果评价又称之为结局评价（outcome evaluation）。

一、健康管理效果评价内容与指标

健康管理的最终目的是改善目标人群的健康状况，提高生活质量。其主要策略是通过提供健康管理，促使目标人群采纳预防保健行为，以降低疾病发生风险，促使目标人群遵从医嘱、规范用药、及时复诊，以控制疾病的发展和并发症的发生。但由于目标人群个体健康状况的形成是多种因素影响的结果，因此健康管理的效果评价内容有以下 6 个方面：行为影响因素评价、生活行为方式评价、健康风险评价、健康状况评价、生活质量评价和社会经济评价。不同的评价内容，其评价指标也各不相同。

（一）行为影响因素评价

健康行为研究表明，人们健康生活方式的形成、发展受到个体和所处环境因素的双重影响。个体因素是指个人的卫生保健知识、健康价值观、对健康相关行为的态度、对疾病易感性和严重性的认识、采纳促进健康行为的动机、行为意向及实现健康生活方式必需的技能等，这是个体健康生活方式的基础，对他们是否了解健康行为、是否愿意采纳和实施健康行为有着重要影响。环境因素是指促进或阻碍人们健康行为形成和保持的因素，如物质资源、运动条件、他人影响等，会影响到人们的健康行为意愿是否能够转变为现实。对于个人而言，要实现健康生活方式，既要有个人的意愿、动机，也要有外在条件的支持。例如，要均衡营养、合理膳食，不仅需要人们了解营养知识，还需具备搭配、烹饪食物的技术；市场供应低钠盐及丰富的食物品种，也可以促进人们健康饮食习惯的形成；如果单位食堂、餐馆能够提供低油、低盐饮食，也是人们健康饮食习惯养成的社会因素。另外，人们采取合理膳食的行为能否得到关系密切者的支持也是重要影响因素，如果家人、好友表示理解和支持，则有助于人们健康生活行为的养成和巩固。

1. 从个体角度评价影响行为因素的常见指标

（1）健康知识知晓率 $= \dfrac{知晓（正确回答）健康知识题目数}{健康知识题目总数} \times 100\%$

（2）健康行为技能水平：可以根据个体操作技能的表现进行评判。

（3）健康素养水平：健康素养指人们获取、理解、处理健康信息和服务，并利用这些信息和服务做出正确的判断和决定，促进自身健康的能力，包括与健康相关的阅读、计算、交流、获得信息、对获取的健康信息加以分析判断，以及将健康知识运用到日常事件和生活中的能力。在国外已经形成了较为稳定的健康素养测评工具，我国的测评工具正在研制开发中。运用专门的测评工具，可以测评个体的健康素养水平。

2. 从人群角度评价影响行为因素的常见指标

（1）卫生知识均分 $= \dfrac{受调查知识得分之和}{被调查者总和} \times 100\%$

（2）卫生知识合格率 $= \dfrac{\text{卫生知识达到合格标准的人数}}{\text{被调查者总人数}} \times 100\%$

（3）卫生知识知晓率（正确率）$= \dfrac{\text{知晓（正确回答）某卫生知识的人数}}{\text{被调查者总人数}} \times 100\%$

（4）信念持有率 $= \dfrac{\text{持有某信念的人数}}{\text{被调查者总人数}} \times 100\%$

（5）社区行动与影响：如社区参与程度、社区能力发展程度、社会规范和公众舆论。

（6）健康政策：政策条文、法律法规等的出台，财政资源配置等。

（7）环境条件：如卫生服务提供情况、卫生设施、自然环境条件等。政策、环境、服务、条件方面的改变，大多数难以用定量指标来反映，通常表现为定性指标，其中部分指标可以用定量指标，如安全饮用水普及率。

$$\text{安全饮用水普及率} = \dfrac{\text{某地使用安全饮用水的户数}}{\text{当地总户数}} \times 100\%$$

（二）生活行为方式评价

生活行为方式是影响健康的重要因素之一，也是健康管理的重点干预内容，如增加运动、控制饮食、戒烟限酒，从而减少心脑血管疾病、糖尿病的发生风险。可见，改善人们的生活行为方式是健康管理的任务，也是健康管理效果评价的重要指标。在健康管理效果评价中进行生活行为方式评价的目的在于观察项目实施前后目标人群、个体的相关健康行为发生了哪些改变，各种变化在人群中的分布如何，如烟草使用、食物选择、运动锻炼等。

个体行为的改变对自身健康状况的影响，通常可以通过个体某一特定生活行为方式的改变进行评价，如是否吸烟、是否能达到每天 6000 步的身体活动等。当测评一组行为时，采用健康生活方式总评分作为指标来衡量。

1. 健康生活方式总评分　这是一种综合评估行为生活方式改变的指标。根据德尔菲法（Delphi technique）原则，按照特定健康生活方式对某健康问题影响程度的不同划分权重，即该行为是某健康问题的重要因素，则权重较高；若不是重要因素，则权重较低。然后，对测评的每一个行为进行评分，分数相加，最终得到行为生活方式总评分。常用的群体行为指标包括某行为流行率、某行为改变率，具体公式如下。

（1）某行为流行率 $= \dfrac{\text{有特定行为的人数}}{\text{被调查总人数}} \times 100\%$

（2）某行为改变率 $= \dfrac{\text{在一定时期内改变某特定行为的人数}}{\text{观察期开始时有该行为的人数}} \times 100\%$

2. 健康生活方式合格率　首先确定健康生活方式的合格水平，如健康生活方式总评分达到 60% 为合格，当然也可以根据实际情况确定达到合格的标准，如达到 70%、75%、80% 等，然后统计合格率。

$$\text{健康生活方式合格率} = \dfrac{\text{达到健康生活方式合格水平的人数}}{\text{测量总人数}} \times 100\%$$

（三）健康风险评价

详见第三章"健康风险评估"。

NOTE

（四）健康状况评价

健康状况的改善是健康管理的本质，但对于不同的健康问题，通过健康管理达到的健康目标并不一致。例如，在一所封闭式小学实施健康管理项目，可通过改变饮食、运动等行为方式降低超重、肥胖的发生率，可在几个月内就观察到儿童超重、肥胖等健康问题的改善，但不能用儿童超重、肥胖减少来观测儿童心脑血管疾病患病情况的变化。但在针对中老年群体开展的健康管理项目中，可以通过超重、肥胖比例的变化观测到血压、血脂、血糖控制情况的变化，如果项目持续的时间足够长，还可以看到心脑血管疾病患病情况的变化。所以，不同群体、个体健康干预的重点不同，针对的健康问题也有差异，评价指标也不尽相同。

1. 常见的个体健康指标　主要是反映躯体各器官、系统健康状况的指标，主要包括 3 个方面：①体重、腰围、体质量指数（BMI）。②血压、血糖、血脂、血红蛋白等。③心电图、B 超、X 线片等。

2. 常见的反映群体健康状况的指标　①超重（肥胖）率＝测评人群中超重（肥胖）人数 / 测评总人数 ×100%。②高血压患病率＝测评人群中高血压人数 / 测评总人数 ×100%。③贫血患病率＝测评人群中贫血人数 / 测评总人数 ×100%。④两周患病率＝测评人群中近两周患者数 / 测评总人数 ×100%。⑤婴儿死亡率、5 岁以下儿童死亡率、孕产妇死亡率。

（五）生活质量评价

尽管健康管理的目的是改善健康状况，但对于个人、家庭、单位和社会而言，健康不是终极目标，而是人们生产、生活和生命不可或缺的重要资源。健康是个人发展、实现自我价值的基础，是家庭幸福的保障，是单位创造财富和服务社会的重要资源，是社会进步与发展的重要力量。就个体而言，健康的身体是提高生活质量的根本保证。

1. 生活质量评价工具　目前，测评生活质量多是运用相关量表进行基于个体水平的测评，可以获得每一个被测个体的生活质量现状。主要包括 4 种：①生活质量指数。②生活满意度指数。③日常活动量表评分。④美国社会健康协会指数。

2. 群体生活质量指标　大多由个体指标派生而来，主要包括 4 种：①生活质量平均指数（生活质量指数的算术平均数）。②日常活动评分平均分。③生活满意度平均指数。④日常活动评分合格率（达到日常活动评分合格水平的比例）。

（六）社会经济评价

社会经济评价是指健康管理项目实施后，对于目标个体、群体对社会医疗资源的使用情况，用于身体健康医疗保健等方面支出的变化的评价。

1. 常见的个体评价指标　①月（年）度病假天数。②年住院日。③年门诊花费。④年住院花费。

2. 常见的群体社会经济评价指标　①月（年）度患病总人数、总天数。②年住院总人数、总天数。③年医疗保健支出、年健康保险支出。

二、健康管理效果评价方案

（一）影响评价结果可靠性的因素

评价健康管理项目的效果是希望能科学、准确地说明健康管理给目标人群带来的行为因素、生活方式行为、健康状况、生活质量及社会经济的改变。但一方面，由于项目实施在时间上有一定的周期性，在项目周期内可能存在如突发公共卫生事件、重大自然灾害等大环境变化，国家、地方健康相关政策的变化等，对项目计划中目标的实现造成影响；另一方面，健康管理项目目标人群的个体差异和项目实施者的能力差异也会在一定程度上影响目标的达成度。为使健康管理评价结果更具科学性和说服力，必须充分考虑影响评价结果可靠性的因素。

1. 时间因素　其又称历史因素，指在健康管理项目执行或评价期间发生的重大的、可能对目标人群健康相关行为产生影响的因素，如与健康相关的公共政策的出台、重大生活条件的改变、自然灾害等。历史因素不属于干预活动，但却可以对目标人群的行为、健康状况等产生积极或消极影响，以致加强或减弱健康管理项目本身的效果。此外，随着社会的发展，经济、文化等因素的变化，人群的行为、健康状况也会发生相应的改变。因此，当健康管理项目周期长时，要考虑经济社会发展变化对项目实施效果的影响。

2. 测试或观察因素　这指的是由于测试（或观察）不准确而出现的对效果的误判。测评与观察的真实性、准确性取决于测试（观察）者、测评工具、测评对象（目标人群）3个方面。如测评者或评价者的言谈、态度、行为等使目标人群受到暗示，则目标人群可能按照测评者的希望进行表现，这时就无法得到目标人群的真实情况。此外，随着项目的进展，测评者及其他项目工作人员能越来越熟练地开展项目活动，运用测评工具和技术，从而出现测评偏倚，表现为即使是用同样的工具测评同样的内容，早期的测试结果会不同于后期的测试结果。对于目标人群而言，当他们得知自己正在被研究或观察时，可能表现出与平时不同的状况，也可能影响对项目效果的客观反映。

3. 回归因素　这是指由于偶然因素，个别被测试对象的某特征水平过高或过低，在以后又回复到实际水平的现象。回归因素的影响不像其他因素一样比较容易识别，可采用重复测评的方法来减少回归因素对项目效果的影响。

4. 选择因素　这指的是在对目标人群进行测评的过程中，由于人为选择而非随机方法，接受测评的样本会出现选择性偏倚，或者设立的对照组的主要特征指标与干预组的特征不一致，不能有效发挥对照组的作用。

5. 失访　这是指在健康管理项目实施或评价过程中，目标人群由于各种原因不能被干预或评价。当目标人群失访比例高（超过10%）或非随机失访，纵然只是其中有某种特征的人失访时，均会影响评价结果。降低失访率，并对应答者和失访者的主要特征进行比较，以鉴别是否为非随机失访，从而估计失访是否会引起偏倚及偏倚程度，这是非常重要的。

（二）常见的健康管理效果评价方案

为了便于理解与记忆各种健康管理效果评价方案，常采用以下符号表示各方案中的因子。

R（random）：随机化，指采取随机抽样的方法确定干预组和（或）对照组。

E（experiment）：指接受健康干预的人群，称为干预组或实验组。

C（control）：指在健康管理项目中不对其进行干预，用作参照的人群，称为对照组。

O（observation）：指观察、调查、测评等收集资料的过程。

X：代表健康管理项目的干预措施。

1. 不设对照组的干预前后测试（before-after test）　这是评价方案中最简单的一种，其基本思想是实施健康干预前，对目标个体、人群的有关指标（认知、技能、行为、健康状况、生活质量、社会经济等）进行测评，然后实施健康管理干预，之后再次对目标个体、人群的有关指标进行测评，比较项目实施前和实施后有关指标的情况，从而确定健康管理项目的效果，通常以 $EOXO$ 来表示。例如，在大学生的健康管理项目中，可以在新学期开始的时候，对新生的吸烟行为、运动、膳食及其影响因素、体能等进行调查，然后开始为期1学年的健康管理综合干预，在干预周期结束时，再次对这些学生的吸烟行为、运动、膳食及影响因素、体能等进行调查。比较干预前后新生的吸烟率、吸烟量、戒烟率、烟草危害知识水平、运动频次、运动量、膳食状况、体能状况等指标，判断综合健康干预对新生健康相关行为及健康状况产生了何种影响及干预是否达到预期目标。

该评价方案的优点在于方案设计与实际操作相对简单，能节省人力、物力资源，也是现实中健康管理项目最常用的效果评价方案。然而，由于项目实施后目标人群的表现可能除了受到干预的影响外，还同时受到时间因素、目标人群的成熟程度的影响，而不设对照组的自身前后测试无法控制这些因素的影响，影响了对效果的准确认定。因此，这一方案比较适用于周期比较短或资源有限的健康管理项目效果的评价。此外，当健康管理项目更加注重目标个体、群体健康相关行为与生活方式、健康状况、社会经济是否发生预期改变，而不是十分注重这种改变是否完全源于项目自身，则不设对照组的干预前后测试是评价的最佳方案。

2. 非等同比较组设计（nonequivalent control group design） 非等同比较组设计属于类实验设计（quasi-experimental design），其设计思想是设立与接受干预的目标人群（干预组）相匹配的对照组，在健康干预实施前，对干预组和对照组人群的有关指标进行测评，然后仅对干预组（即目标人群）实施健康干预活动，对照组则不进行干预；干预周期结束后，再次对干预组和对照组人群的相关指标进行测评，通过比较干预、对照组在项目实施前后的变化，评价健康管理项目的效应和结局。通常以 $\begin{smallmatrix}EOXO\\COO\end{smallmatrix}$ 表示。

同样以大学生健康管理项目为例，非等同比较组设计的做法是在开展大学生综合健康干预前，为该大学选择一个各方面条件相当（如男女生比例基本一致、学生家庭经济状况相当、学校性质相同、学校所处社会环境相近等）的另一所高校作为对照学校，首先对两所大学的新生都进行吸烟行为、运动、膳食及其影响因素、体能等的调查，然后在实施健康管理项目的学校开始为期1学年的健康综合干预，而对照校不开展任何干预活动。在干预周期结束时，再次对两校新生的各项指标进行调查，然后比较干预前后两校新生的吸烟率、吸烟量、戒烟率、烟草危害知识水平、运动频次、运动量、膳食状况、体能状况等指标。通过干预组和对照组的比较，可以将干预校学生有关指标的变化与对照校学生的相同指标相减，得到的结果就是消除了历史因素等混杂因素影响后学生的变化，可将这些变化认定为健康管理项目的结果，从而使健康管理项目效果评价结果更加科学和准确。

该评价方案的优势在于通过干预组与对照组的比较，可以有效地消除一些混杂因素，如时间因素、测评与观察因素、回归因素等对项目效果和结局的影响，从而更科学、准确地确定健康管理项目对人群卫生保健知识、行为、健康状况、生活质量、社会经济的作用。在非等同比较组设计中，对照组的选择会在很大程度上影响方案的精确性。选择各主要特征十分接近干预组的人群作为对照组，可以保证两组的可比性，也能有效避免选择因素对项目效果准确评估的影响。此外，要保持对照组与干预组的观察时间一致，即在对干预组进行基线观察及干预效果观察时，对照组也同时进行观察，并应用与观察干预组完全相同的方法与内容观察对照组。

一般情况下，在健康管理研究中，为了科学地说明健康干预策略和活动的有效性，说明健康管理项目的效果，建议采用非等同比较组的评价设计方案，在基层的日常工作中则可以采用前述不设对照组的前后测试方案。

3. 实验研究 本评价方案的特点是将研究对象随机分为干预组和对照组，充分地保证了干预组与对照组之间的齐同性，故可以有效控制选择偏倚，同时又克服了历史因素、测评与观察因素及回归因素的影响。实验研究用 $\frac{REOXO}{RCOO}$ 来表示。

例如，在某社区开展的高血压患者的健康管理项目中，可以将前来体检或就诊的高血压患者编号，从中筛选出没有严重并发症、愿意参加健康管理项目的患者。然后将全部患者随机分成两个组，随机确定其中的一组为干预组，另一组为对照组。对于干预组的患者，在常规的用药与行为指导外，增加富有特色的健康干预活动，而对照组仍维持常规的用药和行为指导。在干预周期结束后，分别对两组高血压患者进行有关知识、行为、血压水平、高血压并发症、医疗费用、生活质量等的测评，并比较干预组和对照组的变化，从而评价健康管理项目的效果。

在这个评价方案中，由于干预组和对照组是随机确定的，最大限度地保障了这两个组的可比性，与非等同比较组设计方案相比，避免了人为对照组造成的两个组不一致的情况。从理论上讲，实验研究设计是最为理想的评价方案，但在实际的健康管理项目中操作难度大，特别是在社区、学校、工作场所这类场所中，随机化不易实现，但仍有一些评价研究可以根据具体情况选择此方案。

4. 注意事项 在组织实施健康管理效果评价时，还应该注重以下几点。

（1）调查对象对目标人群的代表性，应采取规范的抽样方法获得调查对象，避免和控制选择因素的影响。

（2）对参与调查、测量的工作人员进行技能培训，确保调查与测量的质量，这也是效果评价获得科学、有效结果的基础。

（3）在调查中遵守伦理原则，做到知情同意，保护目标人群的隐私。此外，在选用有对照组的评价方案时，要考虑干预活动本身对目标人群是有益的。在项目可能仅惠及干预组，而没有惠及对照组时，可以通过在评价后再对对照组提供干预的方式，照顾到对照组的利益。

（4）在调查与测量实施中，考虑目标人群的生活节奏与习惯，提高应答率和参与率，控制和减少失访，提高项目效率。

综上所述，健康管理评价贯穿于整个健康管理项目的始终，不管是形成性评价、过程性评价还是效果评价，其对健康管理项目的顺利运行、目标人群健康状况干预目标的实现都具有重要意义，是健康管理项目取得成功的必要措施。通过形成性评价，可以确定适宜的干预内容和方法，确保健康管理项目计划的科学性与合理性；通过过程性评价，可以保证计划实施的质量和进度；通过效果评价，能够科学地说明健康管理项目对健康行为、健康风险、健康状况的影响。

NOTE

第六章 健康相关心理与行为干预

扫一扫，查阅本章数字资源，含PPT等

第一节 心理与健康

一、心理现象

心理现象是运动、变化着的心理过程。紧张、担心、喜悦、悲痛、疑惑、鄙夷、尊重等即时产生或长期形成的对事物的态度及趋向均属于心理现象。心理现象受到广泛的内外因素的影响，在研究和认识的过程中涉及诸多方面，掌握人的心理因素、促进身心健康成为一个较为复杂的科学问题。心理现象可分为心理过程与个性心理两个方面：前者指心理活动发生、发展的过程；后者是个体具有一定倾向性的、稳定的、本质的心理特征的总和。

（一）心理过程

心理过程（mental process）是人脑对现实的反映过程，由认知过程、情绪过程、意志过程3个方面构成。

认知过程包括感觉、知觉、记忆、思维、想象等心理现象。感觉是人脑对客观事物个别属性的反映；知觉是人脑对客观事物属性的整体反映或关系反映；记忆是信息的输入和加工、信息的储存，以及在需要时信息的提取和输出的过程；思维是人的高级认识过程，是人脑对客观事物间接与概括性的反映；想象是人所特有的对客观事物的一种反映形式，能够冲破时间与空间的限制，做到思接千载，视通万里。通过人对客观事物的认知过程，才可以形成情绪和意志等心理过程。

情绪过程是个体对客观事物态度的体验，反映个体的需要与客观现实之间的关系，是内心情感的外显表现。心境、激情和应激是典型的情绪状态。通常来说，心境稳定而持久，激情短暂而激烈，应激是对意外刺激做出的适应性反应。根据客观事物是否符合主体的需要分为积极情绪（如满足、愉悦）与消极情绪（如悲伤、愤怒）。情绪状态的变化可引起个体生理功能的暂时改变，这一改变由自主神经系统和内分泌系统调控。例如，当焦虑、紧张、恐惧等情绪发生时，由于自主神经对呼吸、循环等系统的调控及肾上腺激素、甲状腺激素等激素的分泌，个体表现出心率加快、血压升高、瞳孔扩大、呼吸加速、面色苍白等反应。虽然与情绪相关的生理反应通常是一过性的，但若长期处于消极情绪状态中，可造成躯体生理功能的紊乱、组织结构的改变，甚至导致心身疾病的发生。

意志过程是指个体自觉地确定目的，并根据目的支配、调节行为，克服困难，从而实现预定目的的心理过程，可分为采取决定阶段和执行行动阶段。意志是人类特有的心理现象，具有自觉、果断、坚韧等特性，是人类意识能动性的集中表现。意志通过行为活动表现出来，既可以控制人们的言谈举止，又可以使人们在心理上感受到各种情绪状态。近年来的研究证明，许多生理活动，如心律的快慢、血压的升降、肠胃的蠕动、膀胱的收缩、体温的升降等都可通过意志的调控在一定程度上得到优化和改善。

（二）个性心理（人格）

个性心理是独立个体差异性的体现，包括个性倾向性与个性特征两个方面。

个性倾向性（personality inclination）是人格中的动力结构，是个性结构中最活跃的因素。它以积极性和选择性为特征，决定个体对客观事物的态度和行为对象的选择，制约着人的全部心理活动。人格倾向性主要包括需要、动机、兴趣、理想、信念和世界观等心理活动。其中，需要是指有机体内部由于生理或心理上的某种匮乏而产生的不平衡状态。对于独立个体来说，既有自然需要，又有社会需要，既有物质需要，也有精神需要。当某种需要没能得到满足，会驱使个体产生动机，并激发和维持个体为实现某个目标产生连续不断的内驱力。因其满足的需要不同，可分为生理性动机和社会性动机。在现实生活中，由于人们有多种需要，于是就会形成多种动机，个体心理上同时存在两个或两个以上的动机而无法同时满足时，会发生冲突并出现相应的挫折感和负性情绪，造成动机冲突。若动机冲突长期不能缓解，会导致心理问题，甚至出现心理障碍。

个性特征（personality characteristics）由气质、性格和能力3部分组成。气质又称作秉性，是人的内在个性本性，指大脑皮质神经细胞的特性类型，是人格特征中最基本的部分。最广泛使用的气质分型是希波克拉底的体液学说，将气质划分为胆汁质、多血质、黏液质、抑郁质4类。气质类型没有好坏优劣之分，但作为个体心理活动典型而稳定的动力特征，能决定个体对环境适应的难易，从而影响个体的身心健康。性格是人对现实的稳定的态度，以及与这种态度相应的、习惯化了的行为方式中表现出来的人格特征。它与人的需要、动机、信念和世界观联系密切，是构成个性特征的核心。一个人的性格既有先天遗传的影响，也受到社会环境的塑造，决定了个体对待生活事件的态度和采取的行为模式，与疾病和健康紧密相连。能力是人在生理、心理发育成熟后，拥有的成功从事某项活动所必需的心理特征。按照能力的倾向性，分为一般能力（即我们常说的智力）和特殊能力（如绘画能力、音乐能力）。能力是人格特征的综合表现形式。现代心理学认为，能力与情绪关系密切，如情绪智力（情商）高的人，更善于对自己和他人的情绪做出积极的调控，从而维持良好的身心状态，与他人保持和谐的人际关系，有较强的社会适应能力。

二、心理健康

（一）心理健康的概念

在现代医学模式的影响下，人类对于健康的多维度有了深刻认识。世界卫生组织于1990年提出了新的健康定义，即包括躯体健康、心理健康、社会适应健康和道德健康的四维健康观。健康的内涵被大大丰富，不再单纯反映机体结构完整和躯体功能良好，心理、社会及道德也成为评判健康的重要标准。健康的4个维度并不是孤立存在的，生理健康是心理、社会适应和道德健康的基础；社会适应良好与否是生理、心理和道德健康的重要外在表现；心理健康作为健康的重要环节，不仅与生理健康密切相关，也可以影响社会适应和道德健康，而逐渐得到研究和重视。

精神病学家孟尼格尔认为心理健康（mental health）是指人们对于环境及相互之间具有最高效率及快乐的适应情况，不只是要有效率，也不只是要有满足之感，或是能愉快地接受生活的规范，而是需要同时具备三者。心理健康者应能保持平静的情绪，有敏锐的智能适应社会环境的行为和令人愉快的气质。第三届国际心理卫生大会定义心理健康为在身体、智能及情感上与他人心理健康不相矛盾的范围内，将个人心境发展成最佳状态。《简明不列颠百科全书》对心理健康作的定义为，心理健康是指个体心理在本身及环境条件许可范围内所能达到的最佳状态，但不是指绝对的十全十美的状态。世界卫生组织于 2004 年在日内瓦发布的《促进心理健康：概念、证据和实践》研究报告中定义心理健康为由社会经济和环境原因所决定，包含实现本身潜能、能应对日常生活压力、能有成就的工作、对所属小区有贡献等状态。不同的认识角度决定了心理健康定义上的差异，但总体来看，心理健康应该是一种高效、满意、持续的心理状态，是个体在正常发展的智力基础上所形成的一种积极的状态，是心理与环境相统一、内在心理活动相协调、人格相对稳定的体现。

（二）心理健康的影响因素

1. 生理因素

（1）遗传　个体的心理健康主要由后天环境影响和主导，但和先天遗传的关系也密不可分。心理学家们曾用家谱分析的方法研究遗传因素对个体心理健康的影响，结果发现有很大比例的存在心理问题的学生有家族性癔症、活动过度、注意力不集中的病史。国内的资料表明，多动症儿童的家庭成员中有多动症病史的占 13.6%，其中父辈或同辈有类似病史者各占 50%；在 100 名精神分裂症患者的子女中，10%～50% 具有导致精神分裂症的基因结构。在这些人之中，5% 会发展成早发的精神分裂症，5% 会在晚些时候发展成精神分裂症，但仍有 40% 的高危个体没有患上精神分裂症。可见，虽然遗传因素能在一定程度上对个体的心理健康有影响，但其作用也不是完全不可改变。在遗传与环境的相互作用中，可以防止和纠正遗传因素所决定的不良发展倾向。

（2）疾病　生理健康是心理健康的基础。生理疾病对心理的影响可能是轻微的，如出现易激惹、失眠、不安等，随着疾病的消除，这些心理症状也会完全消失。但当个体罹患一些严重威胁生命安全和生活质量的疾病时，心理障碍可能会加剧，心理健康往往面临进一步挑战。感染、外伤、中毒、严重躯体疾病等都可能导致心理障碍，甚至精神失常。研究表明，脑梅毒、流行性脑炎等中枢神经系统传染病，会导致器质性心理障碍；脑震荡、脑挫伤等可能引起意识障碍、遗忘症、言语障碍和人格改变等；患有肥胖、糖尿病、高血压、哮喘、关节炎、溃疡、心脏病、慢性疼痛等慢性疾病的人群，其抑郁和焦虑问题要多于一般人群；同时患有两种以上疾病者，出现心理问题的可能性更大。

2. 心理因素

（1）内心冲突　生活中很多时候会面临着很多抉择的处境：对于具有同等吸引力目标的选择（双趋冲突），如学习与恋爱、深造与就业；对于只能避其一的威胁性目标的选择（双避冲突），如既不想学习，又不想被批评，既不想走路，又不想花钱打车等；对于既有吸引力又有排斥力目标的选择（趋避冲突），如蛋糕美味，但是会增加体重，衣服好看，但是价格昂贵等；对于含有吸引与排斥两种力量的多种目标的选择（多重趋避冲突），如两个追求者，一个有内涵，但外表一般，一个外表出众，但没有内涵。选择不仅意味着得到些什么，还意味着失去些什么，做出选择的过程就是内心冲突的过程。如果不能很好地处理，就会产生强烈的消极情绪，使个体陷入困惑和苦闷之中，甚至颓废和绝望，无力自拔，使精神状态趋于崩溃，乃至行为失常。

（2）情绪　情绪时刻存在，强烈的情绪或持久的消极情绪对于心理健康和社会适应都是不利的。人的情绪主要受大脑皮层下中枢支配，但此部分活动过强时，大脑皮层的高级心智活动，如推理、辨别等将受到抑制，使认识范围缩小，不能正确评价自己行动的意义及后果，使自制力降低，出现因情绪激动而失去理智的现象。个体在处于消极情绪时，会降低对自我的认识和评价，长期生活在抑郁、忧郁或恐惧等消极情绪下的个体会做出"我总是失败的""我没有能力"这样的归因，性格古怪，交往能力差，影响个体个性发展。

（3）性格　性格和情绪不同，情绪可以快速变化，但性格在形成后保持相对的稳定。性格没有好坏之分，对心理健康的影响主要体现在为人处世的态度上。性格稳定的人，有适度的安全感，有自尊心，有价值感，能容忍生活中挫折的打击，能对自己的能力做客观的估计，能适度地自我批评，可以帮助个体平衡动机冲突，满足内心需求，适应环境变化，建立良好的人际关系，排解不良情绪，实现内心的安定与平衡。

3. 环境因素

（1）自然环境　自然环境对心理健康有重要的影响。研究发现，良好的自然生态环境对心理健康有积极作用，可以降低压力的风险，精神病、抑郁症、焦虑和其他情绪障碍的发生率也相对更低。例如，抑郁的发生与光照和季节有联系。冬季抑郁症主要是由日照缺乏引发，在光照少的秋冬季节抑郁症状反复发作，而在春夏季节症状缓解。来自世界不同国家的研究一致显示，居住在绿化更好的区域的城市居民感受到的压力更小，心理健康水平更高，幸福感也更强。

（2）社会环境　社会环境对心理健康的影响表现在经济、文化、传媒等多个方面。例如，经济衰退对就业有着直接、强烈且持久的负面影响，人们的生活质量因此受到影响，因就业压力增大，容易造成更多的抑郁情绪；在媒体中，特别是广告中对女性苗条身材形象的推崇，导致女性更容易对自己的身材感到不满，而对自己身材不满意的女性更易出现低自尊、抑郁、焦虑、进食障碍等问题。

（3）职业环境　工作带来的心理收益也是影响心理健康的因素。研究发现，工作实际上为人们提供了获得自尊、效能感和自我整合的机会。人们付出努力是期望回报的，当付出了巨大的努力，但回报甚微时，比如得到的薪水、晋升或心理上的价值感都不令人满意时，就会成为引发心理健康问题的极大风险。

（4）家庭环境　家庭是个体成长的起点，家庭对人们心理健康的影响是重大而深远的。家庭经济状况、家庭结构、家庭关系、家庭环境气氛、教养方式等都影响个体的心理发展和心理健康。研究表明，家庭经济上的问题与一些常见的心理障碍如抑郁、焦虑有关；完整幸福的家庭关系对人的心理健康有很好的维护作用。婚姻关系是重要的亲密人际关系之一，也是形成家庭的基础。国内外的研究均表明，已婚群体的心理健康状况好于未婚群体。婚姻关系质量不仅对夫妻双方的心理健康有影响，也会对孩子的心理健康产生影响。父母之间不良的婚姻质量会对养育行为造成负面影响，进而导致孩子有更多的行为问题。

（5）生活事件　生活事件是指人们在日常生活中遇到的影响生活的大事，如升学、就业、患病、家人病故、失恋等。生活事件的产生会增加个体适应环境的压力，每经历一次生活事件，就要付出巨大的代价去调整和适应因这些事件所带来的生活的变化，从而产生应激。生活事件造成的应激越强烈、持久，对生理和心理平衡的影响就越大。有时一个大的打击会使人长期消沉，丧失生活勇气。若短时间内连续发生多个生活事件，个体的身心健康会深受打击。

4.其他　睡眠与心理健康有着非常紧密的联系，大量的实证证据可以证明睡眠问题与情绪问题之间的关联。睡眠过多或过少是抑郁症的重要症状之一，而睡眠问题可能是抑郁症的前兆症状。体育运动不仅与身体健康密切相关，也影响着心理健康。即使是单次的体育运动也能显著改善焦虑、抑郁、愤怒等不良情绪，规律性的体育锻炼更能够有效预防和缓解焦虑、抑郁等情绪问题。较高的受教育水平往往意味着能够更好地理解信息、分析信息及解决问题，因此对心理健康有积极的作用。调查研究发现，学历越高的人，自身及其子女的心理健康水平也越高。

（三）心理健康标准

心理健康标准是一个理想标尺，它不但为我们提供了衡量心理是否健康的参考指标，而且为我们指明了提升心理健康的发展方向。第三届国际心理卫生大会对心理健康定义中的最佳状态给予了具体标准，即身体、智力、情绪十分调和；适应环境，人际关系中彼此礼让；有幸福感；在工作和职业中，能充分发挥自己的能力，过着有效率的生活。

美国心理学家马斯洛和米特尔曼于1951年提出10条心理健康标准：①充分的安全感。②充分了解自己，并对自己的能力做适当的评估。③生活目标切合实际。④与现实环境保持接触。⑤能保持人格完整与友好。⑥具有从经验中学习的能力。⑦能保持良好的人际关系。⑧适度情绪表示与控制。⑨在不违反社会规范的条件下，对个人基本需要做恰当满足。⑩在不违反社会规范的条件下，能有限个性发挥。

我国心理卫生协会学者耗费3年时间，综合文献和实践经验总结出了适用于我国的心理健康标准（表6-1）。标准从自我和谐（自我意识、生活和学习能力、情绪健康）、人际和谐（人际关系和谐、良好）、社会和谐（角色功能、环境适应）3个层面、6个维度评价心理健康水平，并给出了相应的评价要素。

表6-1　我国心理健康标准

健康维度	评价要素
情绪稳定，有安全感	情绪稳定：能够保持情绪基本稳定 情绪控制：能够调控自己情绪的变化 情绪积极：情绪状态能够保持以积极情绪为主导 安全感：对人身安全、生活稳定等有基本的安全感
认识自我，接纳自我	自我认识：了解自己，恰当地评价自己，有一定的自尊心和自信心 自我接纳：体验自我存在的价值，接受自己
自我学习，独立生活	生活能力：能够独立处理日常生活中大部分的衣食住行活动 学习能力：具有从经验中学习、获得知识与技能的能力 解决问题的能力：能够利用获得的知识、能力或技能解决常见的问题
人际关系和谐、良好	人际交往能力：具有基本的社会交往能力，能够处理与保持基本的人际交往关系 人际满足：能在人际互动中体验到正常的情绪、情感，获得满足感 接纳他人：能够接纳他人及交往中的问题
角色功能协调、统一	角色功能：基本能够履行社会所要求的各种角色规定 心理与行为符合所处的环境 心理与行为符合年龄等特征 实现个人满足：在社会规范许可范围内，实现个人需要的适当满足
适应环境，应对挫折	保持与现实环境的接触 能够面对和接受现实，积极应对现实 能够正确面对并克服困难、挫折

（四）心理健康与身体疾病

现代医学研究证实，心理因素在疾病的发生、发展过程中起重要作用，甚至造成躯体器质性疾病和躯体功能性障碍等生理健康问题。1980 年，美国心身医学研究所将此类健康问题定位成与躯体疾病和精神疾病并列的第三类疾病，并称之为心身疾病（psychosomatic diseases）或心理生理疾病（psychophysiological diseases）。心身疾病与心理因素、生理始基、人格类型、遗传等因素密切相关。

心身疾病的概念有狭义和广义之分。狭义的心身疾病指心理、社会因素在疾病的发生、发展过程中起重要作用的躯体器质性疾病；广义的心身疾病所指范围更广，指心理、社会因素在疾病的发生、发展过程中起重要作用的躯体器质性疾病和功能性障碍。

心身疾病具有如下特点：①以心理 – 社会因素为主要诱发原因。②发病大多与某种特殊的性格有关，并以中年、女性、城市和脑力劳动者居多。③具有明显的神经系统、内分泌系统及变态反应等躯体症状或病理生理、病理形态学改变。④同一患者可以有几种疾病同时存在或交替发生。⑤常常有相同或类似的家族史。⑥不是神经症和精神病。⑦诊断与治疗是以躯体和社会两个方面因素为基础，从生物、心理、社会 3 个方面来探讨躯体疾病的发生、发展，进行治疗。⑧以心理治疗为主要手段。

对于心身疾病，应遵循身心同治原则，要从多方面、多角度进行积极的预防和治疗。时刻关注人群心理素质，防止社会 – 心理因素长时期反复刺激并导致心理失衡，增强保持心身健康和社会适应统一的能力；关注高危群体心理健康问题，通过心理咨询和治疗，及早帮助和指导患者恢复失衡的心理，及早调整患者的功能失调，阻断病情向躯体疾病方向转化；在经历心理失衡、功能失调，进入躯体疾病阶段的情况下，防止病情恶化，充分依靠有效的药物和心理咨询、治疗的手段积极治疗疾病。

三、心理干预

（一）概述

心理干预（psychological intervention）是指在心理学理论指导下有计划、按步骤地对一定对象的心理活动、个性特征或心理问题施加影响，使之发生朝向预期目标变化的过程。心理干预包括心理治疗和心理咨询。心理治疗（psychotherapy）是以心理学原理和各种理论体系为指导，以良好的医患关系为桥梁，应用心理学技术改善患者的心理条件，增强抗病力，达到消除心身症状，重新保持个体与环境的平衡的常用心理干预方法。心理咨询（psychological counseling）是运用心理学的方法，对心理适应方面出现问题并企求解决问题的求助者提供心理援助的过程。狭义的心理咨询主要是指非标准化的临床干预措施，而广义的心理咨询则涵盖了狭义的心理咨询和心理治疗这两类心理干预手段。精神分析疗法、认知行为疗法、森田疗法、人本主义疗法、家庭疗法等都是常用的心理干预方法。

（二）心理评估

1. 概念　心理评估（psychological assessment）是在生物 – 心理 – 社会医学模式的指导下，以心理学的技术、方法和工具，对个体或群体的心理状态、行为等做出全面、系统和深入的鉴定。全面深入的心理评估是进行心理干预的先决条件，可以进行相应的心理健康教育和促进，辅助心理健康诊断，制订心理健康干预方案等。在进行心理健康评估时应综合考虑心理与环境的同一性，认知、情感、意志的和谐性及人格的稳定性 3 个方面。

2. 心理评估原则

（1）灵活性原则　灵活性原则包含双重含义，一是在评估的过程中要灵活地使用多种专业评估方法来测评来访者的心理；二是在心理咨询的过程中，咨询者需要以多种专业的心理咨询理论对来访者在心理方面的问题进行各种可能性的假设。

（2）过程性原则　心理评估是一个随着咨询开始到结束，逐步了解个体心理的过程。随着评估过程的不断推进，咨询者不断提出并修正对来访者问题或咨询计划的假设。

（3）共同参与性原则　心理评估不仅仅是一个单方面的工作，而是评估者和被评估人共同参与的过程，要二者结合，共同参与评估过程。

3. 心理评估流程

（1）评估准备　在评估准备阶段，首先要确定评估的内容和评估的目标。弄清所需评估的心理问题的属性，分析问题产生的可能原因，选择可能取得最佳效果的咨询方法。

（2）评估资料的搜集方法　采用多种评估方法来系统搜集来访者各方面的信息。评估顺序通常是通过会谈获得来访者信息，并与来访者建立良好的工作关系，然后进行有针对性的各种心理测验或心理症状量表的评定，在会谈与测验过程中评估人员还应注意观察来访者的行为表现，并共同分析观察结果与会谈、心理测验结果，以得到准确的评估结果。

（3）资料的分析与总结　搜集来访者的会谈、观察资料，进行测验后，对相关资料进行分析和总结，并与相关人员或部门进行信息交流和解释，必要时进行追踪性评估。

4. 心理评估方法

（1）观察法　通过被评估者的行为表现直接或间接（通过录像设备等）地观察或观测而进行心理评估的一种方法。个体行为是由其基本心理特征所决定的，在不同情况下也会有相对稳定的表达，因此在观察下得到的行为表现和印象可以推测被观察者的人格特征及存在的问题。这种方法对评估者分析能力的要求较高，通常情况下可以在患者的家庭、单位或其生活场所进行观察。

（2）会谈法（晤谈法）　这是心理评估最基本的方法，通过面对面的语言交流，可以高效率地获取患者近期的状况。交谈方式包括自由交谈和结构式会谈，前者相对较为轻松、开放，但内容会比较松散，容易影响评估的效率；后者效率高，节约时间，但有时候会给人以办公事的感觉。

（3）调查法　这是一种相对间接的心理评估方法，包括历史调查和现状调查两个方面。历史调查主要包括档案、文献资料和向了解被评估者过去经历的人调查等内容；现状调查主要围绕与当前问题有关的内容进行。调查法可以结合横向和纵向两个方面的内容，不仅广泛，而且比较全面。然而，通过调查法获取的资料不一定具有相应的真实性，所以需要进行相应资料的调查来验证资料的真实性，且容易受主观因素的影响。

（4）心理测验法及临床评定量表　这是心理评估的重要方法，主要采用量表的形式，在过程中让受试者对测评内容做出回答或反应，然后根据一定标准进行评分，从而得出结论。心理测验可以对心理现象的某些特定方面进行系统评定，一般采用标准化、数量化的原则，所得到的结果可以参照常模进行比较，避免了一些主观因素的影响。

（5）作品分析法　作品指被评估者所做的日记、书信、图画、工艺等文化性的创作，也包括了其生活和劳动过程中的事物。通过分析这些作品（产品），可以有效地评估其心理水平和心理状态，并且可以作为客观依据留存。

（三）健康管理中的心理干预技术

1. 倾听技术 倾听是借助言语或非言语的方法和手段，使来访者能详细叙述其所遇到的问题，充分反映其所体验的情感，完全表达其所持有的观念，以便对来访者的问题有充分、全面的了解和准确把握的过程。倾听是心理咨询的第一步，是建立良好咨询关系的基本要求。它不仅可以表达对来访者的尊重，也能使来访者在比较宽松和信任的氛围中诉说自己的问题，且倾听本身就具有帮助他人的效果。倾听不是被动地接受来访者的信息，而是要运用整个知觉体系去感受对方的语言、眼神、表情、姿态、手势等信息的过程。按照信息获取的侧重不同，倾听分为选择性倾听和非选择性倾听，前者是指只从来访者诉说的内容中选择性地获取有价值的方面；后者是让来访者自由、充分地叙述，以探索问题的所在。

伊根认为，完全倾听涉及 4 个方面：一是观察和觉察来访者的非言语行为；二是倾听和理解来访者的言语信息；三是注意倾听来访者歪曲现实的局部经验；四是联系其所生活的社会环境，对整个人进行倾听。良好的倾听应包含对来访者叙述的高度关注、对遇到问题的认真倾听和使用澄清、释义、反应和总结等技术对来访者进行回应。澄清是要求咨询者对"含糊、模棱两可或意义隐藏的语句"进行详细的叙述，是让来访者表达的信息更加清楚，并确认所获得的信息的准确性。释义是把来访者的主要言谈、思想进行再编排，加以综合整理，再反馈给来访者。情感反应主要用于对来访者信息的情感部分进行再编排，着重于来访者的情绪反应。总结是浓缩了来访者的信息，或者是整个咨询过程中两个或两个以上释义反应或情感反应的合成。

倾听时应该注意以下 5 个方面。

（1）倾听时应注意礼貌，忌分心、东张西望、摆弄物品、粗暴对待、提问误导、过早提问等。

（2）不要过分自我暴露，忌将焦点放在自己身上，来访者反而变成了倾听者。

（3）不要轻易给来访者建议。

（4）不要打断、拒绝或评判咨询来访者。

（5）避免随意转换话题，给来访者有意避开谈论某一话题的感觉。

2. 询问技术 询问通常分为封闭型询问（closed questions）和开放性询问（open-ended questions）。封闭型询问通常是以"是不是""对不对""要不要""有没有"等词发问，用"是"或"不是"等简短的语句作答，用于需要进一步澄清事实、缩小讨论范围或集中探讨某些特定问题。可以用来收集特别的资料，以澄清事实，把来访者偏离某一主要内容的话题重新牵引回来，有较强的收束倾向，且比较节省时间。但是封闭型询问限制了来访者进行内心探索和自由表达，因而不宜过多使用。开放性询问通常用"为什么""如何""能不能"等词语发问，通常不能用一两个字作答，它能引出一段解释、说明或补充资料。开放性询问建立在良好的咨询关系的基础上，通常会给咨询者较大的自由，会得到多样的信息反馈，但需要给咨询者足够的思考时间，以全面地思考问题。

在询问时应遵循以下 5 个原则。

（1）封闭型询问尽量不要连用，可以在咨询起始提出一些封闭型的问题，然后逐渐过渡到用开放型的问题。

（2）开放型询问尽量不要使用为什么，否则特别容易形成责备询问者的心理暗示，使之产生逆反心理。

（3）善于运用积极暗示的语言来提问，给来访者积极的内心体验。

（4）避免判断性提问，善用比较性提问。

（5）要根据不同的需要，采用不同类型的提问（表6-2）。

表6-2　心理咨询提问技巧

问题类型	使用场景
例外型提问	从原来深陷的角度转移至一个比较全面的角度来看清现象
预想型提问	来访者表现出消极的思维反应习惯
奇迹型提问	打消来访者的顾虑，启动来访者的大胆想象，探索最真实的愿望
转换型提问	某一个问题暂时无法取得进展之时，转移至相关的其他方面进行聚焦
打分型提问	用于开始和结尾，对即时感觉的描述，对咨询方式和效果进行评估，以便做后期聚焦分析

3. 非语言技术

（1）目光注视　眼睛是心灵的窗口，可以传递最细微的感情。交谈时，目光可以表达不同的情感和意义，恰如其分地使用目光表示鼓励、安慰、支持等情感，会拉近咨询双方的情感距离；而不恰当的目光注视会使来访者感到不安、不被信任、不被礼貌对待，从而无法进行良好的沟通。

（2）面部表情　面部表情与人的情绪息息相关，一个人内心的喜怒哀乐无不在脸上透露出来。观察一个人的非言语行为首先而且主要集中在面部表情上，目光注视其实也是面部表情的一部分。

（3）肢体语言　身体、手势的运动和位置在沟通中起着重要作用，它们的变化往往能反映咨询状况的某种变化。要对被咨询者表现出包容与接纳的肢体语言，也要注意收集来访者身体语言所传达的信息。

（4）声音特质　在与来访者沟通时，应尽量保持语气平和、语速适中，给其稳重、自信、可靠的感觉，增加信任感。做解释、指导、概述时，情感反应和情感表达应有与内容相应的语气。在要引起来访者的重视、观察来访者的反应、提供来访者思考的机会时，可以使用停顿予以强调和提示。

第二节　饮食与健康

一、营养学基本知识

（一）能量概述

1. 能量单位　能量的国际单位是焦耳（joule，J），营养学上常用的能量单位是卡（calorie，cal），其换算关系为 1kcal=4.184kJ，1kJ=0.239kcal。

2. 能量系数　能量系数是指每克产能营养素在体内氧化所产生的能量值。每克脂肪可以释放 9kcal 能量，每克蛋白质和碳水化合物都可以产生 4kcal 能量。

3. 能量的来源　食物中的蛋白质、脂肪和碳水化合物是人体能量的主要来源，这 3 种产能营养素普遍存在于各类食物中。动物性食物含有较多的脂肪和蛋白质；植物性食物中，籽仁类含有丰富的脂肪，谷类则以碳水化合物为主，大豆除含脂肪外，还含有丰富的蛋白质。蛋白质、脂肪和碳水化合物这 3 种产能营养素因各自功能不同，不可互相代替。在我国成年人膳食结构中，普遍认为蛋白质应占食物供给总能量的 10%～15%，脂肪占 20%～30%，碳水化合物占 55%～65%。

（二）宏量营养素

1. 蛋白质

（1）蛋白质概述　蛋白质是一切生命的物质基础，是构成人体的基本物质，是重要的营养素之一。氨基酸是蛋白质的基本构成单位，在营养学上可分为必需氨基酸、非必需氨基酸、条件必需氨基酸 3 类。

必需氨基酸：必需氨基酸是指在人体内不能合成或合成速度不能满足人体需要，必须由食物供给的氨基酸。人体的必需氨基酸共 9 种，其中成人必需氨基酸包括 8 种，即缬氨酸、苏氨酸、亮氨酸、异亮氨酸、甲硫氨酸、苯丙氨酸、色氨酸、赖氨酸；婴幼儿必需氨基酸除了成人的 8 种必需氨基酸外，还包括组氨酸。

非必需氨基酸：非必需氨基酸并非机体不需要，而是指人体可以自身合成，不一定必须由食物供给的氨基酸。

条件必需氨基酸：正常情况下，某些氨基酸可以在体内合成，为非必需氨基酸；但在特定条件下，因合成能力有限或需要量增加，不能够满足机体的需要，必须由食物供给而成为必需氨基酸，即条件必需氨基酸。

（2）蛋白质的功能　①蛋白质是人体组织的构成成分。②蛋白质是构成人体的重要生物活性物质，参与生理功能的调节。③蛋白质可以供给能量。

（3）蛋白质推荐摄入量及食物来源　《中国居民膳食营养素参考摄入量》（2023 版）推荐成年人每日蛋白质摄入量（recommended nutrient intake，RNI）为男性 65g/d，女性 55g/d。蛋白质的食物来源可分为植物性蛋白质和动物性蛋白质两大类。植物性蛋白质中，大豆含量较高，氨基酸组成也比较合理，在体内利用率较高，属于优质蛋白；谷物类含蛋白质含量不高，但仍然是膳食蛋白质的主要来源。动物性蛋白质包括奶类、肉类、蛋类、水产类。它们均为优质蛋白的重要来源。

2. 脂类

（1）脂类概述　脂类包括脂肪和类脂。脂肪约占人体脂类总量的 95%，主要储存在皮下、肌肉、腹腔及内脏周围包膜中，是体内重要的储能及供能物质。类脂主要包括磷脂和固醇类，约占人体脂类总量的 5%，是细胞膜、组织器官尤其是神经组织的重要组成成分。磷脂主要存在于脑、神经组织和肝脏中；固醇类多见于动物内脏、蛋黄等食品中。

（2）脂类的功能　①供给能量。②促进脂溶性维生素吸收。③维持体温，保护脏器。④增加饱腹感。⑤提高膳食感官性状。⑥类脂的主要功能是构成身体组织和一些重要的生理活性物质。

（3）脂类的参考摄入量和食物来源　脂肪的需要量易受饮食习惯、季节气候的影响，波动范围较大。脂肪在体内供给的能量也可由碳水化合物供给。中国营养学会参考各国不同人群脂肪推荐摄入量，结合我国膳食结构特点，提出成人脂肪及脂肪酸可接受范围（表6-3）。

表6-3　中国成人膳食脂肪可接受范围（AMDR）

人群	总脂肪（%E）	SFA（%E）	n-6 PUFA（%E）	n-3 PUFA（%E）	EPA+DHA（g/d）
成人	20～30	<10	2.5～9.0	0.5～2.0	0.25～2.00

注：%E表示该营养素提供的能量占总能量的百分比；SFA为饱和脂肪酸；PUFA为多不饱和脂肪酸；EPA为二十碳五烯酸；DHA为二十二碳六烯酸。

膳食脂类主要来源于动物的脂肪组织、肉类和植物的种子。动物脂肪中饱和脂肪酸量高，如肥肉、奶油等，但鱼、虾、贝类富含多不饱和脂肪酸，尤其深海冷水鱼体内富含EPA和DHA。植物性油脂多富含不饱和脂肪酸，特别是必需脂肪酸含量丰富，如高油脂坚果和植物油等，但椰子油和棕榈油中含较多饱和脂肪酸。动物内脏、蛋黄、鱼子、虾卵、蟹黄中胆固醇含量较高。

3. 碳水化合物

（1）碳水化合物概述　碳水化合物是人体的主要能量来源，对人类营养具有重要意义。根据分子聚合度，碳水化合物可分为糖、寡糖和多糖3类。

糖：包括单糖、双糖和糖醇。单糖是结构最简单的不能被水解的碳水化合物，是构成各种寡糖和多糖的基本组成单位，易溶于水，可不经消化酶的作用直接被人体吸收和利用，常见的为葡萄糖、果糖和半乳糖。双糖是两个相同或不相同的单糖分子生成的糖苷，常见的为蔗糖、乳糖和麦芽糖。糖醇是单糖的重要衍生物，是单糖还原后的产物，因其代谢不需要胰岛素，常用于糖尿病患者的饮食中。

寡糖：由3～10个单糖分子通过糖苷键构成的聚合物，又称低聚糖，多数不能被人体消化酶所分解，但可被结肠益生菌利用，产生短链脂肪酸。

多糖：由10个以上单糖分子构成的高分子聚合物，无甜味，一般不易溶于水，主要包括淀粉和膳食纤维。

（2）碳水化合物的功能　①提供能量。②构成组织结构及生理活性物质。③调节血糖。④节约蛋白质作用和抗生酮作用。⑤膳食纤维的功能。

（3）碳水化合物的参考摄入量和食物来源　中国营养学会根据目前我国居民膳食碳水化合物的实际摄入量和国际粮农组织（FAO）与世界卫生组织（WHO）的建议，建议中国居民膳食碳水化合物的参考摄入量为占总能量摄入量的50%～65%（宏量营养素可接受范围）。对碳水化合物的来源也提出要求，即应包括复合碳水化合物淀粉、不消化的抗性淀粉、非淀粉多糖和低聚糖等碳水化合物；限制纯能量食物如糖的摄入量，以保障人体能量和营养素的需要，改善胃肠道环境，预防龋齿。

膳食中淀粉的主要来源是粮谷类和薯类食物。粮谷类食物一般含碳水化合物60%～80%，薯类为15%～40%，豆类为45%～60%。单糖和双糖的来源主要是蔗糖、糖果、糕点、甜味水果、含糖饮料和蜂蜜等。

二、膳食平衡与膳食指导技巧

由于地域、文化、资源、信仰、社会发展程度等多方面的因素，形成了多样化的膳食模式。WHO 将"减少不健康膳食"作为预防和控制非传染性疾病的"最合算干预措施"之一，良好的膳食模式和习惯对居民的身体健康有重要作用。平衡膳食能最大程度满足人体正常生长发育、免疫力和生理功能的需要，满足机体能量和营养素的供给，并降低膳食相关慢性病的发生风险。《中国居民膳食指南（2022）》的核心即平衡膳食模式，是指经过科学设计的理想膳食模式。平衡膳食模式所推荐的食物种类和比例能最大限度地满足不同年龄阶段、不同能量需要水平健康人群的营养与健康需要。

（一）膳食指导技巧——一般人群膳食指南

《中国居民膳食指南（2022）》一般人群膳食指南提出 8 项准则：①食物多样，合理搭配。②吃动平衡，健康体重。③多吃蔬菜、奶类、全谷、大豆。④适量吃鱼、禽、蛋、瘦肉。⑤少盐少油，控糖限酒。⑥规律进餐，足量饮水。⑦会烹会选，会看标签。⑧公筷分餐，杜绝浪费。

（二）膳食指导技巧——膳食宝塔的应用

我国居民膳食指南是以膳食宝塔的形式呈现的，中国居民平衡膳食宝塔是根据《中国居民膳食指南（2022）》的准则和核心推荐，把平衡膳食原则转化为各类食物的数量和所占比例的图形化表示（图 6-1）。中国居民平衡膳食宝塔形象化的组合遵循了平衡膳食的原则，体现了营养上比较理想的基本食物构成。宝塔以水为基底，其上共分为 5 层，包括了 5 大类食物，分别为谷薯类，蔬菜、水果类，鱼、禽、肉、蛋类，奶类、大豆和坚果类，烹调用油、盐。

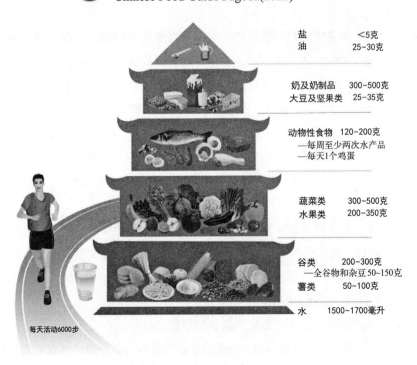

图 6-1　中国居民平衡膳食宝塔

1. 第一层谷薯类食物　谷薯类是膳食能量的主要来源（碳水化合物提供总能量的50%～65%），也是多种微量营养素和膳食纤维的良好来源。膳食指南中推荐 2 岁以上健康人群的膳食应做到食物多样、合理搭配，谷类为主是合理膳食的重要特征。在 1600～2400kcal 能量需要量水平下的一段时间内，建议成年人每人每天摄入谷类 200～300g，其中包含全谷物和杂豆类 50～150g；另外需要薯类 50～100g，从能量角度看，相当于 15～35g 大米。

谷类、薯类和杂豆类是碳水化合物的主要来源。谷类包括小麦、稻米、玉米、高粱等及其制品，如米饭、馒头、烙饼、面包、饼干、麦片等。全谷物保留了天然谷物的全部成分，是理想膳食模式的重要组成，也是膳食纤维和其他营养素的来源。杂豆包括大豆以外的其他干豆类，如红小豆、绿豆、芸豆等。我国传统膳食中整粒的食物常见的有小米、玉米、绿豆、红豆、荞麦等，现代加工产品有燕麦片等，因此把杂豆与全谷物归为一类。2 岁以上人群都应保证全谷物的摄入量，以此获得更多营养素、膳食纤维和健康益处。薯类包括马铃薯、红薯等，可替代部分主食。

2. 第二层蔬菜、水果　蔬菜、水果是膳食指南中鼓励多摄入的两类食物。在 1600～2400kcal 能量需要量水平下，推荐成年人每天蔬菜摄入量至少达到 300g，水果 200～350g。蔬菜水果是膳食纤维、微量营养素和植物化学物的良好来源。蔬菜包括嫩茎、叶、花菜类、根菜类、鲜豆类、茄果瓜菜类、葱蒜类、菌藻类及水生蔬菜类等。深色蔬菜是指深绿色、深黄色、紫色、红色等有颜色的蔬菜，每类蔬菜提供的营养素略有不同，深色蔬菜一般富含维生素、植物化学物和膳食纤维，推荐每天占总体蔬菜摄入量的 1/2 以上。

水果多种多样，包括仁果、浆果、核果、柑橘类、瓜果及热带水果等。推荐吃新鲜水果，在鲜果供应不足时可选择一些含糖量低的干果制品和纯果汁。

3. 第三层鱼、禽、肉、蛋等动物性食物　鱼、禽、肉、蛋等动物性食物是膳食指南中推荐的适量食用的食物。在 1600～2400kcal 能量需要量水平下，推荐每天鱼、禽、肉、蛋摄入量共计 120～200g。

新鲜的动物性食物是优质蛋白质、脂肪和脂溶性维生素的良好来源，建议每天畜禽肉的摄入量为 40～75g，少吃加工类肉制品。目前，我国汉族居民的肉类摄入以猪肉为主，且增长趋势明显。猪肉含脂肪较高，应尽量选择瘦肉或禽肉。常见的水产品包括鱼、虾、蟹和贝类，此类食物富含优质蛋白质、脂质、维生素和矿物质，推荐每天摄入量为 40～75g，有条件可以优先选择。蛋类包括鸡蛋、鸭蛋、鹅蛋、鹌鹑蛋、鸽子蛋及其加工制品，蛋类的营养价值较高，推荐每天 1 个鸡蛋（相当于 50g 左右）。吃鸡蛋不能丢弃蛋黄，蛋黄含有丰富的营养成分，如胆碱、卵磷脂、胆固醇、维生素 A、叶黄素、锌、B 族维生素等，无论对多大年龄的人群都有健康益处。

4. 第四层奶类、大豆和坚果　奶类和豆类是鼓励多摄入的食物。奶类、大豆和坚果是蛋白质和钙的良好来源，营养素密度高。在 1600～2400kcal 能量需要量水平下，推荐每天应至少摄入相当于鲜奶 300g 的奶类及奶制品。在全球奶制品消费中，我国居民摄入量一直很低，多吃各种各样的乳制品，有利于提高乳类摄入量。

大豆包括黄豆、黑豆、青豆，常见的制品如豆腐、豆浆、豆腐干及千张等。坚果包括花生、葵花籽、核桃、杏仁、榛子等，部分坚果的营养价值与大豆相似，富含必需脂肪酸和必需氨基酸。推荐大豆和坚果摄入量共为 25～35g，其他豆制品摄入量需按蛋白质含量与大豆进行折算。坚果无论作为菜肴还是零食，都是食物多样化的良好选择，建议每周摄入70g左右（相当于每天10g左右）。

5. 第五层油和盐　油、盐作为烹饪调料必不可少，但建议尽量少用。推荐成年人平均每天烹调油不超过25～30g，食盐摄入量不超过5g。按照膳食营养素参考摄入量（DRIs）的建议，1～3岁人群膳食脂肪供能比应占膳食总能量的35%；4岁以上人群占20%～30%。在1600～2400kcal能量需要量水平下，脂肪的摄入量为36～80g。其他食物中也含有脂肪，在满足平衡膳食模式中其他食物建议量的前提下，烹调油需要限量。按照25～30g计算，烹调油提供10%左右的膳食能量。烹调油包括各种动植物油，植物油如花生油、大豆油、菜籽油、葵花籽油等，动物油如猪油、牛油、黄油等。烹调油也要多样化，应经常更换种类，以满足人体对各种脂肪酸的需要。

我国居民食盐用量普遍较高，盐与高血压关系密切，限制食盐摄入量是我国的长期行动目标。除了少用食盐外，也需要控制隐形高盐食品的摄入量。

酒和添加糖不是膳食组成的基本食物，烹饪使用和单独食用时都应尽量避免。

（三）膳食指导技巧——膳食餐盘的应用

中国居民平衡膳食餐盘（图6-2）适用于2岁以上的人群，是按照平衡膳食的原则，更加直观地展现了一人一餐中膳食的食物组成和大致比例。餐盘分成4个部分，分别是谷薯类、动物性食物和富含蛋白质的大豆及其制品（对于素食者比较方便替换）、蔬菜类、水果类。餐盘旁还有一杯牛奶，提示其重要性。与膳食宝塔相比，餐盘更加直观，且形态类似于阴阳鱼，蕴含着阴阳平衡演变的过程。

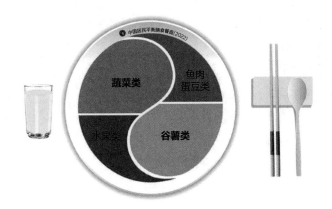

图6-2　中国居民平衡膳食餐盘

（四）膳食指导技巧——特殊人群膳食指南

1. 备孕和孕期妇女膳食指南

（1）调整孕前体重至正常范围，保证孕期体重适宜增长。

（2）常吃含铁丰富的食物，选用碘盐，合理补充叶酸和维生素D。

（3）孕吐严重者，可少量多餐，保证摄入含必需量碳水化合物的食物。

（4）孕中晚期适量增加奶、鱼、禽、蛋、瘦肉的摄入。

（5）经常户外活动，禁烟酒，保持健康生活方式。

（6）愉快孕育新生命，积极准备母乳喂养。

NOTE

2. 哺乳期妇女膳食指南

（1）产褥期食物多样不过量，坚持整个哺乳期营养均衡。

（2）适量增加富含优质蛋白质及维生素 A 的动物性食物和海产品，选用碘盐，合理补充维生素 D。

（3）家庭支持，愉悦心情，充足睡眠，坚持母乳喂养。

（4）增加身体活动，促进产后恢复健康体重。

（5）多喝汤和水，限制浓茶和咖啡，忌烟酒。

3. 0~6 月龄婴儿母乳喂养指南

（1）母乳是婴儿最理想的食物，坚持 6 月龄内纯母乳喂养。

（2）生后 1 小时内开奶，重视尽早吸吮。

（3）回应式喂养，养成良好的生活规律。

（4）适当补充维生素 D，母乳喂养无需补钙。

（5）一旦有任何动摇母乳喂养的想法和举动，都必须咨询医生或其他专业人员，并由他们帮助做出决定。

（6）定期监测婴儿体格指标，保持健康生长。

4. 7~24 月龄婴幼儿喂养指南

（1）继续母乳喂养，满 6 月龄起必须添加辅食，从富含铁的泥糊状食物开始。

（2）及时引入多样化食物，重视动物性食物的添加。

（3）尽量少加糖、盐，油脂适当，保持食物原味。

（4）提倡回应式喂养，鼓励但不强迫进食。

（5）重视饮食卫生和进食安全。

（6）定期监测体格指标，追求健康生长。

5. 学龄前儿童膳食指南

（1）食物多样，规律就餐，自主进食，培养健康饮食行为。

（2）每天饮奶，足量饮水，合理选择零食。

（3）合理烹调，少调料、少油炸。

（4）参与食物选择与制作，增进对食物的认知和喜爱。

（5）经常户外活动，定期体格测量，保障健康成长。

6. 学龄儿童膳食指南

（1）主动参与食物的选择和制作，提高营养素养。

（2）吃好早餐，合理选择零食，培养健康饮食行为。

（3）天天喝奶，足量饮水，不喝含糖饮料，禁止饮酒。

（4）多户外活动，少视屏时间，每天 60 分钟以上的中高强度身体活动。

（5）定期监测体格发育，保持体重适宜增长。

7. 一般老年人膳食指南

（1）食物品种丰富，动物性食物充足，常吃大豆制品。

（2）鼓励共同进餐，保持良好食欲，享受食物美味。

（3）积极参加户外活动，延缓肌肉衰减，保持适宜体重。

（4）定期健康体检，测评营养状况，预防营养缺乏。

8. 高龄老年人膳食指南

（1）食物多样，鼓励多种方式进食。

（2）选择质地细软、能量和营养素密度高的食物。

（3）多吃鱼、禽、肉、蛋奶和豆，适量蔬菜配水果。

（4）关注体重丢失，定期营养筛查评估，预防营养不良。

（5）适时合理补充营养，提高生活质量。

（6）坚持健身与益智活动，促进身心健康。

9. 素食人群膳食指南

（1）食物多样，谷类为主；适量增加全谷物。

（2）增加大豆及其制品的摄入，选用发酵豆制品。

（3）常吃坚果、海藻和菌菇。

（4）蔬菜、水果应充足。

（5）合理选择烹调油。

（6）定期检测营养状况。

三、食品安全常识

食品安全所涉范围较广，包括食品卫生、食品质量、食品营养及食物种植、养殖、加工、包装、贮存、运输、销售、消费等相关方面的内容。具体而言，食品安全指食品无毒、无害，符合应有的营养要求，对人体健康不造成任何急性、亚急性或者慢性危害。

食源性疾病的发病率居各类疾病总发病率的前列，是当前世界上突出的卫生问题之一，《中华人民共和国食品安全法》中对食源性疾病的定义为，食品中致病因素进入人体而引起的感染性和中毒性的疾病。

（一）预防食源性疾病

1. 保持清洁　保持双手的清洁，不仅饭前便后洗手，在做饭过程中生熟食品交替处理时也要及时洗手；保持厨房用具的清洁，碗、筷、抹布、案板的清洁，对于生熟食品，选用不同案板处理；保持厨房及储藏食物的地区整洁、干净，不被虫类、鼠类等污染；直接入口的蔬菜瓜果一定要清洗干净。

2. 食用新鲜的食物　不买不食腐败变质、污秽不洁及其他含有害物质的食品；不食用来历不明的食品，包括不熟悉的野菜、野果；不购买无厂名、厂址和保质期等标识不全的食品；不饮用不洁净的水或未煮沸的自来水；肉质类食物要煮熟食用；不食用在室温条件下放置超过2小时的熟食和剩余食品。

3. 其他　如果在进食过程中出现任何不适，应当立刻停止食用，并及时就医。

（二）食物中毒

食物中毒是一类最重要的食源性疾病，指摄入含有生物性、化学性有毒有害物质的食品或把有毒有害物质当作食品摄入后所出现的非传染性的急性、亚急性疾病。

1. 食物中毒的特点　食物中毒发生的病因各不相同，但发病多具有季节性、暴发性、相似性、非传染性等特点。

2. 食物中毒的分类　按病原分，食物中毒可分为细菌性食物中毒、真菌及其毒素食物中毒、动物性食物中毒、有毒植物中毒、化学性食物中毒等。

3. 食物中毒的预防　正确采购食物，要保证采购新鲜的、来源可靠的食物；要关注食品的标签，关注食品的生产日期、保质期、保存条件等；要合理储藏食物，避免食物受到污染；要注意食物加工过程中的安全问题，包括保持个人卫生和加工环境和用具的清洁，对动物性食物应注意加热熟透；煎、炸、烧烤等烹调方式如使用不当容易产生有害物质，应尽量少用。

（三）关注食品标签

食品标签的内容包括食品名称、配料表、营养成分表、食用方法、适宜人群、生产日期、保质期、产品标准号等。

在选购食品时，首先需要关注的就是生产日期、保质期和保存条件。配料表显示的是食品的生成原料和一些食品添加剂，如防腐剂、着色剂、甜味剂等。某些特殊疾病的患者尤其需要关注，如糖尿病患者、过敏体质者。

最主要的是食品的营养成分表，它显示了食品的营养特性和相关营养学信息，是消费者了解食品营养组分和特征的主要途径。营养成分包括但不限于能量、蛋白质、脂肪、碳水化合物、钠等营养成分的含量及其占日摄入量的百分比。通过营养标签，可以快速获得单位质量食品所包含的营养素摄入量，为合理营养和平衡膳食提供了便利。

四、中医饮食养生

我国自古就有"民以食为天"的说法，强调了饮食对人体的重要性，与其他养生方法相比，饮食养生更加重要。中医饮食养生是在中医药理论的指导下，研究饮食与增进人体健康的关系，通过合理选择食物，改善饮食习惯，注意饮食宜忌，科学摄取食物，以达到促进健康、预防疾病、益寿延年的目的。经过几千年的发展、探索，中医饮食养生积累了丰富的经验，形成了一门实践性较强、体系完整、具有中医特色的学科，成为传统中医药的一大特色和优势。中医饮食养生具有简、便、验、廉、效且安全性高的特点，广为大家接受和认可。合理利用中医饮食养生，能够起到预防疾病、延缓衰老的作用。

（一）历史沿革

饮食养生萌发较早，在商周时期即有专门的食医负责王公贵族的饮食。秦汉时期《黄帝内经》的问世，为中医饮食养生奠定了理论基础，提出了全面膳食的观点。现存最早的药物学专著《神农本草经》将药物分为上、中、下三品，上品所载药物120种，为君，无毒，主养命，多服久服不伤人，可以达到耐老、增年、长年等效果的颇多，对中医饮食营养学理论的影响颇大。医圣张仲景擅长将食物用于医方，经久不衰，如当归生姜羊肉汤、百合鸡子黄汤、猪肤汤等。唐代孙思邈在《千金要方》中专门列"食治"一篇，强调"夫为医者，当须先洞晓病源，知其所犯，以食治之，食疗不愈，然后命药"，强调作为医生，应以食疗作为治的首选方法。孟诜的《食疗本草》为我国第一部综合性食物本草专著，也是现存最早的一部食疗专著，重视食物的营养价值，详细分析了食物的性味、配伍、功效、禁忌等，对食物的加工、烹调皆有阐明。宋代陈直的《养老奉亲书》为一部老年养生的专著，其中重点强调了老年饮食养生的重要性。元代忽思慧的《饮膳正要》是一部饮食养生的专著，内容丰富，图文并茂，实用性强。明清时期饮食养生的发展达到了鼎盛时期，特别是在实践经验的整理总结、野生食物资源的开发利用、饮食养生方法的普及等方面都大大超过了前代，代表性著作有《食物本草》《粥谱》《随息居饮食谱》《救荒本草》《寿世保元》等。

由此可见，饮食养生经历代医家的临床经验积累，不断地发展，形成了较为系统的知识体系。

（二）食物的特性

食物和中药一样，也具有相应的性能，包括性、味、归经、升降浮沉等。

1. 食物的性、味、归经　食物的四性是指食物具有寒、热、温、凉 4 种性质，也有介于之间的平性食物。寒凉类食物具有滋阴、清热、泻火、解毒等功效，如荞麦、苦瓜、梨等。温热性食物具有温经、助阳、散寒等作用，如生姜、韭菜、羊肉、辣椒等。平性食物介于二者之间，具有健脾、开胃、宁心等作用。

食物的五味原本是指酸、苦、甘、辛、咸 5 种不同的味道，还有气味不显的淡味，随着人们对食物认识的进一步发展，五味不仅指食物的味道，也包含对食物不同功用的归类认识。酸味具有收敛、固涩、生津等作用，如乌梅、山楂、木瓜等。苦味具有泻下、泻火、降气、坚阴、燥湿等作用，如苦瓜、莴苣、枸杞叶、杏仁等。甘味具有和缓、补虚的作用，如大枣、桂圆、蜂蜜等。辛味具有发汗、行气、活血、化湿、开胃等作用，如葱、姜、香菜、薤白等。咸味具有软坚散结、泻下等作用，如海带、紫菜、苋菜等。淡味具有渗湿、利尿作用，如冬瓜、薏苡仁等。食物的归经是指食用食物后对人体某条经络或某些经络发挥明显的作用。

2. 食物的升降浮沉　食物的升降浮沉与食物的气味密切相关，食物的气味性质与其阴阳属性决定食物作用的趋向。凡食性温热，食味辛、甘、淡的食物，其属性为阳，作用趋向多为升浮，如姜、葱、花椒等；凡食性寒凉，食味酸、苦、咸的食物，其属性为阴，其作用趋向多为沉降，如杏仁、苦瓜、白果等。

（三）常用制作方法

常用的食物烹饪方法有蒸、煮、炖、焖、煨、熬、炒、卤、炸、烧等。

1. 蒸　蒸是将食材入碗中上笼屉，用蒸汽蒸熟的烹制方法。具有保持菜肴原汁原味、形状完整、鲜嫩爽口的特点。蒸包括清蒸、粉蒸、包蒸、封蒸、扣蒸等多种方式。

2. 煮　煮是将食材全部放在锅内，加适量汤汁或清水，先用武火煮沸，再用文火烧熟的烹调方法。

3. 炖　炖是将食材全部下锅，加适量水，置武火上烧沸，撇去浮沫，再置文火上烧 1 ～ 2 小时，直至酥烂的烹制方法。

4. 焖　焖是指将锅烧热，加适量植物油，将食材放入，炒成半成品后，再加入葱、姜、花椒、盐等调味品和少量高汤，盖上锅盖，用文火焖熟的烹制方法。

5. 煨　煨是将质地较老的食材加入调味料和汤汁，用文火或炭火长时间加热至熟烂的烹调方法。

6. 熬　熬是将主料和其他食材初步加工后，放入锅内，加水，适当调味，置武火上烧沸，再用文火烧至汁稠味浓、食物熟烂的烹调方法。

7. 炒　炒是将食材备好，锅烧热，放入适量食用油，一般先用武火滑锅，待油温升至八成时，放入原料，用手勺不断翻拌，断生即成的烹调方法。

8. 卤　卤是先将食材初加工，放入卤汁中，用中火加热烹制，使其慢慢渗透卤汁直至熟透的烹调方法。此类菜的特点是口味醇厚，香气浓郁。

9. 炸 炸是将食材准备好，先在锅内放入大量食用油，待油热后，将食材入锅内加热，武火烹制炸熟即起锅的烹调方法。但是油炸食品属于高能量食品，含有大量油脂，如果烹饪过程不恰当还会产生有害物质，宜少选用此类做法。

10. 烧 烧是将食物放入热锅内经煸、煎等处理后，进行调味、调色，然后加入汤或清水，武火烧沸，文火长焖，烧至卤汁稠浓即成的烹调方法。

（四）饮食原则

1. 平衡膳食 《素问·藏气法时论》曰："五谷为养，五果为助，五畜为益，五菜为充，气味合而服之，以补精益气。"这是人类历史上最早的膳食指南，与《中国居民膳食指南》中对平衡膳食结构的要求如出一辙。中医学认为，谷类、豆类、蔬菜水果类、畜禽肉类的四气五味、功效作用都有差异，健康膳食应该根据中医理论合理配伍，使之与机体的需要保持平衡，人体才可以获得全面均衡的营养，使水谷精微充足，气血充盈，脏腑安和，人体精力旺盛。平衡膳食还要求我们避免偏食、挑食的饮食习惯，如果一味偏食，饮食不均衡，必将导致体内某些营养物质缺乏或过剩，长此以往，必将引发疾病。因此，平衡膳食成为食疗中的一个重要应用原则。

2. 饮食有节 中医学认为，人们每日的饮食应有一定的节制，根据各人的实际情况做到定时定量。如果不加节制，往往会危害身体健康。孙思邈在《千金要方》中说："不欲极饥而食，食不可过饱，不欲极渴而饮，饮不可过多。饮食过多，则结积聚，渴饮过多，则成痰癖。"前者指出饮食的限度，后者说明饮食过多的弊端。又说："凡常饮食，每令节俭。若贪味多餐，临盘大饱，食讫，觉腹中膨脝短气，或致暴疾，乃为霍乱。"说明暴饮暴食常使胃肠功能失调，而引起上吐下泻的病变。

婴幼儿脾胃功能尚未健全，较成人更易伤食致病。若食滞日久，损伤脾胃，致气血精微不能濡养脏腑，则可酿成疳积，影响生长发育。

3. 顾护脾胃 中医学认为，胃主受纳，腐熟水谷，脾主运化水谷，脾胃的功能对于维持正常的生命活动至关重要，饮食的营养必须依赖脾胃运化才能转化为人体能够利用的水谷精微，之后化生为精、气、血、津液，营养全身，滋养五脏六腑。因此，李东垣说："元气之充足，皆由脾胃之气无所伤，而后能滋养元气。"说明脾胃的消化、吸收功能对滋养人体的重要作用。脾胃为后天之本，要想通过饮食达到养生、防病延年的效果，必须通过脾胃的受纳和运化功能才能实现。

要想顾护脾胃，一方面对于脾胃功能较弱者，平时可经常选择一些具有健脾益胃功效的食物来增强脾胃之气，常见的食物有糯米、谷芽、红枣、山楂、茯苓、山药、薏苡仁、白扁豆、陈皮等。另一方面，要根据脾胃的特点、喜好，从食物的质地、食物温度、进食速度等方面护脾养胃。比如，胃喜温喜软，寒凉较硬的食物不易消化，还会刺激肠胃，尤其是老年人更适合温热熟软的食物。

4. 调和五味 《素问·至真要大论》云："五味入胃，各归所喜，故酸先入肝，苦先入心，甘先入脾，辛先入肺，咸先入肾。久而增气，物化之常也。"要使五脏功能始终保持相对平衡、相互协调，调和五味是至关重要的。虽饮食五味对五脏具有滋养作用，但若过于偏嗜某一味，会导致五味失衡、失调，对身体产生损害。因此，在日常中医饮食养生中，五味调和是最基本的法则。

（五）注意事项

《素问·宣明五气》中即有"五味所禁"，后在《金匮要略》中有"所食之味，有与病相宜，有与身为害，若得宜则益体，害则成疾"的记载，说明了饮食禁忌的重要性。

饮食禁忌首先是防止误食。《金匮要略》分别有"禽兽鱼虫禁忌并治"和"果实菜谷禁忌并治"两篇，指出"六畜自死，皆疫死，则有毒，不可食之""肉中有如米点者，不可食之""果子落地经宿，虫蚁食之者，人大忌食之"等。如果处理不当而误食，会影响人体健康，甚至危及生命。

其次是病证的饮食禁忌。总体而言，热证忌食辛辣之品，寒证忌食生冷之品，脾胃虚弱忌食生冷油腻之品。

最后是服药期间的饮食禁忌。《调疾饮食辩·调疾饮食辩发凡》言："病人饮食，借以滋养胃气，宣行药力，故饮食得宜，足为药饵之助，失宜，则与药饵为仇。"

（六）常见食物类原料的功效表

在人们的日常生活中，食物类原料来源广泛，主要包含粮食类、蔬菜类、水果类、畜肉类、禽肉类、蛋奶类、水产类等。经过历代医家的观察和总结，不同食物类原料具有不同的功用（表6-4～表6-15）。

1. 粮食类

（1）谷物类　见表6-4。

表6-4　谷物类

序号	名称	来源	性味	归经	功效
1	粳米	《名医别录》	甘，平	脾、胃	补中益气，健脾和胃，除烦渴
2	糯米	《备急千金要方》	甘，温	脾、胃、肺	补中益气，健脾止泻，缩尿，敛汗
3	小麦	《名医别录》	甘，凉	心、脾、肾	养心，益肾，除热，止渴
4	大麦	《本草经集注》	平，凉	脾、胃	和胃，宽肠，利水，小便淋痛，水肿，烫伤
5	荞麦	《备急千金要方》	甘，微酸，寒	脾、胃、大肠	健脾消积，下气宽肠，解毒敛疮
6	玉米	《滇南本草》	甘，平	胃、大肠	调中开胃，益肺宁心
7	高粱	《中华本草》	甘，平	脾、胃、肺	健脾止泻，化痰安神
8	薏苡仁	《神农本草经》	甘，淡，凉	脾、胃、肺	利水渗湿，健脾消痹，消肿排脓，解毒散结

（2）豆类　见表6-5。

表6-5　豆类

序号	名称	来源	性味	归经	功效
1	红豆	《海药本草》	甘，酸，微寒	心、小肠、脾	利水消肿，除湿退黄，解毒消痈
2	绿豆	《开宝本草》	甘，寒	心、肝、胃	清热，消暑，利水，解毒
3	黄豆	《食鉴本草》	甘，平	脾、胃、大肠	健脾利水，宽中导滞，解毒消肿
4	黑豆	《本草图经》	甘，平	脾、肾	健脾益肾，活血利水，祛风解毒

续表

序号	名称	来源	性味	归经	功效
5	扁豆	《名医别录》	微寒,无毒	脾、胃	健脾和中,消暑化湿
6	黄豆芽	《神农本草经》	甘,凉	脾、大肠	清热利湿,消肿除痹,祛黑痣,治疣赘,润肌肤
7	豆腐	《本草图经》	甘,凉	脾、胃、大肠	泻火解毒,生津润燥,和中益气。豆腐渣:解毒消肿,止血
8	豌豆	《本草纲目》	甘,微辛,平	归脾、胃	消渴、吐逆,止泄痢,利小便,不乳汁,消痈肿痘疮

2. 蔬菜类

（1）叶茎类　见表6-6。

表6-6　叶茎类

序号	名称	来源	性味	归经	功效
1	芹菜	旱芹:《履巉岩本草》 水芹:《本草经集注》	旱芹:甘,辛,微苦,凉 水芹:辛,甘,凉	旱芹:肝、胃、肺 水芹:肺、肝、膀胱	旱芹:平肝,清热,祛风,利水,止血,解毒 水芹:清热解毒,利尿,止血
2	苋菜	《药录》	甘,寒	肺、大肠	子:清肝明目。根:凉血解毒
3	白菜	《滇南本草》	甘,平	胃	通利肠胃,养胃和中,利小便
4	韭菜	《滇南本草》	辛,温	肾、胃、肺、肝	补肾,温中,行气,散瘀,解毒,润肠
5	菠菜	《履巉岩本草》	甘,平	肝、胃、大肠、小肠	养血,止血,平肝,润燥
6	茼蒿	《饮膳正要》	甘,平	脾、胃	和脾胃,利二便,消痰饮
7	莴苣	《食疗本草》	苦,甘,凉	胃、小肠	利尿,通乳,清热解毒
8	荠菜	《日用本草》	辛,甘,凉,平	肺、胃、兼入肾	宣肺豁痰,温中利气
9	芫荽	《食疗本草》	温,辛	肺、脾	发汗透疹,消食下气,清热,利尿
10	香椿	《本草图经》	苦,涩,温	肝、肾、胃	祛风利湿,止血止痛

（2）根茎类　见表6-7。

表6-7　根茎类

序号	名称	来源	性味	归经	功效
1	白萝卜	《新修本草》	生:辛,甘,凉 熟:甘,平	脾、胃、肺、大肠	消食,下气,化痰,止血,解渴,利尿
2	胡萝卜	《绍兴本草》	甘,辛,平	脾、肝、肺	健脾和中,滋肝明目,化痰止咳,清热解毒
3	藕	《本草经集注》	甘,寒	心、肝、脾、胃	清热生津,凉血,散瘀,止血
4	百合	《神农本草经》	甘,寒	心、肺	养阴润肺,清心安神
5	红薯	《本草纲目拾遗》	甘,平	脾、肾	补中和血,益气生津,宽肠胃,通便
6	马铃薯	《广西药用植物名录》	甘,平	胃、大肠	益气健脾,调中和胃,消肿解毒
7	山药	《神农本草经》	甘,平	脾、肺、肾	补脾养胃,生津益肺,补肾涩精

（3）瓜茄类　见表6-8。

表6-8　瓜茄类

序号	名称	来源	性味	归经	功效
1	冬瓜	《本草经集注》	甘，淡，微寒	肺、大肠、小肠、膀胱	利尿，清热，化痰，生津，解毒
2	黄瓜	《本草拾遗》	甘，凉	肺、脾、胃	清热，利水，解毒
3	丝瓜	《救荒本草》	甘，凉	肺、肝、胃、大肠	清热化痰，凉血解毒
4	苦瓜	《滇南本草》	苦，寒	心、脾、肺	祛暑涤热，明目，解毒
5	南瓜	《滇南本草》	甘，平	肺、脾、胃	解毒消肿，健脾和胃
6	番茄	《植物名实图考》	酸，甘，微寒	肝、脾、胃	生津止渴，健胃消食
7	茄子	《本草拾遗》	甘，凉	脾、胃、大肠	清热，活血，消肿
8	辣椒	《植物名实图考》	辛，热	脾、胃	温中散寒，下气消食

（4）野菜及食用菌　见表6-9。

表6-9　野菜及食用菌

序号	名称	来源	性味	归经	功效
1	马齿苋	《本草经集注》	酸，寒	大肠、肝	清热解毒，凉血止痢，除湿通淋
2	枸杞叶	《名医别录》	苦，甘，凉	肝、脾、肾	补虚益精，清热明目
3	荠菜	《千金食治》	辛，温	肺、胃，兼入肾	宣肺豁痰，温中利气
4	刺儿菜	《本草纲目拾遗》	甘，微苦，凉	心、肝	凉血止血，散瘀消肿
5	木耳	《神农本草经》	甘，平	肺、脾、大肠、肝	补气养血，润肺止咳，止血
6	香菇	《随息居饮食谱》	甘，平	肝、胃	扶正补虚，健脾开胃，祛风透疹，化痰理气
7	银耳	《中国药学大辞典》	甘，淡，平	肺、胃、肾	滋补生津，润肺养胃
8	金针菇	《食治本草》	甘，凉	脾、大肠	抗菌消炎

3. 水果类

（1）鲜果　见表6-10。

表6-10　鲜果

序号	名称	来源	性味	归经	功效
1	香蕉	《本草纲目拾遗》	甘，寒	脾、胃、大肠	清热解毒，润肺滑肠
2	梨	《名医别录》	甘，微酸，凉	肺、胃	止咳化痰，清热降火，清心除烦，润肺生津，解酒
3	苹果	《滇南本草》	甘，酸，凉	脾、胃、心	益胃生津，健脾止泻，止渴，除烦醒酒
4	西瓜	《日用本草》	甘，寒	心、胃、膀胱	清热解暑，除烦止渴，利小便
5	甘蔗	《名医别录》	甘，寒	肺、脾、胃	清热生津，润燥下气，解毒醒酒
6	柚子	《本草经集注》	甘，酸，寒	肺、脾、胃	消食和胃，健脾，止咳，解酒

续表

序号	名称	来源	性味	归经	功效
7	橙子	《名医别录》	酸，凉	肝、胃	和中开胃，降逆止呕
8	桃子	《日用本草》	甘，酸，温	肺、大肠	生津润肠，活血消积，益气血，润肤色
9	桑椹	《中华本草》	甘，酸，寒	肝、肾	补益肝肾，息风滋液
10	樱桃	《名医别录》	甘，温	甘、脾	解表透疹，补中益气，健脾和胃
11	葡萄	《神农本草经》	甘，酸，平	肺、脾、肾	益气补血，强壮筋骨，软坚散寒，补肝利胆，通利小便
12	荔枝	《食疗本草》	甘，酸，温	肝、脾	养血健脾，行气消肿
13	石榴	《滇南本草》	甘，酸，涩，温	脾、肺	镇咳消痰，涩肠止泻，止血
14	猕猴桃	《开宝本草》	酸，甘，寒	胃、肝、肾	清热除烦，生津止渴，润燥，调理中气，通淋

（2）干果　见表6-11。

表 6-11　干果

序号	名称	来源	性味	归经	功效
1	胡桃仁	《本草纲目》	甘，涩	肾、肝、肺	补肾益精，温肺定喘，润肠通便
2	葵花籽	《采药书》	甘，平	肺、大肠	透疹，止痢，透痈脓
3	松子	《海药本草》	甘，大温	肝、肺、大肠	主诸风，温肠胃，久服轻身，延年，不老
4	花生	《滇南本草图说》	甘，平	肺、脾	健脾养胃，温肺化痰
5	甜杏仁	《本草便读》	甘，平，有小毒	肺、大肠	止咳平喘，润肠通便
6	南瓜子	《本草纲目》	甘，平	大肠	杀虫，下乳，消肿

4. 畜肉类　见表6-12。

表 6-12　畜肉类

序号	名称	来源	性味	归经	功效
1	猪肉	《本草经集注》	甘，咸，微寒	脾、胃、肾	补肾滋阴，益气养血，消肿
2	猪肚	《本草经集注》	甘，温	脾、胃	补虚损，健脾胃
3	猪肝	《备急千金要方》	甘，苦，温	脾、胃、肝	养肝明目，补气健脾
4	猪心	《名医别录》	甘，咸，平	心	补血养心，安神镇惊
5	猪肺	《备急千金要方》	甘，平	肺	补肺止咳，止血
6	牛肉	《名医别录》	水牛肉：甘，凉 黄牛肉：甘，温	脾、胃	补脾胃，宜气血，强筋骨
7	羊肉	《本草经集注》	甘，热	脾、胃、肾	健脾温中，补肾壮阳，益气养血
8	狗肉	《名医别录》	咸，温	脾、胃、肾	补中益气，温肾助阳
9	兔肉	《名医别录》	甘，寒	脾、肝、大肠	健脾补中，凉血解毒
10	驴肉	《备急千金要方》	甘，酸，平	脾、胃、肝	益气补血

5. 禽肉类　见表 6-13。

表 6-13　禽肉类

序号	名称	来源	性味	归经	功效
1	鸡肉	《神农本草经》	甘，温	脾、胃	温中益气，补精填髓
2	鸭肉	《名医别录》	甘，微咸，平	肺、脾、肾	补气益阴，利水消肿
3	鹅肉	《名医别录》	甘，平	脾、肝、肺	益气补虚，和胃止渴
4	鸽子	《嘉祐本草》	咸，平	肺、肝、肾	滋肾补气，解毒祛风，调经止痛
5	鹌鹑	《食经》	甘，平	大肠、心、肝、肺、肾	补益中气，强壮筋骨，止泻痢

6. 蛋奶类　见表 6-14。

表 6-14　蛋奶类

序号	名称	来源	性味	归经	功效
1	鸡蛋	《神农本草经》	甘，平	心、脾	养血润燥，清热解渴
2	鸭蛋	《本草经集注》	甘，凉	心、肺	滋阴平肝，清热止咳，止泻
3	鹅蛋	《食疗本草》	甘，温	肾、脾、胃	益气补肾，解疮痘毒
4	鸽子蛋	《四川中药志》	甘，咸，平	肺、脾、胃、肾	解疮毒，痘毒
5	牛奶	《本草经集注》	甘，微寒	心、肺、胃	补虚损，益肺胃，养血，生津润燥，解毒
6	羊奶	《本草经集注》	甘，微温	心、肺	补虚润燥，和胃，解毒

7. 水产类　见表 6-15。

表 6-15　水产类

序号	名称	来源	性味	归经	功效
1	鲫鱼	《新修本草》	甘，平	脾、胃、大肠	健脾和胃，利水消肿，通血脉
2	鲤鱼	《神农本草经》	甘，平	脾、胃、肾、胆	健脾和胃，利水下气，通乳，安胎
3	泥鳅	《滇南本草》	甘，平	脾、肝、肾	补益脾肾，利水，解毒
4	带鱼	《本草从新》	甘，平	胃	补虚，解毒，止血
5	对虾	《本草纲目拾遗》	甘，咸，温	肝、肾	补肾壮阳，滋阴息风
6	鲍鱼	《本草经集注》	甘，平，咸	肝	清肝明目，养血益胃，补肝肾
7	海参	《食物本草》	甘，咸，平	肾、肺	补肾益津，养血润燥，止血
8	海带	《吴普本草》	咸，寒	肝、胃、肾	消痰软坚，利水退肿
9	蟹	《神农本草经》	咸，寒	肝、胃	消热散瘀，消肿解毒
10	鳖	《名医别录》	甘，平	肝、肾	滋阴补肾，清退虚热

NOTE

第三节　身体活动与健康

一、身体活动的描述与评价指标

世界卫生组织 2010 年发布的《关于有益健康的身体活动全球建议》指出，缺乏身体活动已经成为全球范围死亡的第四位危险因素。许多国家缺乏身体活动的人群比例不断增加，并对全世界人群的一般健康状况和慢性非传染性疾病的患病率有重要影响；鉴于身体活动对公众健康的重要性，也鉴于世界卫生组织承担在全球范围内促进身体活动和预防慢性非传染性疾病的工作任务，而多数中、低收入国家还没有制订身体活动指南，有必要制订全球性的建议，阐明身体活动的频度、时间、强度、形式和总量与预防慢性疾病之间的关联性。

因此，本部分将从有益健康的身体活动及身体活动的频度、时间、强度、形式、总量 6 个方面对身体活动进行描述和评价。

（一）有益健康的身体活动

有益健康的身体活动来自 2010 年《关于有益健康的身体活动全球建议》的报告，是指适度身体活动的频度、时间、强度、形式和总量有利于促进健康，预防慢性非传染性疾病。有益健康的身体活动核心在于强调"适度"。

（二）身体活动的频度

身体活动的频度是指一段时间内进行身体活动的次数，通常以周为单位。身体活动的健康效应有赖于活动的持续性，经常参加中等活动强度身体活动的群体具有更低的慢性病发病率，因此建议成年人每天均需要中等强度的有氧活动，而强度大的跑步、篮球、游泳等，频度则建议每周 3 次。身体活动的频度可结合锻炼的累积时间，不要求每次活动的时间完全一致。

（三）身体活动的时间

身体活动的时间是指进行一次活动所持续的时间，常以分钟表示。如每天慢跑一次，每次跑步半个小时。身体活动时间的累积是指为达到某种身体活动目标时间，将一定时间内每一次特定的身体活动时间进行合计，如每周慢跑 150 分钟。

基于健康目标的不同，身体活动与健康的剂量效应关系和强调的活动时间、强度也不同。30 分钟中等强度活动对健康的作用（如心血管疾病、糖尿病等）得到了大量的研究结果支持，而且延长活动时间可以获得更大的健康效益。

（四）身体活动的强度

身体活动的强度（intensity）指单位时间内身体活动的能耗水平或对人体生理刺激的程度，分为绝对强度（物理强度）和相对强度（生理强度）。

1. 绝对强度　绝对强度是指一种身体活动的绝对物理负荷量，而不考虑个人的生理承受能力，如有氧运动时的每千克体重每分钟耗氧量。绝对强度可以使用代谢当量、千步当量等变量表示。

代谢当量（metabolism equivalent，MET），也称梅脱，是一种表示身体活动中代谢消耗的单位。1MET 是休息静坐时的能量消耗速度，对大多数人来说，相当于每分钟每千克体重消耗 3.5mL 氧气，或每千克体重每小时消耗 1.05kcal（44kJ）能量的活动强度，1MET=1.05kcal/（kg·h）。代谢当量是当前国际上反映活动强度的常用单位，一般以 ≥ 6MET 为高强度；3 ～ 5.9MET 为中等强度；1.1 ～ 2.9MET 为低强度（表 6-16）。千步活动量，又称千步当量，是指相当于 4km/h 的速度步行 1 千步（约 10 分钟）的活动量。

表 6-16　不同代谢当量身体活动举例

级别	身体活动举例
1 ～ 2	看电视、烹饪、钢琴
3 ～ 4	钓鱼、露天行走
5 ～ 6	骑快马、游泳
7 ～ 8	登山、篮球
9 ～ 10	跑步

2. 相对强度　相对强度属于生理的范畴，是指个体生理条件对某种身体活动的反应和耐受力，代谢当量、自我感知运动强度、最大耗氧量和最大心率百分比均可用来评价身体活动的强度。

自我感知运动强度（rating of perceived exertion，RPE）又称自觉疲劳程度，是以受试者自我感觉来评价运动负荷的心理学指标，可通过 1 ～ 10 级 RPE 量表（表 6-17）评估，由低到高分别为休息状态至非常疲惫，中等强度表现为自觉舒适，微微出汗，不易疲劳。最大耗氧量是指当人体剧烈运动时，人体消耗的氧量和心率可达到的极限水平耗氧量，相对应的心率即为最大心率（最大心率 =220 – 年龄）。一般认为，当心率达到最大心率的 60% ～ 75% 时，身体活动水平达到了中等强度。

代谢当量、最大耗氧量和最大心率百分比均可用来评价身体活动的强度，实际中可根据具体情况选择，而自我感知运动强度更侧重于考虑个体的差异性，可供人们把握活动强度时参考。

表 6-17　自我感知运动强度量表

级别	感觉
1 ～ 2	休息状态很弱、弱
3 ～ 4	温和
5 ～ 6	中等
7 ～ 8	疲惫感
9 ～ 10	非常疲惫

（五）身体活动的形式

身体活动形式可以有多种分类方法。从医学和促进健康的角度，通常按日常活动和能量代谢分类。

1. 按日常活动分类　分为职业性身体活动、交通往来身体活动、家务性身体活动、运动锻炼身体活动。人的职业活动、交通往来和家务劳动中的身体活动，与个人的生活状态密切相关，有效地增加了活动总量。但是随着经济的发展和技术的进步，使得生活更为简单，现代化的产品替代和节省了人们的活动量。运动锻炼身体活动是指上述 3 类活动之外有计划、有目的地进行的身体活动，由于其他活动来源的持续减少且难以逆转，运动健身显得弥足珍贵，应该得到大力倡导和鼓励。

2. 按能量代谢分类   人体通过营养物质的摄入和能量消耗来维持能量代谢的平衡。能量消耗的途径主要包括基础代谢、身体活动和食物热效应3个方面，其中身体活动是能量代谢途径中可变性最大的部分，可以分为有氧代谢运动和无氧代谢运动。

有氧代谢运动是指躯干、四肢等大肌肉群参与为主的、有节律、时间较长、能够维持在一个稳定状态的身体活动，如长跑、步行、骑车、游泳等。这类活动形式需要氧气参与能量供应，以有氧代谢为主要供能途径，也叫耐力运动。它有助于增进心肺功能，降低血压和血糖，增加胰岛素的敏感性，改善血脂和内分泌系统的调节功能，还能提高骨密度，减少体内脂肪蓄积，控制不健康的体重增加。如以每小时4km的中等速度步行、每小时12km的速度骑自行车等均属于有氧运动。

无氧代谢运动是指肌肉在"缺氧"的状态下进行的高速剧烈的运动。无氧运动大部分是负荷强度高、瞬间性强的运动，所以很难持续长时间，而且疲劳消除的时间也慢。由于速度过快及爆发力过猛，人体内的糖分来不及经过氧气分解，而不得不依靠"无氧供能"。这种运动会在体内产生过多的乳酸，导致肌肉疲劳不能持久，运动后感到肌肉酸痛，呼吸急促。其实是酵解时产生大量丙酮酸、乳酸等中间代谢产物，不能通过呼吸排除。这些酸性产物堆积在细胞和血液中，就成了"疲劳毒素"，会让人感到疲乏无力、肌肉酸痛，还会出现呼吸、心跳加快和心律失常的情况，严重时会出现酸中毒和增加肝肾负担。

3. 按生理功能和运动方式分类   分为关节柔韧性活动、抗阻力活动（progressive resistance exercise，PRE）、身体平衡和协调性练习。关节柔韧性活动指通过躯干或四肢的伸展、屈曲和旋转，锻炼关节的柔韧性和灵活性，能量消耗较小。抗阻力活动是一种肌肉对抗阻力的重复运动，主要目的是训练人体的肌肉和力量，传统的抗阻力训练有俯卧撑、深蹲、哑铃、杠铃等项目，过程中依赖于无氧代谢功能。身体平衡和协调性练习是指改善人体平衡和协调性的组合活动，包括体操、太极拳、舞蹈等。

（六）身体活动的总量

身体活动总量是个体活动强度、频率、每次活动持续时间及该活动计划历时长度的综合度量，是累计每周中等强度和高强度身体活动的时间。每周3次、每次50分钟中等强度的活动量等同于每周5次、每次30分钟中等强度的活动量。当然，中等强度和高强度的活动总量也可以根据能量消耗进行折算，高强度活动时间可统一折合为两倍中等强度活动时间来计算身体活动总量。

二、身体活动与健康之间的关系

国内外的研究、政策和指南建议均将中等强度作为有益健康的身体活动水平，强调中等强度身体活动有利于提高公众的依从性和宣传政策的推广性，提高社会总体的活动水平。但对于有条件的个体，高强度的体育锻炼仍是非常推荐的，高强度的身体活动会显著提高心血管事件和外伤事件的发生率。因此，身体活动应考虑个体差异，利用相对强度（心率和RPE）评价身体活动强度，循序渐进，持续运动。

健康效应依赖于身体活动总量（运动强度、持续时间和运动频率的综合），即两者间存在量效关系（dose-response relationship）。身体活动总量是决定健康效益的关键，概括总结为 3 个方面：中小运动量即可使运动不足者的某些健康指标明显改善；运动量与肥胖控制、某些疾病的死亡率和发病率存在线性关系；运动量达到一定水平时才使某些健康指标的改善获得效果，而运动不足或过多均对健康产生不利影响。因此，体力活动时应同时注意运动量、健康效应与运动损害的平衡点。

1. 合理的体力活动是健康的重要前提　一般来说，最缺乏活动的人群具有较高的健康风险。虽然能够减少健康风险所需要的最少运动量究竟是多少仍然不太清楚，但越来越多的证据显示，每周参加不足 1 小时的中等强度的体力活动也可以减少全死因风险和冠心病的发生风险，较少的活动量和活动强度所带来的健康收益少于较多的活动量和活动强度。循证研究结果表明，与不参与相比，参与通勤运动（如步行和骑自行车的交通方式）可以降低心血管疾病（冠心病、卒中和心力衰竭）风险（RR=0.91，95% CI：0.83 ~ 0.99）。

2. 更多的体力活动将带来更多的健康收益　强有力的证据显示，每周参加中等强度到大强度活动达到 150 分钟以上的人群将获得更多的健康收益，这些收益包括预防慢性病的发生，改善疾病的生物学标志，保持健康的体重等。然而，有一些研究显示，在预防慢性病和减少全死因方面，呈现曲线相关，这意味着随着体力活动量的增加，健康收益的绝对增加呈现越来越少的趋势。10 分钟以上的中等强度有氧活动和中等负荷的肌肉力量训练应作为身体活动总量的主要内容。根据目前的科学证据，对有益健康的身体活动总量，强调身体活动强度应达到中等及以上，频度应达到每周 3 ~ 5 次。

3. 身体活动与健康效益的剂量反应关系　有中等质量证据表明，久坐时间（自行报告或借助设备衡量的坐姿或看电视时间）与全因死亡率、心血管疾病死亡率、癌症死亡率和新发心血管疾病之间存在非线性剂量 – 反应关系。一项荟萃分析提供了高质量证据，说明加速度感应器衡量的久坐总时间与全因死亡率之间的剂量 – 反应关系，报告久坐时间增加与全因死亡率之间有显著关联。对中等至剧烈强度身体活动时间等潜在混杂因素进行校正后，久坐时间四分位数增加的风险比为 1.00（参考值，久坐时间最少），1.28（1.09 ~ 1.51），1.71（1.36 ~ 2.15），2.63（1.94 ~ 3.56）。对久坐行为与死亡率之间剂量 – 反应关系的这项分析表明，7.5 ~ 9 小时风险逐渐增加，超过 9.5 小时风险更为突出。每天 10 小时或 12 小时的久坐行为对应更高死亡风险比，分别为 1.48（1.22 ~ 1.79）和 2.92（2.24 ~ 3.83）。

4. 身体活动类型与健康效益　不同种类和不同类型（如职业、交通或休闲）身体活动能带来有益健康结果。对全因死亡率和心血管疾病死亡率而言，仅从事有氧身体活动或结合肌肉强化练习即有良好效果，两种活动均达到建议水平，则效果最佳。

5. 过量运动的不利影响　与运动相关的不良事件，如肌肉骨骼损伤是很常见的，但通常低、中等强度运动发生的损伤都是很轻微的。总体来说，规律的体力活动带来的健康收益远远超过其带来的风险。多数研究表明，体力活动带来的肌肉骨骼损伤或猝死的风险只有在高强度活动时才需要进行评估，如跑步、竞技运动、军事训练等。受伤风险在对抗性、接触性运动中的发生率较高，而在非接触性、非力量对抗性运动中的发生率较低，步行、园艺、舞蹈、游泳和高尔夫运动的受伤率低。在适应了一定运动量后再增加运动量时，肌肉骨骼受伤的可能性相比突然增加运动量小。对于突发性心脏意外，关注运动强度可能比运动频率、运动时间更重要。

NOTE

三、有益健康的身体活动推荐量

有益健康的身体活动推荐量是基于大规模人群研究的结果得到的。多项长期随访的队列研究表明，与身体活动量低者相比，身体活动量达到一定水平者（如每周 150 分钟中等强度活动），其心脑血管疾病、2 型糖尿病、癌症、过早死亡的发生风险明显降低。在随机对照试验中，身体活动量增加到一定水平（如每周 150 分钟中等强度活动）的受试者，与身体活动量达不到这一水平的对照人群相比，其体重、体脂、血压、血糖、血脂、胰岛素敏感性、骨代谢等指标处于更健康的水平。身体活动推荐量（如每周 150 分钟中等强度活动）是根据这些研究结果汇总分析得出的。

以 1 周为时间周期，合理安排有氧运动、体育文娱活动、肌肉关节功能活动和日常生活工作中的身体活动内容，成人身体活动推荐建议如下。

（一）每日进行 6 ～ 10 个千步当量身体活动

人体各种身体活动的能量消耗量可以用千步当量数值来统一度量，即以千步当量作为尺子，如以 4km 中速步行 10 分钟的活动量为 1 个千步当量，其活动量等于洗盘子或熨衣服 15 分钟或慢跑 3 分钟（表 6-18）。千步当量相同，其活动量即相同。

表 6-18　完成相当于 1 千步当量的中等强度活动所需时间

活动项目		强度（梅脱）	千步当量时间（分钟）	强度分类
步行	4km/h，水平硬表面；下楼；下山	3.0	10	中
	4.8km/h，水平硬表面	3.3	9	中
	5.6km/h，水平硬表面；中慢速上楼	4.0	8	中
	6.4km/h，水平硬表面；0.5 ～ 7kg 负重上楼	5.0	6	中
	5.6km/h 上山；7.5 ～ 11kg 负重上楼	6.0	5	高
自行车	＜ 12km/h	3.0	10	中
	12 ～ 16km/h	4.0	8	中
	16 ～ 19km/h	6.0	5	高
家居	整理床铺，搬桌椅	3.0	10	中
	清扫地毯	3.3	9	中
	拖地板，吸尘	3.5	8	中
	和孩子游戏，中度用力（走或跑）	4.0	7	中
文娱活动	舞厅跳舞（如华尔兹、狐步、慢速舞蹈），排球练习	3.0	10	中
	早操，工间操，家庭锻炼（轻或中等强度）	3.5	9	中
	乒乓球练习，踩水（中等用力），太极拳	4.0	8	中
	跳绳，羽毛球练习，高尔夫球，小步慢跑，舞厅快舞	4.5	7	中
	网球练习	5.0	6	中
	一般健身房练习，集体舞（骑兵舞、邀请舞），起蹲	5.5	5	中
	起跑结合（慢跑成分少于 10 分钟），篮球练习	6.0	5	高
	慢跑，足球练习，轮滑旱冰	7.0	4	高
	跑（8km/h），跳绳（慢），游泳，滑冰	8.0	4	高
	跑（9.6km/h），跳绳（中速）	10.0	3	高

健康成人的每日身体活动量应达到 6 ～ 10 个千步当量，至少包括 4 ～ 6 个千步当量中等强度有氧运动。千步当量可以用于度量能量消耗，各种身体活动的能量消耗都可以用千步当量数结合体重和活动时间来计算。1 个千步当量身体活动约消耗能量 22kJ/kg 体重（0.525kcal/kg 体重）。

（二）经常进行中等强度的有氧运动

有氧运动是促进心血管和代谢系统健康不可或缺的运动形式，但要求活动强度至少达到中等，才能获得健康效益。人们日常活动的强度大多较低。中等强度活动对心、肺和血管增加适度的负荷，可起到锻炼和改善其功能的作用。

按照物理强度计算，推荐身体活动量达到每周 8 ～ 10 代谢当量小时（梅脱·小时），8 梅脱·小时相当于以每小时 6 ～ 7km 速度慢跑 103 分钟（表 6-19），10 梅脱·小时相当于以每小时 5 ～ 6km 速度快走 150 分钟。

若用千步当量（以每小时步行 4km 的速度步行 10 分钟）作为参照单位，则 8 ～ 10 梅脱·小时相当于 24 ～ 30 个千步当量。

中等强度的有氧运动以相对强度度量为主，体适能高者可以选择较高的运动强度和活动总量，以获得更好的健康效益；频度以每天进行为佳，间断不应超过 2 天，每周达到 5 ～ 7 天；建议每次活动时间达到 10 分钟以上，总时间可以累积。

表 6-19　不同活动完成 8 梅脱·小时（24 个千步当量）所需时间

活动项目		强度（梅脱）	完成 24 个千步当量时间（分钟）	活动能量消耗（kcal/10min）
步行	4.8km/h，水平硬表面	3.3	218	24.2
	5.6km/h，水平硬表面；中慢速上楼	4.0	180	31.5
	6.4km/h，水平硬表面；0.5 ～ 7kg 负重上楼	5.0	144	42.0
	5.6km/h 上山；7.5 ～ 11kg 负重上楼	6.0	120	52.5
骑车	12 ～ 16km/h	4.0	180	31.5
	16 ～ 19km/h	6.0	120	52.5
文娱活动	早操，工间操	3.5	206	26.3
	乒乓球练习，踩水（中等用力），太极拳	4.0	180	31.5
	羽毛球练习，高尔夫球	4.5	160	36.8
	一般健身房练习，集体舞（骑兵舞、邀请舞）	5.5	131	47.3
	起跑结合（慢跑成分少于 10 分钟），篮球练习	6.0	120	52.5
	慢跑，足球练习，轮滑旱冰	7.0	103	63
	跑（8km/h），跳绳（慢），游泳，滑冰	8.0	90	73.5
	跑（9.6km/h），跳绳（中速）	10.0	72	94.5

（三）日常生活少静多动

日常活动是一个人身体活动总量和能量消耗的重要组成部分。日常居家、交通出行和工作中，有意安排尽量多的步行、上下楼和其他消耗体力的活动，培养和保持少静多动的生活习惯，有助于保持健康体重。短时间的步行、骑车和上下楼梯等达到中等强度的活动也有锻炼心血管功能的作用。

日常家居、工作和出行有关的各种活动可以根据能量消耗折算成千步当量（表 6-19），这些活动的千步当量数可以累加计算总的活动量。

（四）积极参加体育和娱乐活动

身体活动不仅是重复的体力活动，还包括各种比赛、舞蹈、秧歌和广播操等，这些更易于推广和执行。比如，广播体操在学校的执行，也鼓励广大企事业单位在每天上午 10 点和下午 3 点倡导广播体操。长期坚持参加广播体操，通过身体协调性、关节柔韧性练习和一定的肌肉负荷，可以明显提高机体的体能。

个人参加体育文娱活动需要机构组织、俱乐部和单位的支持，既可在参与和学习中逐渐培养个人兴趣爱好，又起到了锻炼身体的作用，应该得到相应的政策支持。

（五）维持和提高肌肉关节功能

随着年龄的增长和身体活动的减少，肌肉和关节功能会明显降低，存在典型的"用进废退"，身体活动的重要内容之一就是保障肌肉和关节的功能，主要包括两类，一是特定的基础锻炼，以抗阻力活动、关节柔韧性练习为主；二是结合日常生活所设计的功能性练习，如上下台阶、蹲起、转体、抬拾重物等。

抗阻力活动多是对抗阻力的重复运动，多以重复 8～20 次为适宜水准，根据个人体适能的差异来调整。抗阻力活动多含无氧运动，容易疲劳和中断，强调劳逸结合，频度以每周 3 次为宜，隔日进行。

四、身体活动干预

身体活动干预的核心是运动处方。世界卫生组织于 1969 年起开始采用运动处方这一名词，并在国际上得到认可。运动处方是根据病程、严重程度、并发症等，综合考虑年龄、家庭状况、运动习惯、文化背景等多种因素，用处方的形式制订的贯穿治疗全程的系统化、个体化运动方案。运动处方像药物处方一样，是医师根据个人的健康和身体功能状况、运动项目的特点进行研究，开出适合个人的运动项目、运动强度、运动时间和频率的带诊断性的处方。运动处方应考虑运动的安全性、运动后的效果、身体功能的维持和提高，应有相应的实施程序和注意事项。运动锻炼有助于促进健康、预防疾病，但安排不当，也有发生意外伤害的风险。因此，要权衡利弊，采取措施保证最大利益的实现，也就是实施适合自己的活动计划。

（一）身体活动干预前的评估

身体活动干预有相应的适应证和禁忌证，在对不同的受访者进行干预前，均需评估其身体和病情状况。适用群体为绝大多数的非重症患者、慢性病患者及健康、亚健康状态的人；但应警惕伴有明显禁忌证者，如血糖控制极差、出现酮症或者消瘦且常发低血糖者，急性感染、酮症酸中毒、肝肾功能衰竭、严重视网膜病变、重度心脑血管疾病的患者，运动时伴有胸痛、气闷、气喘等现象的患者等。

应在专业队伍的指导下进行个体化运动评估、系统的身体检查，具体如下。

1. 医学评估　既往病史、体格检查、身体健康状况、当前治疗手段。

2. 身体活动现状评估　运动基础状况评估、日常运动状态评估。

3. 体适能和运动可行性评估　可依赖运动平板实验（Bruce 方案或 Naughton 方案）测定了解和评估个体的心肺功能、有氧运动能力和体适能，即当前状态的个人身体活动情况和能力、最大耗氧量、最大心率和最大代谢当量（最大心率可用"220- 年龄"来推算），以便进行个体化的指导。

4. 运动的偏好、运动环境分析　了解受评者的运动偏好、兴趣点和生活工作环境中适合运动的环境条件。

5. 运动禁忌证分析　了解受评者的运动禁忌证，以便在运动处方中避开相应运动内容。

（二）身体活动干预目标的确定

在评估的基础上确定身体活动干预目标。通常干预的目标包括 4 点：①保持或增强现有的体能状况。②增加热能的消耗，起到减肥减重和促进体能的作用。③调节身体的激素分泌情况、心理紧张度，增强免疫功能。④增强肌肉的肌力和改善关节活动度。

（三）身体活动干预方案的确定

在确定身体活动干预目标之后，结合受访者的运动能力、运动偏好，确定运动时间、运动方式、运动强度和运动频度。最好的身体活动干预方案是个体喜欢并能坚持下去的，制订活动的目标在于量化后的活动总量达到目标。

身体活动干预方案可以根据年龄性别进行划分，包括中年人的运动处方、老年人的运动处方、儿童的运动处方、妇女的运动处方等；也可以根据疾病类型进行划分，包括心血管疾病的运动处方、肺部疾病的运动处方、肥胖和代谢性疾病的运动处方、糖尿病的运动处方、骨质疏松症的运动处方、肩周炎和颈椎病的运动处方、骨关节炎的运动处方、防治电脑综合征的运动处方，癌症患者康复的运动处方等。

1. 运动形式　一般可根据干预目的、疾病情况、个人偏好等选择适合的运动形式或运动形式组合，往往以有氧健身运动、伸展牵拉运动和抗阻力量练习中的一种为主，辅以其他形式的锻炼。有氧运动主要针对心肺功能及其他内脏器官疾病患者，以保持和提高这些器官的功能贮备，改善全身的代谢状况。以伸展牵拉运动为主的处方主要针对骨伤和神经肌肉障碍患者，目的是改善关节和肌肉活动范围。力量练习以增强骨骼肌的力量和耐力为目的的，主要针对损伤后长期卧床肌萎缩、肌无力或损伤后需要特殊恢复的人群及其工作能力。如驾驶员车祸伤后，需要恢复上肢掌握把握方向盘操纵杆的肌力，或下肢蹬踩离合器、制动器的能力等。

低强度身体活动形式可以将步行作为首选，步行是较安全的运动方式。步行的正确姿势：保持抬头、挺胸、收腹，以免因驼背导致背部肌肉疲劳。中等强度身体活动水平的运动是应用较为广泛的，如慢跑、做有氧操、打乒乓球或羽毛球等。高强度身体活动水平和体能较好者可选择游泳、打网球。

总之，采取哪一种形式的运动最为合适，取决于运动锻炼者的健康状况、锻炼目的、环境条件、个人爱好等。

2. 运动强度　运动强度的安排是体现运动处方科学性、针对性和安全性的重要部分。为确保锻炼安全、有效，运动强度必须控制在已确定的有效范围之内，大于 80% 最大耗氧量的运动存在一定危险性，小于 50% 最大耗氧量的运动对老年人和心脏病患者较为适宜。有益健康的身体活动强度为中等强度，评价标准为运动时心跳和呼吸加快，但呼吸不急促；能持续运动 30 分钟，微微出汗，感觉疲劳，但仍能坚持运动；第二日起床后无疲劳感。个人体质不同，所能承受的运动负荷也不同，根据自己的感觉判断运动强度更方便、实用。中等强度活动的自我感觉有心跳和呼吸加快，用力但不吃力，可以随着呼吸的节奏连续说话，但不能放声歌唱，如尽力快走时的感觉。实践中常用自我感知运动强度量表评价主观运动强度。

进行运动强度的干预设计时，原则上运动强度应达到或超过受访者习惯的运动强度，否则难以增强和维持体能、关节运动幅度和肌力。加拿大运动医师建议一般人的运动强度在 60% ～ 70% 最大耗氧量，并要制订运动强度的上限和下限。如 60% ～ 80% 最大耗氧量，其下限是 60% 最大耗氧量，上限是 80% 最大耗氧量。下限是激发运动者增加体能功能贮备的最低运动强度，上限是保证运动者安全的限度。

3. 运动频率　即每周应达到靶心率锻炼的次数。据报道，每周 2 天的康复锻炼可以保持机体现有的功能贮备，而每周 3 天、4 天的锻炼，才能提高机体的功能贮备，对以健身为目的的锻炼程序，最好的安排是中等强度的运动，每次持续 20 ～ 30 分钟，每周 3 ～ 4 次为宜。不同疾病的运动频率要求也不同，对于糖尿病患者建议每周 3 ～ 7 次。如果每次的运动量较大，可间隔 1 ～ 2 天，如果每次运动量较小，且身体允许，则坚持每天 1 次最为理想。

4. 运动持续时间　低强度、长时间的运动可以收到与高强度、短时间运动同样的效果。运动强度较大时，持续时间应相应缩短，适于年龄小、病情轻、体力好的患者；强度较小时，持续时间则适当延长，适于年老者和肥胖患者。每次锻炼心脏功能，应达靶心率，并持续 15 ～ 20 分钟，才会对心肺功能乃至关节、肌肉产生良好的影响，保持和改善人体功能的贮备量。所以，每次锻炼应以能持续 20 ～ 30 分钟来设定强度。

总之，身体活动干预方案的设计应遵循适度和循序渐进的原则，运动形式和运动强度由低强度至中等强度，甚至高强度；在运动时间和频度上像开车一样，应慢起步、缓给油，逐渐延长运动时间，增加运动频度，直至完全适应。

（四）身体活动伤害的预防

身体活动伤害是指活动中和活动后发生的疾病，如运动外伤和急性心血管事件。运动本身可以是一个诱发因素，也可以是一个致病因素，如已经存在冠状动脉狭窄的冠心病患者，可因运动锻炼增加心脏负荷而发生急性心血管事件。常见的身体活动伤害是外伤，主要为关节周围的软组织和肌肉组织损伤。特殊环境和疾病状态还可能增加特定类型的运动有关伤害，如与高气温和大量出汗有关的脱水、糖尿病患者低血糖等。

在身体活动干预方案设计中，身体活动伤害的预防也非常重要，需要根据不同人的特点设计相应的预防方案，如对于特定疾病（冠心病、糖尿病）的患者，则应增加相应的可能诱发的疾病的预防方案。

（五）随访和身体活动干预方案的调整

执行身体活动干预方案之后，应定期随访。根据身体状态、运动强度和运动量、取得的效果随时进行运动处方的更改。运动处方应该是动态的，随时可调整，第一张运动处方适用 1 ～ 2 周就应该开始调整，2 ～ 3 个月后可以相对固定。

第四节　睡眠与健康

睡眠是人基本的生理需求。人类 1/3 的时间在睡眠中度过，睡眠直接关系到人的生存质量。世界卫生组织和世界睡眠研究组织联合发布的《睡眠与健康》报告中指出，睡眠和空气、食物、水一样，是人类生活的基本必需品；如果剥夺睡眠，人的思维、情绪、行为就会异常。研究表明，精神和躯体疾病与睡眠密切关联。在中国，随着生活节奏的加快、生活方式的改变，患各类睡眠障碍的人群占比高达 38.2%。睡眠障碍既是医学问题，也是社会问题，关系到交通、工业、军事安全等国民经济和国防建设的各个方面，引起全社会的高度重视。

一、健康睡眠

（一）健康睡眠的概念

睡眠具有多维度的结构，睡眠质量、持续时间、连续性、昼夜节奏、规律性等指标都是评价睡眠健康的参数。健康睡眠应包括良好的睡眠质量，适度的睡眠时间和完整的睡眠结构，使人在白天能够以健康的状态参与各类社会活动。

（二）睡眠周期

睡眠的本质不是觉醒的简单中止，而是中枢神经系统主动调节的过程。脑干网状结构尾端存在睡眠中枢，脑干上行激动系统和抑制系统功能相互拮抗，在它们的共同作用下，调节着睡眠和觉醒的相互转化。5-羟色胺、去甲肾上腺素、乙酰胆碱等神经递质参与睡眠和觉醒的调节过程。

研究发现，睡眠中的脑电活动呈现出一系列主动调节的周期性变化，此时机体的各种生理功能也随着睡眠深度的变化在不同程度上进行着规律的活动。根据脑电图（electroencephalogram，EEG）记录的睡眠过程中的脑电波特点，以及是否有眼球阵发性快速运动，将睡眠分为非眼球快速运动（non rapid eye movement，NREM）睡眠和眼球快速运动（rapid eye movement，REM）睡眠两个时相。

1. 睡眠各时相脑电波特征　NREM 睡眠以慢波为主，无明显眼球运动，肌张力降低。分为以下 4 个阶段。

（1）第一阶段（S1）　α 波降至 50% 以下，θ 波逐渐增多，为低电压混合频率 EEG，后期可出现驼峰波；眼球运动变慢；张力性肌电稍降低。

（2）第二阶段（S2）　EEG 出现明确的睡眠纺锤和 K 综合波，高幅慢波（75μV 以上，每秒 2 次以下）在 20% 以内；眼球运动基本消失；张力性肌电稍降低。

（3）第三阶段（S3）　高幅慢波（δ 波）超过 20%，无眼球运动；张力性肌电降低。

（4）第四阶段（S4）　δ 波超过 50%，无眼球运动；张力性肌电降低。

REM 睡眠 EEG 与 NREM 的 S1 类似：有锯齿波提示 REM 开始，α 波增多；伴有快速眼球运动；张力性肌电最低。

睡眠周期是指整个睡眠过程中 NREM 睡眠和 REM 睡眠的时相交替存在。在正常睡眠过程中，上述各期规则地按顺序出现，即清醒→NREM 睡眠 S1→S2→S3→S4，然后脑电又向相反的方向发展而重新出现 S3→S2→第一次 REM 睡眠，接着再重复 NREM 睡眠 S2→S3→S4→S3→S2 后才能进入第二次 REM 睡眠。如此周而复始地形成规则的周期性变化，这样的周期变化一夜中出现 3～5 次。

2. 睡眠各期的生理表现　睡眠分期是根据脑电波和生理表现划定的，各个睡眠阶段是逐渐变化、重叠交错的。通常将睡眠分成 NREM 睡眠和 REM 睡眠，对应脑电图 NREM 睡眠 4 个阶段，进一步将 NREM 睡眠分为 4 期：NREM1 期（入睡期），NREM2 期（浅睡期），

NREM3 期（熟睡期），NREM4 期（深睡期）。睡眠各期的生理表现如下。

NREM1 期（入睡期）：表现为昏昏欲睡，是由完全清醒至睡眠之间的过渡阶段，对外界刺激的反应减弱，很容易被唤醒。

NREM2 期（浅睡期）：已经进入了真正的睡眠，属于浅睡眠。此期生长激素分泌增多，呼吸变浅、变慢而均匀，心率变慢，血压下降，体温及基础代谢率降低，全身肌肉松弛。

NREM3 期（熟睡期）和 NREM4 期（深睡期）：都属于深睡眠，不易被唤醒，肌肉放松，心率、呼吸、血压维持低水平的稳定状态。深睡眠有助于精力、体力恢复，适度疲倦的人表现为深睡眠时间延长。

REM 期生理活动较复杂。此期各种感觉功能进一步减退，响应能力下降；骨骼肌反射活动和肌紧张进一步减弱，肌肉几乎完全松弛；自主神经机能下降，但不稳定，有血压升高、心率呼吸加快和不规则等情况，体内各种代谢功能增加，以保证组织蛋白的合成和消耗物质的补充。这个阶段有利于神经系统的发育成熟及功能恢复。如果在这个阶段被唤醒，80% 的人诉说在做梦并能记起梦境内容。

正常人睡眠首先进入 NREM 睡眠。始于 NREM 1 期，经过 0.5 ～ 7 分钟，进入 NREM 2 期；30 ～ 38 分钟后，依次进入 NREM 3 期及 4 期，持续数分钟至 1 小时；再回到 NREM 2 期；在开始入睡后 70 ～ 90 分钟，进入 REM 睡眠，通常只有 5 分钟左右；接着再回到 NREM 2 期，也即第 2 个睡眠周期的开始。从第 2 个睡眠周期开始，NREM 睡眠 3、4 期睡眠逐渐缩短，而 REM 睡眠逐渐延长，每隔 90 分钟左右为 1 个周期；后半夜 NREM 睡眠 4 期、3 期越来越少，渐至 4 期消失；而 REM 睡眠甚至可达 60 分钟，且其生理表现和心理表现也越来越活跃。

由此可见，睡眠中深浅睡眠不断交替，大部分深睡眠在上半夜，而大部分 REM 睡眠在下半夜。一般而言，年轻人一夜的睡眠中，NREM 1 期占 5% ～ 10%，NREM 2 期约占 50%，NREM 3 期及 4 期共占约 20%，REM 睡眠占 20% ～ 25%。从儿童期到老年期，随着生长、发育渐至衰老，REM 睡眠和 NREM 3 期、4 期逐渐减少，60 岁以后基本上没有 NREM 4 期，夜间醒转的次数增加。

（三）影响睡眠的因素

1. 性别　部分育龄妇女的睡眠受月经周期的影响。孕妇在怀孕的前 3 个月因黄体激素分泌增加，使深睡眠缩短。更年期妇女若夜间出现潮热或盗汗症状也会干扰睡眠。

2. 睡眠节律与环境　生物钟的改变，如轮班、时差、不规律作息导致睡眠节律改变，影响睡眠质量。不同的社会族群有其不同的生活作息文化，如午后小睡的习惯；个人睡眠习惯，如喝牛奶、抱枕头等，这些习惯的改变会对睡眠有一定的影响。此外，睡眠环境改变，如噪声、过冷或过热、光线太强及陌生环境等均会影响睡眠。

3. 生活方式　饮食、运动习惯均与睡眠有关。辛辣刺激性饮食、饥饿、饱食影响睡眠。饮酒后初期促进睡眠，后期则抑制睡眠。咖啡因饮料会刺激中枢神经而干扰睡眠。烟草中的尼古丁有提神作用，睡前使用有碍入眠。少运动或睡前从事剧烈运动等对睡眠有不同程度的影响。中度疲倦可促进睡眠，过度疲倦反而导致睡眠缩短。

4. 躯体及精神疾病　睡眠几乎涉及临床医学所有的专业，其中神经系统、呼吸系统、疼痛相关疾病更为常见，如不安腿综合征、阻塞性睡眠呼吸暂停综合征、偏头痛、肿瘤性疼痛等。生活过于平淡、缺乏挑战性，以及心理压力、突如其来的不良生活事件、各类精神性疾病都不同程度地影响睡眠。某些药物的不良反应也会影响睡眠。

二、睡眠质量与健康

（一）睡眠质量的评价

睡眠质量的评价包括主观评价和客观评价。

1. 主观评价　睡眠量表评估是常用的主观评价方法。量表能够快速而准确地评估复杂的临床症状，每种睡眠量表适用于特定的人群，量表提供了相对标准化的交流工具，使用方便，有助于科研。目前，临床上最常使用的匹兹堡睡眠质量指数为自评量表，适用于一般人群的睡眠质量的调查研究，也适用于睡眠障碍、精神障碍患者的睡眠评估。量表从睡眠质量、入睡时间、睡眠时间、睡眠效率、睡眠障碍、睡眠药物、日间功能障碍 7 个方面评估，每部分得分为 0～3 分，分值范围为 0～21 分，得分越高，表示睡眠障碍越严重。

在日常生活中，良好睡眠的质量可以用以下简单的标准来评价。

（1）入睡快，10～15 分钟即可入睡。

（2）睡眠深，不易惊醒，醒后 5 分钟又能入睡。

（3）睡眠时无噩梦、惊梦等现象，醒后很快忘记梦境。

（4）起床后精神好，无疲劳感。

（5）白天头脑清醒，工作效率高，不困倦。

2. 客观评价　多导睡眠监测（polysomnograhy，PSG）是一种电生理技术，用以客观地评估睡眠，是睡眠评估的金标准。通过对睡眠期间的脑电图、肌电图、眼动图、心率、呼吸、口鼻气流、血氧饱和度、肢体运动的监测，评估睡眠结构、生理指标，分析睡眠质量，对睡眠相关疾病的诊断和鉴别都有非常重要的意义。PSG 监测需要在医院进行，设备昂贵、技术复杂、费用较高，不适合长期监测。随着智能穿戴设备的研发，便携式及家庭用睡眠监测的产品越来越多。该类产品成本低、使用便捷，但缺乏统一的标准。

（二）睡眠对健康的促进作用

1. 消除疲劳，恢复体力　睡眠是消除身体疲劳的主要方式。睡眠时肝脏血流量增加，有利于增强肝细胞的功能，提高解毒能力，加快蛋白质、碳水化合物、脂肪等营养物质的代谢，从而维持机体内环境的稳定。睡眠中，尤其深睡眠和 REM 睡眠期体温、呼吸、心率、血压下降，基础代谢率降低，骨骼肌活动减少，人的体力得以恢复。

2. 保护大脑，恢复精力　睡眠充足者，精力充沛，思维敏捷。这是由于大脑在睡眠状态下耗氧量减少，有利于脑细胞能量的贮存。REM 睡眠有益于记忆，能阻止大脑对新知识的遗忘，有助于人的创造性思维。

3. 增强免疫力，康复机体　睡眠能促进机体免疫功能，从而增强机体的抵抗力，还可以使各组织器官机能的康复加快。

4. 促进生长发育　睡眠与儿童生长发育密切相关，婴幼儿在出生后相当长的时间内，大脑继续发育，这个过程离不开睡眠；儿童的生长在睡眠状态下速度加快，因为睡眠期血浆生长激素可以连续数小时维持在较高水平，所以儿童应保证充足的睡眠。

5. 延缓衰老，促进长寿　调查长寿老人的生活方式，结果显示健康长寿的老人的睡眠质量较高。深度睡眠具有清除大脑中废物的能力，这种废物包括可能导致神经退行性疾病的有毒蛋白质。

6. 有利于心理健康　睡眠对保护人的心理健康与维护人的正常心理活动很重要。

7. 促进皮肤美容　在睡眠过程中，皮肤微循环增加，分泌和清除过程加强，加快了皮肤的再生。

三、睡眠时间与健康

各年龄段人群所需的睡眠时间不同。婴幼儿期：20 个小时以上；幼儿期：10 小时以上；青少年期：随着年龄的增长，睡眠时间缩短，大约需要 10 小时；青壮年期：精力最旺盛，需要 7 ~ 8 个小时；老年期：睡眠通常会缩短至 5 ~ 6 个小时，高龄老人睡眠延长至 10 个小时以上。

睡眠时长因人而异，同一个人的睡眠时间也往往因时、因地而异。一般认为，个人最适宜的睡眠量以白天是否能保持精力充沛为准。如果感到身心舒畅、活力十足、精神饱满、能集中注意力于某些事情上，说明大脑与身体都已获得充分的休息，前一天晚上的睡眠时间就足够。

适度睡眠有益于健康。国内外的研究表明，成年人如果长期睡眠时间少于 5 个小时或大于 9 个小时，都会引起严重的健康问题。因为睡眠不足与过多可能导致交感神经功能亢进、内分泌和代谢紊乱及机体的炎症状态。

睡眠的昼夜节奏和规律性影响睡眠质量和健康。人的昼夜节律和内分泌激素有关。褪黑素（melatonin，MT）是由脑松果体分泌的激素之一，褪黑素分泌受光线影响，具有明显的昼夜节律，白天分泌受抑制，夜间分泌活跃。它参与睡眠结构形成，调节睡眠，同时还影响多种内分泌和生物功能，如中枢神经、免疫、心血管、呼吸功能，是影响睡眠质量的重要因素。因此，生活中应养成规律的作息时间，就寝时间宜在晚上 11 点之前，避免熬夜。

四、睡眠障碍及干预

近年来，睡眠障碍发病率呈增高的趋势，严重的睡眠障碍给患者生理、心理、工作等带来很大的负面影响，加重躯体和精神疾病。

（一）睡眠障碍的概念

睡眠障碍是指由特殊原因导致的入睡困难、早醒等，或者睡眠中有行为异常，反复惊醒。它是生物、心理、药物、精神活性物质、躯体疾病、神经系统疾病、精神疾病等因素所导致的睡眠发动与维持、睡眠时间的绝对值增加、睡眠与觉醒节律障碍及睡眠某些特殊阶段异常情况的总称。

（二）睡眠障碍的分类

国际睡眠障碍分类第 3 版（International Classification of Sleep Disorders Edition 3，ICSD-3）将睡眠障碍分为以下 7 大类。

1. 失眠　失眠是最常见的睡眠障碍，但生活中并不是所有睡不着觉都是失眠。ISCD-3 要求诊断失眠必须包含 3 大要素：持续的睡眠困难、有充足的睡眠机会、出现相关的日间功能受损。也就是说，不是客观原因让人无法睡觉，而是主观的持续性睡不着，并且影响了日常的生活。

2. 睡眠相关呼吸障碍 睡眠期间的呼吸异常。按照目前 ICSD-3 的标准，睡眠相关呼吸障碍分为 4 大类：中枢性睡眠呼吸暂停综合征、阻塞性睡眠呼吸暂停综合征、睡眠相关低通气、睡眠相关低氧血症。

3. 中枢性嗜睡症 中枢性嗜睡症以日间嗜睡为主诉，并且排除了其他睡眠障碍作为原因的疾病，包括发作性睡病、特发性嗜睡、Kleine-Levin 综合征（也称为"复发性嗜睡症"）、慢性睡眠不足。

4. 昼夜节律睡眠 – 觉醒障碍 由于生理节律改变或环境导致个人睡眠 – 觉醒周期之间失调的慢性或复发性睡眠障碍。

5. 睡眠异态 在入睡时、睡眠中或从睡眠中觉醒时出现的不良身体事件（复杂的动作、行为）或体验（情绪、感知、梦境），所表现出的行为刻板活动更为复杂。

6. 睡眠相关运动障碍 临床上以不安腿综合征（restless legs syndrome，RLS）最为常见，周期性肢体运动障碍、睡眠相关痉挛也相对多见。

7. 其他睡眠障碍 该类包含了 ICSD-3 中无法归为其他类别的睡眠障碍，这类疾病或是与多个类别存在重叠，或是尚未收集到充足的资料将其确定为其他诊断。

（三）睡眠障碍的常见原因

1. 疾病因素 各类精神性疾病常伴有不同程度和不同类型的睡眠障碍，是由于中枢神经系统结构或神经递质的异常所致，常见疾病有焦虑症、抑郁症等。年龄相关疾病也常伴有睡眠障碍，老年人群由于生理或病理因素常出现入睡难、睡眠时间短等表现，常见疾病有糖尿病、阿尔茨海默病等。疼痛相关疾病导致睡眠障碍临床多见，各系统疾病广泛涉及，常见疾病有偏头痛、肿瘤相关性疼痛等。

2. 药物因素 药物使用不当或过量，药物依赖戒断，药物不良反应。

3. 生活方式 长期的生活、工作压力累积，得不到有效的排解；生活节律失常，白天睡眠过多，睡眠时间不规律；睡前过量运动或饮食不当；睡前长时间使用手机或接触电子设备；睡眠环境及寝具不佳影响睡眠。

（四）睡眠障碍的干预

1. 生活方式干预 早期识别睡眠障碍，并通过改善生活方式有效减少睡眠障碍对健康的影响。

（1）饮食 营养均衡的饮食不仅可以保证机体正常工作，还可以抵御疾病的侵袭，促进患者恢复。每天须摄入足量的蛋白质和纤维性食物，许多食物都有安神助眠的作用，如莲子、百合、红枣、桂圆等，可以通过食疗安神。饮食要清淡、易消化，忌辛辣、刺激、油腻食物。忌睡前加餐，大量饮水及咖啡因饮料，夜间频繁起夜影响睡眠的连续性。

（2）运动 白天适度的体育锻炼有助于睡眠。

（3）睡眠习惯 建立有规律的一日生活制度，保持人的正常睡眠 – 觉醒节律。创造有利于入睡的条件反射机制，如睡前半小时洗热水澡、泡脚、喝杯牛奶等，只要长期坚持，就会建立起入睡条件反射。避免频繁打盹及较长时间午睡。培养良好的睡眠习惯，减少醒后的卧床时间。睡前不要进行过于兴奋的活动，或看刺激性较强的电影、听刺激性音乐。

2. 针对睡眠障碍的病因治疗 依据量表评估和 PSG 多维度客观地评估睡眠障碍的病因、程度，采用相应的治疗方法。各类躯体疾病引起的睡眠障碍，强调原发病的治疗，解除直接引起睡眠障碍的症状，如疼痛等。精神病导致的睡眠障碍，首选非药物治疗，改变患者不良心理及行为因素，常用生物反馈疗法、冥想放松法、自主训练法、暗示疗法、音乐疗法等改善情绪和睡眠。药物治疗应遵循个性化治疗的原则，依据患者睡眠障碍的表现、是否有共患疾病科学选择药物，并动态评估疗效，合理调整药物及剂量。常用治疗药物有苯二氮䓬类药物，如艾司唑仑、劳拉西泮、奥沙西泮等；非苯二氮䓬类药物，如佐匹克隆、唑吡坦等；褪黑素受体激动剂，如褪黑素缓释片；部分抗抑郁药物、抗精神病药物。

3. 常用睡眠障碍干预疗法

（1）冥想放松法　冥想放松法是把精神集中到一点，造成大脑里有一个优势兴奋中心，从而抑制其他部位，利用生物反馈的原理，调控机体的自主神经系统，放松身心。

（2）自主训练法　自主训练法又叫自律训练法。德国柏林大学的精神病学家舒尔兹教授经过 20 多年的研究，得出一条基本原理"每个人都可以控制自己"，并据此创建了自主训练法。经临床实践证实，此法是消除心理压力的一种十分有效的方法。

（3）暗示疗法　暗示的心理作用很大。暗示可以分为他暗示（他人如医生的暗示）和自暗示。催眠术是一种暗示疗法，助眠的同时治疗心理疾病。暗示疗法成功的关键取决于暗示者在被暗示者心目中有威望和信赖程度和被暗示者的自我信心，被暗示者积极配合暗示者，才能达到预期效果。

（4）音乐疗法　音乐疗法通过调节情绪获得疗效。不同的音调能够引起听者不同的情绪。心理学实验证明，某些旋律的音乐会给人们以特殊性质的声波信息，它可以消除紧张，使脑冥想状态趋于单一化、集中化和秩序化，排除杂念的干扰。在旋律优美、抑扬感人的古典音乐和交响乐环境中，心理疾病、睡眠障碍患者的生理状态潜移默化地发生改变，心跳减缓，精神宁静，心情舒畅，增加安全感，促进睡眠。

（5）肌肉放松疗法　松弛疗法、放松训练通过一定的练习程序放松肌肉，有意识地控制或调节自身的心理生理活动，放松身心，恢复机体机能。

第五节　吸烟、饮酒与健康

一、成瘾性行为

（一）成瘾性行为的概念

1. 广义的成瘾行为　广义的成瘾行为（addictive behaviors）是一种额外的超乎寻常的嗜好和习惯性，这种嗜好和习惯性是通过刺激中枢神经造成兴奋或愉快感而形成的。所谓成瘾（addiction）是指个体不可自制地反复渴求从事某种活动或滥用某种药物，虽然这样做会给自己或已经给自己带来各种不良后果，但仍然无法控制。一些嗜好对人体无害，甚至有益，如有人酷爱读书，在烦躁、头痛难耐的时候，能通过读书缓解。然而某些有害嗜好，如吸毒、吸烟、酗酒、赌博、网瘾及纵火癖等，却会导致严重的心理卫生问题和社会问题，属于病态的成瘾。

2. 医学上的成瘾行为　医学上的成瘾行为现在正逐渐被依赖（dependence）所取代，是指不是由于医疗需要而个体出现强烈的、连续的或周期性的、求得使用某种"有害物质"的行为。"有害物质"包括烟、酒等物质，也包括海洛因、可卡因等非法物质和某些医疗药物，如吗啡、巴比妥类等。由于它们作用于中枢神经系统，影响精神活动，又称精神活性物质（psychoactive drugs）。

3. 成瘾性行为的表现

（1）耐受性大。

（2）有戒断症状。

（3）用量失去控制，长期使用。

（4）反复试图戒除，一般都失败。

（5）大量时间都用在寻求致瘾源上。

（6）不顾严重后果，坚持使用。

4. 成瘾性行为的特征

（1）进入体内的致瘾源（人工合成的或天然的）已成为成瘾者生命活动中的必需部分，由此产生强烈的生理、心理、社会性依赖。

生理性依赖指致瘾源已参与体内的循环、呼吸、代谢、内分泌等生理活动过程中。成瘾后的心理性依赖指致瘾源成为完成智力、思维、想象等心理过程不可缺少的关键因素。社会性依赖指进入某种社会环境或某种状态，就出现该行为。

（2）一旦停止致瘾源的应用，将立即引起戒断症状，如空虚、无聊、无助、不安、嗜睡、流涎、绝望、寻死觅活等，是一种生理和心理的综合改变。在不同的致瘾源成瘾后会有各自特异的戒断表现，但共同的是一旦恢复成瘾行为，戒断症状将完全消失，同时产生超欣快感。为此，成瘾者会不择手段地去获得致瘾源，有一种不可抗拒的力量强制地驱使人们连续使用该物质，而且有逐渐加大剂量的趋势，会对个人和社会产生危害。

（二）成瘾性行为的形成过程

1. 诱导阶段　人与致瘾源偶尔接触，尝试到欣快感，这些欣快感对易成瘾者有很大的吸引力，但这一阶段终止后，没有明显的戒断症状出现。

2. 形成阶段　初期形成阶段的成瘾者常有羞愧、畏惧感和自责心理，在此时期及时进行健康教育，抓住时机及时加以矫治，能取得较好的效果。

3. 巩固阶段　成瘾行为已经巩固，并成为生命活动的一部分。成瘾者此阶段对各种促使其戒断的措施有强烈的心理抵抗。瘾的发作可使他们不吃、不喝、不睡，甚至明知后果严重依然如此。

4. 衰竭阶段　成瘾性行为使躯体和心理受到严重损害，社会功能也出现不同程度的缺失。如已酗酒成瘾者出现酒精性肝硬化症状；吸毒者身体衰竭，可引起死亡。

（三）成瘾性行为的影响因素

1. 人格特征　易成瘾者一般有以下人格特征：从众心强，意志薄弱，面对诱惑时缺乏抵抗力，争强好胜，易在别人激将下尝试应用致瘾源。这种性格的人是成瘾行为的高危人群，也是健康教育的重点对象。

2. 社会因素　如不良社会环境、生活紧张刺激、影视与媒体的宣传、社会交往的形式、同伴的影响、家庭成员之间的影响（吸烟和酗酒都有"家庭集聚现象"）。

二、吸烟与酗酒对健康的危害

（一）吸烟对健康的危害

烟草流行是这个世界迄今所面临的重大公共卫生威胁之一，每年使近600万人失去生命，其中有500多万人缘于直接使用烟草，有60多万人属于接触二手烟雾的非吸烟者。大约每6秒钟就有1人因烟草死亡，占到了成人死亡的1/10。多达半数的目前使用者最终将死于某种与烟草相关的疾病。

在世界上逾10亿的吸烟者中，几乎有80%的人生活在烟草相关疾病和死亡负担沉重的低收入和中等收入国家。烟草使用者过早死亡，会使其家庭丧失收入来源，抬高医疗保健费用，并阻碍经济发展。在一些国家，贫困家庭的儿童经常被雇用从事烟草种植工作，为家庭赚取收入。这些儿童特别容易罹患烟草萎黄病，即处理湿烟叶时因皮肤吸收尼古丁所导致的疾病。20世纪，烟草导致了1亿人死亡。若不加以控制，烟草相关死亡将会增加，到2030年每年死亡人数将超过800万。

我国是全球最大的烟草生产和消费国，63%的成年男性和4%的成年女性吸烟，平均年龄19.7岁，总数超3.5亿人，平均每年要消耗1.6万亿支香烟。我国每天有2000人因吸烟而死亡，如果目前的状况持续下去，到2050年每天将有8000人死于吸烟，每年将达300万。

吸烟相关的主要健康问题有以下几点。

1. 吸烟缩短寿命　提到吸烟的危害，不得不谈的就是寿命。有些调查显示，平均每吸一支烟会缩短11分钟的寿命。当然这个数字不一定准确，但是有一点可以肯定的是，不吸烟者比吸烟者要长寿。

2. 吸烟影响睡眠质量　德国科学家的一项最新调查表明，吸烟者的睡眠时间短于不吸烟者，并且睡眠质量也较差，其中尼古丁是影响睡眠的重要因素。睡眠质量差会让人在清醒后精神状态差，一些研究还显示，如果习惯性睡眠质量差，会出现肥胖、糖尿病、心脏病等健康问题。

3. 吸烟影响生育功能　研究调查表明，长期吸烟者的精子受精能力较不吸烟者下降了75%。其中尼古丁为重要影响因素，因为精子可以识别尼古丁，并对它产生反应。长期吸烟使人精子中的尼古丁受体超载，从而使受精能力下降。

4. 吸烟增加流产危险　孕妇吸烟不仅危害自己的健康，还可能伤害胎儿。香烟中所含的烟碱和尼古丁会造成全身血管病变，子宫血管因此受累。怀孕早期吸烟容易发生流产，到中期易发生妊娠高血压综合征。

5. 吸烟导致肺部疾病　吸烟是慢性支气管炎、肺气肿和慢性气道阻塞的主要诱因之一。吸烟可引起中央性及外周性气道、肺泡、毛细血管的结构及功能发生改变，同时对肺的免疫系统产生影响，从而导致肺部疾病的发生。

6. 吸烟诱发心血管疾病　吸烟不仅会诱发肺部疾病，也会诱发心血管疾病。研究表明，吸烟者的冠心病、高血压、脑血管病及周围血管病的发病率明显高于不吸烟者。吸烟促发心血管疾病的发病机制主要是吸烟使血管内皮功能紊乱，血栓生成增加，炎症反应加强及氧化修饰。

7. 吸烟导致骨质疏松　吸烟能够导致骨质疏松，其原理是烟草中的尼古丁可影响钙的吸收，烟碱抑制成骨细胞、刺激破骨细胞的活性等。其他暂且不说，单是钙摄入不足就会让一部分骨钙释放入血以维持正常的血钙水平，使骨密度降低，引发骨质疏松。

8. 吸烟致癌　吸烟致癌已经是一个公认的事实，吸烟不但是肺癌的重要致病因素之一（吸烟者患肺癌的危险性是不吸烟者的 13 倍），吸烟还与唇癌、舌癌、口腔癌、食管癌、胃癌、结肠癌、胰腺癌、肾癌和子宫颈癌等的发生都有一定的关系。研究表明，烟雾中的致癌物质还能通过胎盘影响胎儿，致使子代的癌症发病率显著增高。

9. 其他　有充分的证据显示，吸烟与阿尔茨海默病、红斑狼疮、婴儿猝死综合征、婴儿哭闹、阳痿、失明、类风湿关节炎、打鼾、胃食管反流等有关。

（二）酗酒对健康的危害

全世界每年因有害使用酒精导致 330 万人死亡，占所有死亡数的 5.9%。有害使用酒精是导致 200 多种疾病和损伤病症的一个因素。酒精消费在生命相对较早的时期就会导致死亡和残疾。20 ～ 39 岁的成年人中，所有死亡者中约有 25% 由酒精造成。有害使用酒精与一系列精神和行为障碍、其他非传染性疾病及损伤之间存有因果关系。最近，在有害饮酒和结核病等传染病的发病率及艾滋病病程之间确立了因果关系。除健康后果外，有害使用酒精给个人和整个社会带来大量社会和经济损失。

1. 酗酒的定义　美国国家酗酒和药物依赖委员会（The National Council on Alcoholism and Drug Dependence）与美国药物成瘾协会（American Society of addiction）联合起草了酗酒的新定义：酗酒是一种原发的慢性病，遗传、心理、环境因素影响其发展和表现。酗酒常呈进展性和致命性，其特点是对饮酒不能自控；思想关注于酒，饮酒不顾后果；思维障碍，最显著的是否认。每一症状都可以是持续性或周期性的。

2. 酗酒对健康的主要危害

（1）**酒精中毒**　据测定，饮下白酒约 5 分钟后，酒精就会进入血液，随血液在全身流动，人的组织器官和各个系统都要受到酒精的毒害。短时间内大量饮酒，可导致酒精中毒。中毒后首先影响大脑皮质，使神经有一个短暂的兴奋期，胡言乱语；继之大脑皮质处于麻醉状态，言行失常，昏昏沉沉，不省人事。若进一步发展，生命中枢麻痹，则心跳呼吸停止，导致死亡。长期酗酒会导致酒精中毒性精神病。

（2）**导致人体营养素的缺乏及消化吸收障碍**　第一，导致蛋白质、脂肪、糖的缺乏。其主要原因是长期饮酒的人有一半以上进食不足。酒能使胃蠕动能力降低，造成继发性恶心，使嗜酒者丧失食欲，减少进食量。第二，导致蛋白质的消化率下降。有关专家在检查胃的活组织时发现，约有 1/4 的长期嗜酒者患萎缩性胃炎，其胃酸及胃蛋白酶也都低于正常人。第三，导致多种维生素的缺乏。饮酒最容易造成的是叶酸缺乏，其次为维生素 B_1、烟酸及维生素 B_6 的缺乏。这是由于小肠对维生素 B_{11}、维生素 B_{12} 及叶酸等吸收率降低的缘故。临床表现主要有神经疾病、舌炎、贫血和细胞减少等。第四，导致钙、镁、锌等元素的缺乏。由于酒精影响小肠的结构和对消化腺体的损害，常可出现脂肪痢，从排便中损失多种无机盐，也可使无机盐从肾的排泄增多。另外，嗜酒者从饮食中获得的无机盐的量减少，可使血液中锌、铜、镁等的水平下降。

（3）**损害肝脏**　酒精的解毒主要在肝脏内进行，90% ～ 95% 的酒精都要通过肝脏代谢。因此，饮酒对肝脏的损害特别大。酒精能损伤肝细胞，引起肝脏病变。连续过量饮酒者易患脂肪肝、酒精性肝炎，进而可发展为酒精性肝硬化，最终可导致肝癌。狂饮暴饮（一次饮酒量过多）不仅会引起急性酒精性肝炎，还可能诱发急性坏死型胰腺炎，严重者危及生命。

（4）损害消化系统　酒精能刺激食道和胃黏膜，引起消化道黏膜充血、水肿，导致食道炎、胃炎、胃及十二指肠溃疡等。过量饮酒是导致某些消化系统癌症的因素之一。

（5）导致高血压、高脂血症和冠状动脉硬化　酒精可使血液中的胆固醇和甘油三酯升高，从而发生高脂血症或导致冠状动脉硬化。血液中的脂质沉积在血管壁上，使血管腔变小，引起高血压，血压升高有诱发中风的危险。长期过量饮酒可使心肌发生脂肪变性，减小心脏的弹性收缩力，影响心脏的正常功能。

（6）胎儿酒精综合征　胎儿酒精综合征（fetal alcohol syndrome，FAS）是女性在妊娠期间酗酒对胎儿所造成的永久出生缺陷，程度会受母亲饮酒量、频率及时间的影响。酒精会进入胎盘，阻碍胎儿的成长，造成独特的脸部小斑，破坏神经元及脑部结构，并引起体质、心智或行为等方面的问题。

三、吸烟行为的预防、矫治与健康促进

（一）预防

1. 正确引导教育未成年人不要吸烟

（1）要正确解释"大人能吸烟，为什么未成年人不能吸烟"的疑问。

（2）要详细、科学地向未成年人说明吸烟的危害。教师要明确告诫学生，国家法规明确规定未成年人吸烟是违法行为，吸烟是越轨的第一步，发展下去不但有损身心健康，而且可能是犯罪的入口。

（3）可以组织多种形式的有针对意义的禁烟活动。让未成年人自制禁烟宣传画，自编自演有关禁烟的文艺节目，搜集吸烟有害的文字、图片、音频、视频等资料，直观展示，深入宣传。通过活动，让未成年人提高对吸烟危害的认识。

（4）针对未成年人的现实情况，通过主题班会、主题板报评比、主题演讲等形式对未成年人进行教育，培养他们正确的人生观、价值观、审美观，使之懂得什么是真正的美、如何与周围人相处、怎样面对困难与挫折等。

（5）教师在学校中发现学生吸烟，处理时绝不能简单粗暴，要查清学生吸烟的原因和经过，了解烟的来源、吸烟的场合和该生的思想、学习等情况。对偶尔吸烟者，重在教育引导，注意日常观察，采取具体措施，使他们不再继续抽烟。对吸烟情况比较严重或有吸烟习惯的学生，应特别重视，需采取专门的治疗措施进行矫正。

2. 营造良好的环境氛围

（1）重视社会氛围　要真正、认真落实对未成年人的禁烟教育，必须按照《中华人民共和国烟草专卖法》《中华人民共和国未成年人保护法》的规定，采取建立无烟区、提高烟税、严禁对未成年人销售香烟等措施，预防和制止未成年人吸烟。

（2）重视家庭环境　家长中吸烟的现象很普遍，家长吸烟不但危害自己，而且使孩子容易沾上吸烟行为。家长要做到不吸烟或不在子女面前吸烟，家中来往客人少吸烟或不吸烟。家长绝不能姑息孩子的吸烟行为，应与学校保持联系，对子女采取切实有效的教育办法。

（3）重视学校环境　学生在校时间相对较长，教师的行为直接影响学生的身心发展。因

此，建立无烟学校，教师减少吸烟，做到不在有学生的场合吸烟是非常必要的。同时，以学生为重点目标人群，通过大型图片展、主题征文活动、培训创建无烟校园的专业指导人员等方式帮助学生远离烟草。还可将吸烟和被动吸烟有害健康等内容纳入学校课程，编写相关教材，将控烟纳入工作计划，制订控烟规章制度。

（4）远离消极影响源 教师和家长要教育未成年人不与吸烟的同学或同伴接触，使其不再有复发吸烟行为的机会。

3. 采用适当有效的戒烟方法 对烟瘾较重的未成年人，教师和家长指导未成年人采取适当的戒烟方法。采取一定的措施，让未成年人从喜欢吸烟转变为讨厌吸烟，直至戒烟成功。

（二）矫治

戒烟应该当机立断，立刻停止吸烟，停止香烟对身体的损害。实际情况表明，吸烟者一般都能在治疗过程中有效地戒烟。关键在于控制吸烟的复发，能在较长时间内不吸、不反复，甚至一次戒烟，才是成功的戒烟。为了促使吸烟者成功地戒烟，可以采取下列心理治疗方法。

1. 厌恶疗法 采取一定的措施，让吸烟者从喜欢吸烟转变为讨厌吸烟，一旦出现讨厌吸烟的倾向，就不会主动吸烟。可以放映吸烟死于肺癌的电影，或开展其他现身说法的教育。如带吸烟者观看因烟头而导致的特大火灾现场，让他们看后感到害怕，感到吸烟的危害性，从而厌恶吸烟。

2. 价值观念改变 许多人吸烟是为了自我显示，表示自己具有"男子汉"的成熟形象。因此，改变与吸烟有关的价值观念，使吸烟者感到吸烟有损于积极向上的形象，吸烟只让他人产生恶感，显示出的是不良品行的倾向，吸烟者就会在新的价值观念的支配下，有效地做到不再吸烟。

3. 切断消极影响源 一部分吸烟者是在朋友或同伴的吸烟行为的影响下，开始吸烟和逐步吸烟成瘾的。实际上，朋友或同伴的吸烟行为成了一种强化吸烟的因素。采取割断消极影响源的措施，在一定时期内不让他们与吸烟的朋友或同伴接触，实质上是让他们不再有复发吸烟行为的机会。经过一段时间的巩固以后，他们已有一定的分辨力和抵制力，不易再受别人吸烟行为的影响。

4. 增强压力法 周围的人要支持吸烟者的戒烟行为，家人、同事及好朋友要经常支持抽烟者向不抽烟转化，对他们要表示信任、期望成功。这种压力是吸烟者戒烟过程中的一种无形的推动力量和监督力量，有利于防止吸烟的复发。

（三）健康促进

每个人都应有权呼吸到无烟雾的空气。无烟法律既保护不吸烟者的健康，又能鼓励吸烟者戒烟。但只有不足 11% 的人受到国家全面无烟法律的保护。不过，受到保护而免遭二手烟雾危害的人数由 2008 年的 3.54 亿增加到 2010 年的 7.39 亿，增加了 1 倍以上。

1. 烟草使用者需要戒烟帮助 研究表明，很少有人了解烟草使用的具体健康风险。2009年，我国进行的一项调查揭示，吸烟者中只有 38% 的人知道吸烟会导致冠心病，只有 27% 的人知道吸烟会导致中风。在了解烟草危害的吸烟者中，多数都希望戒烟。咨询和药物治疗可使试图戒烟者的成功机会增加不止 1 倍。只有 19 个国家（占世界人口的 14%）具备支持戒烟的国家综合卫生保健服务。28% 的低收入国家和 7% 的中等收入国家并未提供任何戒烟帮助。

2. 图片警示有效 有力的反烟草广告及包装上的图形警示，特别是含有图片的警示，可以减少开始吸烟的儿童人数并增加戒烟人数。图示警语可以规劝吸烟者在家里减少吸烟并且避免在靠近儿童的地方吸烟，从而保护非吸烟者的健康。巴西、加拿大、新加坡和泰国在采取图像警示后进行了研究，结果一致表明，图像警示提高了人们对烟草使用危害的认识。大众媒体宣传可对人们保护非吸烟者带来影响，并可劝阻年轻人使用烟草，从而减少烟草消费。但仅有占世界人口 15% 的 19 个国家达到了图形警语最佳做法的要求（包括以当地语言标示警语，并且要平均占到卷烟正面和反面包装的至少一半），没有任何低收入国家达到了这一最佳做法要求。占世界人口 42% 的 42 个国家规定使用图形警语。23 个国家在过去两年中至少开展了一项强有力的反烟大众媒体宣传运动，有逾 19 亿人在这些国家生活，占到世界人口的 28%。

3. 禁止广告可减少消费　禁止烟草广告、促销和赞助可减少烟草消费。全面禁止一切烟草广告、促销和赞助可使烟草消费平均减少约 7%，有些国家的烟草消费会出现高达 16% 的下降率。只有 19 个国家（占世界人口的 6%）在全国广泛禁止烟草广告、促销和赞助。约 38%的国家有限禁止或并不禁止烟草广告、促销和赞助。

4. 征税阻止使用烟草　烟草税是减少烟草使用有效的途径之一，特别是对青少年和低收入群体而言。将烟草税增加 10%，可使高收入国家烟草消费降低约 4%，使低收入和中等收入国家降低约 8%。只有 27 个国家（占世界人口不足 8%）征收的烟草税率超过零售价格的75%。已有数据表明，平均烟草税收入比用于烟草控制活动的经费高 154 倍。

5. 世界卫生组织的应对　世界卫生组织致力于与全球烟草流行做斗争。《世界卫生组织烟草控制框架公约》于 2005 年 2 月生效。自那时以来，该公约已成为联合国历史上获得广泛接受的条约之一，已有 176 个缔约方，覆盖了世界人口的 88%。《世界卫生组织烟草控制框架公约》是世界卫生组织重要的控烟工具之一，也是促进公众健康的一个里程碑。该条约以证据为基础，重申了人人享有最高健康标准的权利，为国际卫生合作提供了法律依据，并为遵守条约制订了高标准。2008 年，世界卫生组织采用了具有成本效益的实际方法，逐步加大了对《世界卫生组织烟草控制框架公约》各项条款的具体实施力度。这就是在 MPOWER 中阐明的用以减少烟草使用的"最佳干预措施"和"良好干预措施"。每项 MPOWER 措施都与《世界卫生组织烟草控制框架公约》的至少 1 个条款相对应。MPOWER 的 6 项措施：①监测烟草使用与预防政策。②保护人们免受吸烟危害。③提供戒烟帮助。④警示烟草危害。⑤禁止烟草广告、促销和赞助。⑥提高烟税。

四、控酒与健康促进

（一）如何控制适量饮酒

1. 药物　目前无有效解酒药，以下几种药物可用于治疗酒精中毒或戒酒。

（1）纳洛酮、纳曲酮　通过抑制脑啡肽受体，阻断脑啡肽对大脑的抑制作用，促使患者清醒。对酒精中毒患者的精神抑制阶段（共济失调期、昏迷期）有效。

（2）神经肽 Y（NPY）受体阻断剂　神经肽 Y 是一种很强的食欲刺激剂，对酒精中毒有促进作用；NPY 受体基因的某种变异可能让人更容易酗酒。神经肽 Y 受体阻断剂能阻断大脑NPY 受体，可让喜欢喝酒者很长时间内不饮酒。对治疗嗜酒者有效，或用于戒酒。

（3）托吡酯　大脑内的多巴胺引起了饮酒的快感，托吡酯通过消除饮酒时过多的多巴胺来起作用。

（4）阿坎酸　欧洲有此药物，美国没有，用于戒酒。

（5）双硫仑　商品名戒酒硫。双硫仑作用表现为恶心、呕吐、头痛、面红、低血压、呼吸困难，服用后再喝酒时让人们感觉难受。

（6）坎普劳　FDA 最近批准的新药，用于治疗已经停止饮酒后寻求继续戒酒的酒精依赖者。

2. 心理疗法　心理疗法同样可以用来戒除酒瘾。

（1）认识疗法结合厌恶疗法　先在思想深处认识到过量饮酒的危害，并在纸上一一列出，最好再用漫画的形式直观、生动地表现出来。比如，第一张画一个男人在喝酒，一只手摸着隆起的腹部，旁边写着"过量饮酒，肝要硬化"；第二张画一位男子手握酒瓶，与妻子对骂，小孩坐在地上号啕大哭，旁边注明"丈夫酗酒，家庭不和"；第三张画上一个男人醉酒后躺在地上，旁人投来嘲笑和轻蔑的目光，写明"酒鬼无人敬"。当饮酒成瘾者饮酒意念十分强烈时，就把这些画取出来看看，逐渐建立起对酒的厌恶情绪。

（2）系统脱敏法结合奖励强化法　它不要求当事人即刻纠正不良习惯，而是每天逐渐地减少饮酒量。因此，它的痛苦性低、成功率高。在这一过程中，若戒酒者完成了当天应减少的"指标"，自己或亲人应给予其一些小奖励，以巩固和强化所取得的成果。为避免心理上若有所失的难熬感觉，戒酒者应积极从事其他兴趣爱好，用新的满足感的获得来抵消旧的满足感的失去。

（3）群体心理疗法　充分发挥群体对个人的心理功能来治疗心理疾病的技术和措施，如嗜酒者匿名协会。

药物的作用是一时的，只靠药物要真正地戒酒很难，只有主观的心理改正了，才可以戒酒成功。

3. 适量饮酒的标准　世界卫生组织国际协作研究指出，在正常情况下，男性每日摄入的纯酒精量应不超过 20g。我国现行的安全饮用标准是日酒精摄入量不超过 15g，女性摄入量应该更少一些。日常饮酒量可按公式"酒精摄入量＝饮酒量×酒精浓度×0.8"进行计算。白酒的度数最高，一般可分为低度、中度和高度酒，米酒也是白酒的一种。低度酒不能超过 100mL，中度酒不能超过 50mL，而烈性高度酒最好不要超过 25mL，一旦超过这个饮用量，就会对胃、肝脏等器官造成影响，加大其负担。在所有酒中，葡萄酒的度数相对较低。低度葡萄酒应控制在 250mL 以内，高度的则不要超过 150mL，否则会伤害肝脏。现在市面上常见的原麦汁 11° 的啤酒，其酒精含量为 3.7°，啤酒的 1 天饮用量不要超过两听（相当于玻璃瓶的 1 瓶）。

（二）健康促进

1. 减轻有害使用酒精造成的负担　这可以有效减少酒精造成的健康、安全和社会经济问题。为此，需要针对酒精消费水平、模式和背景，以及较广泛的健康问题的社会决定因素采取行动。国家负有制定、实施、监测和评价减少有害使用酒精公共政策的主要责任。现已积累了可供参考的关于战略效力及成本效益的科学知识，包括以下几点。

（1）监管酒精饮料的销售（特别是不向未成年人销售）。

（2）监管和限制酒精的可得性。

（3）制定适当的酒后驾驶惩治政策。

（4）通过征税和价格机制减少酒精需求。

NOTE

（5）提高对政策的认识和支持力度。

（6）向酒精摄入成瘾的患者提供容易获得和负担得起的治疗。

（7）针对危险和有害使用酒精，广泛实施筛查规划和简短干预措施。

2. 世界卫生组织的应对　世界卫生组织的目标是，减轻有害使用酒精造成的卫生负担，挽救生命，预防伤害和疾病，从而增进个人、社区及整个社会的福利。世界卫生组织重视就有害使用酒精问题制订、测试和评估具有成本效益的干预措施，并编制、汇集和传播关于酒精使用和依赖及相关的健康和社会后果的科学信息。世界卫生大会于 2010 年通过了一项决议，批准了减少有害使用酒精全球战略。该决议敦促各国加强本国为应对有害使用酒精造成的公共卫生问题而采取的应对措施。减少有害使用酒精全球战略表明，世界卫生组织各会员国共同承诺采取持续行动，以减少有害使用酒精造成的全球疾病负担。该项战略列出了以证据为基础的政策和干预措施，如果采用、实施和执行这些政策和措施，就可以维护健康和挽救生命。它还确定了关于制定和执行政策的一整套指导原则，确定了全球重点行动领域，提出了国家行动领域，并授予世界卫生组织加强各级行动的重大任务。可用于国家行动的政策方案和干预措施分别归入 10 个相辅相成的建议目标领域：①领导、认识与承诺。②卫生机构的应对行动。③社区行动。④酒后驾驶的政策和对策。⑤酒精供应。⑥酒精饮料的推销。⑦价格政策。⑧减少饮酒和醉酒的负面后果。⑨减少非法酒精和非正规生产的酒精的公共卫生影响。⑩监督和监测。

世界卫生组织建立了酒精与健康全球信息系统（GISAH），以便积极提供关于酒精消费水平和模式、酒精造成的健康和社会后果及各级对策的信息。为成功实施此项战略，需要各国采取协调一致的行动，实行全球有效管理，并需要各利益攸关方适当参与。开展有效合作可以减少酒精对健康和社会造成的不利后果。

NOTE

第七章　中医健康管理

中医健康管理是以中医理论及中医状态学为指导，运用整体观念、辨证论治等核心思想，融合现代健康管理的理念、模式、技术及方法等，对人体生命活动全过程的健康状态进行动态、个性、全面管理的过程。中医健康管理具有前瞻性、整体性、综合性的医疗服务特点，以较少投入获得较大的健康效果，从而增加了医疗服务的效益，提高了医疗保险的覆盖面和承受力。同时，中医健康管理须遵循以人为本、整体动态、防治结合、自助为主、全程管理等原则。

扫一扫，查阅本章数字资源，含PPT等

第一节　中医体质健康管理

中医体质学认为，体质现象作为人类生命活动的一种重要表现形式，与健康和疾病密切相关。体质的差异性在一定的程度上决定着疾病的发生发展、转归预后的不同及人体对治疗的不同反应。体质决定了我们的健康，决定了我们对某些疾病的易感性，也决定了患病之后的反应形式及治疗效果和预后转归。应用中医体质理论，根据不同体质类型的反应状态和特点，辨识体质类型，采取分类管理的方法，因人制宜地制订防治原则，选择相应的预防、治疗、养生方法进行体质调护，对实现个性化的精准健康管理具有重要意义，也可为建立具有中医特色的健康管理模式提供新的方法学指导。

一、概述

（一）中医体质的概念和特点

1. 中医体质的概念　体质，有身体素质、形体质量、个体特质等多种含义。体，指身体、形体、个体；质，指素质、质量、性质。在中医体质学中，体质的概念是指人体生命过程中，在先天禀赋和后天获得的基础上所形成的形态结构、生理功能和心理状态方面综合的、相对稳定的固有特质。人群及人群中的个体，禀受于先天，受后天影响，在其生长发育和衰老过程中所形成的与自然、社会环境相适应的相对稳定的人体个性特征，通过人体生理、病理的差异现象表现出来，在生理上表现为结构、机能、代谢及对外界刺激反应等方面的个体差异性，病理上表现为对某些病因和疾病的易感性，以及疾病传变转归中的某种倾向性。

2. 中医体质的特点　体质是个体身心特性的概括，是个体在遗传的基础上，在内外环境的影响下形成的个性特征，这些特征伴随着生命的全过程。先天禀赋决定着个体体质的特异性和相对稳定性，而后天的各种环境因素、营养因素、精神因素又使体质具有动态可变性。改变后天的种种因素，可以在某种程度上改变体质，因此体质具有可调性。在相同或类似时空条件下，人群的遗传背景和后天生存环境是大致相同的，这就使群类的体质具有趋同性。在先后天的共同作用下，使体质具有以下特点。

（1）体质的遗传性　每一个体体质的特点都是以遗传因素为基础，在后天生长条件的影响下，经过自然、社会、饮食等诸多因素的影响和变迁逐渐形成的。由遗传所决定的体质差异是维持个体体质特征相对稳定的重要条件。

（2）体质的稳定性　一般情况下，个体体质一旦形成，在一定时间内不易发生太大的改变，所以体质具有一定的稳定性。体质的稳定性由先天的遗传因素形成，年龄、性别等因素也可使体质表现出一定的稳定性。然而，由于环境、精神、营养、锻炼、疾病等后天因素均参与并影响体质的形成和发展，从而使得体质的稳定性具有相对性。

（3）体质的可变性　先天禀赋决定着个体体质的相对稳定性和个体体质的特异性，后天各种环境因素、营养状况、饮食习惯、精神因素、年龄变化、疾病损伤、针药治疗等，又使体质具有可变性。体质的可变性有两个基本规律，一是机体随着年龄的变化，体质发展过程表现为若干阶段，每一年龄阶段都呈现出特有的体质特点，这种变化是随着年龄增长而呈现由盛渐衰的纵向转变，反映了体质自身形成、定型、发展和变化的规律。二是由外来因素不断运动变化的干扰所造成的各种转变。外界因素的变化，通过不同途径作用于人体，导致体质状态发生改变。两种转变规律往往同时存在，互相影响。

（4）体质的多样性　体质的形成与先后天多种因素相关。遗传因素的多样性和环境因素的复杂性使个体体质存在必然的差异，世界上不会有完全相同的两个人；即使是同一个体，在不同的生命阶段，其体质特点也是逐渐变化着的，所以体质具有明显的个体差异性，呈现出多样性特征。中医学的因人制宜、辨体论治强调的正是这种特异性。因此，无论是比较不同的生命个体，还是考察同一个体的不同生命阶段，都能充分体现出体质的多样性特点。

（5）体质的趋同性　在个体体质的形成过程中，遗传因素使个体体质具有差异，而环境因素、饮食结构、年龄因素、疾病因素和社会文化习惯等均可对体质产生明显的影响。处于同一历史背景、同一地方区域、同一年龄结构或饮食起居条件比较相同的人群，由于其遗传背景和外界条件的类同性，往往使特定人群的体质呈现类似的特征，这就是群类趋同性。在相同的时空背景下，体质的趋同性会导致某一人群对某些病邪具有易感性及其所产生的病理过程的倾向性。因此，人类的体质、发病所具有的共性也使群体预防和群体治疗成为可能。

（6）体质的可调性　体质既是相对稳定的，又是动态可变的，这就让调整偏颇体质、防病治病成为可能。在生理情况下，针对各种体质及早采取相应措施，纠正或改善某些体质的偏颇，以减少体质对疾病的易感性，可以预防疾病或延缓发病。在病理情况下，可针对各种不同的体质类型，将辨证论治与辨体论治相结合，以人为本，充分发挥个体诊疗的优势，提高疗效。

（二）中医体质辨识与分类

中医体质辨识即以人的体质为认知对象，从体质状态及不同体质分类的特性把握健康与疾病的整体要素与个体差异，制订防治原则，选择相应的治疗、预防、养生方法，从而实施因人制宜的干预措施。中医体质辨识已纳入卫健委《国家基本公共卫生服务规范（2009年版）》，进入国家公共卫生体系。

体质辨识以中医体质分类为基础。中医体质分类是根据人群中的个体各自不同的形态结构、生理功能、心理状态等方面的特征，按照一定的标准，采用一定的方法，通过整理、分析、归纳，分成若干类型。王琦院士以人体生命活动的物质基础——阴阳、气血津液的盛衰虚实变化为主，以临床应用为目的进行分类，将中医体质分为平和质（A型）、气虚质（B型）、阳虚质（C型）、阴虚质（D型）、痰湿质（E型）、湿热质（F型）、血瘀质（G型）、气郁质（H型）、特禀质（I型）9种基本类型，平和质之外的8种体质类型均为偏颇体质。王琦院士的9分法通过了教育部和"973"课题专家论证，并被中医学者广泛引用，故本节基于王琦院士的9分法进行体质辨识。

（三）中医体质辨识在健康管理中的作用

从健康到亚健康再到疾病，体质因素的影响不可忽视。各种偏颇体质是健康状态的重要影响因素，也是疾病发生、发展与转归的内在因素。通过中医体质辨识，可以更加全面地了解个体的健康状况，获得预测个体未来发病风险的资料；通过体质调护，调整偏颇体质，可以改善个体的健康状况，实现健康管理的目标。

1. 中医体质辨识是体质健康管理的核心环节　随着医学模式和健康观念的转变，当今医学已从疾病医学转向健康医学，人类健康的研究已成为世界各国人口与健康领域的前沿课题。健康管理的主要内容是通过全面收集个体或群体的健康信息，科学评估个体或群体的健康状况，并且找出影响健康的危险因素，然后针对这些危险因素，提出相应的健康管理方案，促使人们建立新的行为和生活方式，从而达到提高个体或群体健康水平的目的。

中医体质健康管理的基本步骤包括收集体质健康信息、辨识体质类型、实施体质调护、评价体质调护效果。这几个环节是一个长期的、连续不断的、动态循环的服务流程，其中最核心的环节是体质辨识。中医体质健康管理需要在收集先天禀赋因素、后天颐养因素、性别因素、年龄因素、环境因素、疾病与药物因素等体质的影响因素信息，以及形态结构、生理功能和心理状态特征等方面信息的基础上，辨识体质类型。为了使体质健康管理流程中最为核心的体质辨识方法科学、规范、适用，研究人员开发了《中医体质量表》（60条目、41条目、30条目3个版本），为体质辨识提供了标准化的测评工具；制订的《中医体质分类与判定》为研究人员使用《中医体质量表》进行体质辨识提供了标准。

2. 中医体质辨识是制订体质调护计划的基础　改善个体的健康状况，实现健康管理的目标，需要在科学辨识体质类型的基础上制订个性化的体质调护计划。因此，根据体质辨识的结果及相关影响因素的分析，针对个体的体质特征，制订体质调护计划，通过合理的精神调摄、饮食调养、起居调护、运动健身、经络调理、药物调治及四季保养等调护措施，使体质偏颇得以纠正，从而改善健康状况，是体质健康管理的目的。可以说，辨识体质类型是体质调护的基础，是实施健康管理的前提。

3. 中医体质辨识是实施体质三级预防的依据　预防，就是采取一定的措施，防止疾病的发生与发展。中医学在防病治病上的一个重要思想就是防患于未然的预防思想，而且强调防重于治。《素问·四气调神大论》说："圣人不治已病治未病，不治已乱治未乱。"指出了预防疾病的重要意义。通过中医体质辨识，可从调体拒邪、调体防病和调体防变3个演进层次体现改善体质在预防疾病中的作用。

一级预防，未病先防。一是在群体预防中，可通过中医体质辨识，揭示一般人群中医体质类型的分布规律，针对不同人群的体质分布特点，使中医传统的"养生、避邪"的个体预防阶段进入群体预防阶段，促进人群健康水平的提高。二是自我（社区、家庭）保健，每个人都可根据中医体质辨识结果，针对自己个体体质的偏颇状态，重新考虑生活方式和饮食宜忌等，找到适合自己体质特点的养生保健方法。

二级预防，欲病早治。对于疾病的易感体质，可根据体质辨识结果，有针对性地调整偏颇体质，进行疾病的早期预防。例如，研究发现高血压与痰湿质关联程度最强，女性痰湿质与高血压的关联强于男性，提示在高血压的高危人群中调整痰湿体质偏颇的重要性。

三级预防，已病早治。在临床诊疗中，通过客观地辨识中医体质类型，根据不同体质类型或状态，或益气，或温阳，或补阴，或利湿，或开郁，或活血，以调整机体的阴阳、气血津液失衡倾向，体现因人制宜、治病求本的治疗原则，进行个性化的康复治疗。

4. 中医体质辨识应用于健康管理，创新健康管理新模式　将中医体质辨识应用于健康管理，是一种新的健康管理理念，是具有中国特色的健康管理方法。这一方法管理的对象主要是健康人群与亚健康人群，管理的目标是通过调整偏颇体质，让人不生病或少生病、促进健康，管理的方法是以中国传统的养生方法为主，结合现代健康管理方法。

二、中医体质辨识的原则和内容

（一）中医体质辨识的原则

人是一个有机的整体，对人的体质辨识必须遵循共同的原则，从整体观点出发，全面审查其神、色、形、态、舌、脉等体征及性格、饮食、二便等情况，结合中医临床辨体论治的实际经验进行综合分析。

1. 整体性原则　整体观是中医体质辨识强调整体审察的认识论基础。人体的外部结构与内部脏腑是有机相关的，整个人体又受到自然环境和社会环境的影响。中医体质辨识中的整体性原则，一方面要求利用望、闻、问、切的手段广泛而全面地收集体质资料，而不能只看到局部的体质状况；另一方面是指从整体上进行多方面的考虑，并结合时、地、病的特殊性，对人体体质状态进行全面分析，综合判断。

2. 形神结合原则　神是机体生命活动的体现。形健则神旺，形衰则神惫，人的精神状态和面部气色常能显示出体质的平和与偏颇。神色是五脏气血盛衰的表现，体质平和的人，五脏无偏胜，气血调和，阴平阳秘，必然精神健旺、气色明润、目光有神、语言响亮、耳听聪敏。反之，偏颇体质必然反映不同气色。人体的形态结构与心理特征也存在特异性的对应关系，一定的形态体貌必然对应一定的性格特点，只有全面观察，形神结合，才能对体质类型做出准确的判断。

3. 舌脉合参原则　诊察舌脉在分辨体质的差异性上有重要参考价值，如阳虚质多舌胖，血瘀质多舌紫等，应对舌的神、色、形、态和苔色、苔质进行全面观察。

此外，性别、年龄、民族、先天禀赋、家族遗传、居处环境、性格类型、饮食习惯、疾病因素等均与体质有关，临床在辨识体质类型时亦需注意。

（二）中医体质辨识的内容

体质表现为形态结构、生理功能和心理状态几个方面相对稳定的特性。一定的形态结构，必然表现为一定的生理功能，而伴随着形态结构、生理功能的变化，又会产生一定的心理过程和个性心理特征。认识与辨析体质，必须依据个体的肤色、形态、举止、饮食习惯、性格心理特征，以及对季节的适应性、对疾病的易感性等方面表现的特征。因此，辨体的内容通常包括以下几个方面。

1. 辨形态结构特征　人体形态结构上的差异性是辨析个体体质的重要内容。人体的形态结构是生理功能和心理活动的基础，也是精气盛衰和代谢情况的外在表现，包括外部形态结构和内部形态结构。外部形态结构是由体表直接表现出的特性，是用感觉器官直接观测到的体质要素，包括体格、体型、姿势、营养状况等。内部形态结构包括脏腑、经络、精气血津液等，是体表直观性体质要素的决定因素，是决定其外显特征的内在基础。中医藏象学说认为，内在五脏与形体有着配属、表里关系，因而观察形体的强弱胖瘦，可以测知内脏的坚脆、气血的盛衰等。一般认为，五脏强壮，外形也强壮。如骨骼粗大，胸廓宽厚，肌肉充实，皮肤润泽，举动灵活等，是强壮的征象，多见于强壮体质；骨骼细小，胸廓狭窄，肌肉瘦弱，皮肤枯燥，举动迟钝等，是衰弱的表现，多见于虚弱体质。所以，关于形态结构的辨析，中医主要通过望诊观察形态、体型、体态、头面、五官、躯干、四肢、皮肤面色、毛发及舌象等，重点了解个体的体质状况及体质差异。

2. 辨生理功能特征　人体生理功能上的差异性也是个体体质辨析的重要内容。因为体质是在遗传性和获得性的基础上表现出来的人体形态结构、生理功能和心理状态的综合的相对稳定的特征，而心理活动状态是在一定的形态结构和生理功能的基础上产生的，因此体质首先是形态结构和功能活动的综合体。形态结构是产生各种生理功能的基础，一定的形态结构必然表现为一定的生理功能，机体内部和外部的形态结构特点决定着机能反应的形式和反应强度、频率等，决定着机体生理功能及对各种刺激反应的差异。人体的生理功能是内部形态结构完整性、协调性的反映，是脏腑经络及精气血津液盛衰的体现。机体对外界的反应和适应能力、自我调节能力、防病抗病能力、新陈代谢情况等均是脏腑经络及精气血津液生理功能的体现。中医主要通过望目光、色泽、神情、体态，以及呼吸、舌象、脉象等，重点了解个体的精神意识、思维活动及对外界的反应和适应能力、自我调节能力、防病抗病能力、新陈代谢情况等，从而可以判断机体各脏腑生理功能的个体差异性。如神志清楚，两目灵活，面色荣润，肌肉不削，动作自如，说明精充气足神旺，多见平和体质；如精神不振，两目乏神，面色少华，肌肉松软，倦怠乏力，少气懒言，动作迟缓，说明精气不足，功能减退，多见虚弱体质或阳虚体质。

3. 辨心理特征　心理是指客观事物在大脑中的反映，是感觉、知觉、情感、记忆、思维、性格、能力等的总称，属于中医学"神"的范畴。《素问·阴阳应象大论》云："人有五脏化五气，以生喜怒悲忧恐。"神志活动的产生和维持有赖于内在脏腑的功能活动，以脏腑精气为物质基础，但脏腑精气藏于内而不能直接得以观察，精气显象于外，可以形成相应的心理活动，使个体容易表现出相应的心理特征。心理特征的差异，主要表现为人格、气质、性格的差异。中医辨心理特征，主要通过观察情绪倾向、感情色彩、认知速度、意志强弱、行为表现等方面，了解人体气质特点与人格倾向。如阴虚质的人多性情急躁、外向、好动，阳虚质的人性格多沉静、内向，气郁质的人多内向、不稳定、忧郁脆弱、敏感多疑等。

辨体的基本内容，综合了形态结构、生理功能和心理特征 3 个方面，全面概括了构成体质的基本要素，深刻把握了个体生命的本质特征，从而能对个体体质做出准确的判断。如痰湿体质的人，形态结构表现为体形肥胖、腹部肥满松软；生理功能多见皮肤出油较多、多汗、汗黏、眼睑轻微浮肿、容易困倦、对梅雨季节和潮湿环境适应能力较差等；心理特点以温和稳重多见。

三、9 种基本中医体质类型的辨识

（一）9 种基本中医体质类型的辨识依据

辨析体质类型，主要是依据不同体质在形态结构、生理功能及心理活动等 3 个方面的特征，经过综合分析，将其归为不同体质类型的思维与实践过程，本处对 9 种基本中医体质类型的辨识依据进行归纳。

1. 平和质（A 型）

（1）定义 先天禀赋良好，后天调养得当，以体态适中、面色红润、精力充沛、脏腑功能状态强健壮实为主要特征的一种体质状态。

（2）成因 先天禀赋良好，后天调养得当。

（3）特征 ①形体特征：体形匀称健壮。②心理特征：性格随和开朗。③常见表现：面色、肤色润泽，头发稠密有光泽，目光有神，鼻色明润，嗅觉通利，味觉正常，唇色红润，精力充沛，不易疲劳，耐受寒热，睡眠安和，胃纳良好，二便正常，舌色淡红，苔薄白，脉和有神。④对外界环境的适应能力：对自然环境和社会环境的适应能力较强。⑤发病倾向：平素患病较少。

2. 气虚质（B 型）

（1）定义 由于一身之气不足，以气息低弱、脏腑功能状态低下为主要特征的体质状态。

（2）成因 先天禀赋不足，后天失养，如孕育时父母体弱、早产、人工喂养不当、偏食、厌食，或因病后气亏、年老气弱等。

（3）特征 ①形体特征：肌肉松软。②心理特征：性格内向，情绪不稳定，胆小，不喜欢冒险。③常见表现：主项：平素气短懒言，语音低怯，精神不振，肢体容易疲乏，易出汗，舌淡红、胖嫩、边有齿痕，脉象虚缓。副项：面色萎黄或淡白，目光少神，口淡，唇色少华，毛发不泽，头晕，健忘，大便正常，或虽便秘但不结硬，或大便不成形，便后仍觉未尽，小便正常或偏多。④对外界环境的适应能力：不耐受寒邪、风邪、暑邪。⑤发病倾向：平素体质虚弱，卫表不固，易患感冒；或病后抗病能力弱，易迁延不愈；易患内脏下垂、虚劳等病证。

3. 阳虚质（C 型）

（1）定义 由于阳气不足，失于温煦，以形寒肢冷等虚寒现象为主要特征的体质状态。

（2）成因 先天不足，或后天失养。如孕育时父母体弱或年长受孕，早产，或年老阳衰等。

（3）特征 ①形体特征：多形体白胖，肌肉松软。②心理特征：性格多沉静、内向。③常见表现：主项：平素畏冷，手足不温，喜热饮食，精神不振，睡眠偏多，舌淡胖嫩、边有齿痕，苔润，脉象沉迟。副项：面色㿠白，目胞晦暗，口唇色淡，毛发易落，易出汗，大便溏薄，小便清长。④对外界环境的适应能力：不耐受寒邪，耐夏不耐冬，易感湿邪。⑤发病倾向：发病多为寒证，或易从寒化，易病痰饮、肿胀、泄泻、阳痿。

4. 阴虚质（D 型）

（1）定义 由于体内津液精血等阴液亏少，以阴虚内热等表现为主要特征的体质状态。

（2）成因 先天不足，如孕育时父母体弱，或年长受孕，早产等，或后天失养，纵欲耗精，积劳阴亏，或曾患出血性疾病等。

（3）特征 ①形体特征：体形瘦长。②心理特征：性情急躁，外向好动，活泼。③常见

表现：主项：手足心热，平素易口燥咽干，鼻微干，口渴喜冷饮，大便干燥，舌红，少津少苔。副项：面色潮红，有烘热感，两目干涩，视物模糊，唇红微干，皮肤偏干，易生皱纹，眩晕耳鸣，睡眠差，小便短，脉象细弦或数。④对外界环境的适应能力：平素不耐热邪，耐冬不耐夏，不耐受燥邪。⑤发病倾向：平素易患有阴亏燥热的病变，或病后易表现为阴亏症状。

5. 痰湿质（E型）

（1）定义 由于水液内停而痰湿凝聚，以黏滞重浊为主要特征的体质状态。

（2）成因 先天遗传，或后天过食肥甘。

（3）特征 ①形体特征：体形肥胖，腹部肥满松软。②心理特征：性格偏温和，稳重恭谦，和达，多善于忍耐。③常见表现：主项：面部皮肤油脂较多，多汗且黏，胸闷，痰多。副项：面色黄胖而黯，眼胞微浮，容易困倦，平素舌体胖大，舌苔白腻，口黏腻或甜，身重不爽，脉滑，喜食肥甘，大便正常或不实，小便不多或微混。④对外界环境的适应能力：对梅雨季节及潮湿环境的适应能力差，易患湿证。⑤发病倾向：易患消渴、中风、胸痹等病证。

6. 湿热质（F型）

（1）定义 以湿热内蕴为主要特征的体质状态。

（2）成因 先天禀赋，或久居湿地，喜食肥甘，或长期饮酒，湿热内蕴。

（3）特征 ①形体特征：形体偏胖。②心理特征：性格多急躁易怒。③常见表现：主项：平素面垢油光，易生痤疮、粉刺，舌质偏红，苔黄腻，容易口苦口干，身重困倦。副项：心烦懈怠，眼筋红赤，大便燥结，或黏滞，小便短赤，男易阴囊潮湿，女易带下量多，脉象多见滑数。④对外界环境的适应能力：对湿环境或气温偏高，尤其夏末秋初，湿热交蒸气候较难适应。⑤发病倾向：易患疮疖、黄疸、火热等病证。

7. 血瘀质（G型）

（1）定义 体内有血液运行不畅的潜在倾向或瘀血内阻的病理基础，以血瘀表现为主要特征的体质状态。

（2）成因 先天禀赋，或后天损伤，忧郁气滞，久病入络。

（3）特征 ①形体特征：瘦人居多。②心理特征：性格内郁，心情不快易烦，急躁健忘。③常见表现：主项：平素面色晦暗，皮肤偏暗或色素沉着，容易出现瘀斑，易患疼痛，口唇黯淡或紫，舌质暗有瘀点，或片状瘀斑，舌下静脉曲张，脉象细涩或结代。副项：眼眶黯黑，鼻部黯滞，发易脱落，肌肤干或甲错，女性多见痛经、闭经或经色紫黑有块、崩漏。④对外界环境的适应能力：不耐受风邪、寒邪。⑤发病倾向：易患出血、癥瘕、中风、胸痹等病证。

8. 气郁质（H型）

（1）定义 由于长期情志不畅、气机郁滞而形成的以性格内向、不稳定、忧郁脆弱、敏感多疑为主要表现的体质状态。

（2）成因 先天遗传，或因精神刺激，暴受惊恐，所欲不遂，忧郁思虑等。

（3）特征 ①形体特征：形体偏瘦。②心理特征：性格内向，不稳定，忧郁脆弱，敏感多疑。③常见表现：主项：平素忧郁面貌，神情多烦闷不乐。副项：胸胁胀满，或走窜疼痛，多伴善太息，或嗳气呃逆，或咽间有异物感，或乳房胀痛，睡眠较差，食欲减退，惊悸怔忡，健忘，痰多，大便偏干，小便正常，舌淡红，苔薄白，脉象弦细。④对外界环境的适应能力：对精神刺激的适应能力较差，不喜欢阴雨天气。⑤发病倾向：易患郁证、脏躁、百合病、不寐、梅核气、惊恐等病证。

9. 特禀质（I 型）

（1）定义　由于先天禀赋不足和禀赋遗传等因素造成的一种特殊体质，包括先天性、遗传性的生理缺陷与疾病，过敏反应等。

（2）成因　先天禀赋不足、遗传等，或环境因素、药物因素等。

（3）特征　①形体特征：无特殊，或有畸形，或有先天生理缺陷。②心理特征：因禀质特异情况而不同。③常见表现：遗传性疾病有垂直遗传、先天性、家族性特征；胎传性疾病为母体影响胎儿个体生长发育及相关疾病特征。④对外界环境的适应能力：适应能力差，如过敏体质者对过敏季节的适应能力差，易引发宿疾。⑤发病倾向：过敏体质者易药物过敏，易患花粉症；遗传疾病如血友病、唐氏综合征及中医"五迟""五软""解颅"等；胎传疾病如胎寒、胎热、胎惊、胎肥、胎弱等。

（二）9 种基本中医体质类型的辨识方法

辨析体质类型，需要科学评价及能对其进行科学分类的测量工具。以王琦的中医体质 9 分法为概念框架编制了信度、效度性能评价良好的系列《中医体质量表》（60 条目、41 条目、30 条目 3 个版本），制订了《中医体质分类与判定》标准（中华中医药学会 2009 年 3 月发布实施），为中医体质辨识提供了标准化的测量工具和判定标准。下面以《中医体质分类与判定》标准和 30 条目《中医体质量表》为例进行说明。

调查对象回答《中医体质量表 –30 条目简短版》（附录）的 30 个问题，依据 9 种基本中医体质类型判定标准（表 7-1），根据其对 9 种基本中医体质类型所属问题条目的作答（表7-2 ～表 7-10）（与后附表重复），计算原始分及转化分，原始分 = 各个条目分值相加，转化分数 =［（原始分 – 可能的最低分）/（可能的最高分 – 可能的最低分）］×100，即可判定所属中医体质类型。平和质的判定结果分为"是""基本是"和"否"，偏颇体质的判定结果分为"是""倾向是"和"否"。平和质的判定：8 种偏颇体质转化分均 < 30 分，且平和质转化分≥ 60 分时，判定为"是"；8 种偏颇体质转化分均 < 40 分，且平和质转化分≥ 60 分时，判定为"基本是"；否则判定为"否"。8 种偏颇体质的判定：某偏颇体质转化分≥ 40 分，判定为"是"；30 ～ 39 分，判定为"倾向是"；< 30 分，判定为"否"。

表 7–1　9 种基本中医体质类型判定标准表

体质类型	条件	判定结果
平和质	转化分≥ 60 分	是
	其他 8 种体质转化分均 < 30 分	
	转化分≥ 60 分	基本是
	其他 8 种体质转化分均 < 40 分	
	不满足上述条件者	否
偏颇体质	转化分≥ 40 分	是
	转化分 30 ～ 39 分	倾向是
	转化分 < 30 分	否

表 7-2　平和质（A 型）判定表

请根据近 1 年的体验和感觉，回答以下问题。	没有（根本不）	很少（有一点）	有时（有些）	经常（相当）	总是（非常）
A1.（Q2）您容易疲乏吗？※	1	2	3	4	5
A2.（Q9）您感到闷闷不乐、情绪低沉吗？※	1	2	3	4	5
A3.（Q22）您比一般人耐受不了寒冷（冬天的寒冷或夏天的空调等）吗？※	1	2	3	4	5
A4.（Q54）您容易失眠或入睡困难吗？※	1	2	3	4	5

计分方法：（1）计算原始分：4～20 分。原始分 = 各个条目分值相加（简单求和法，※ 表示 4 个条目均为逆向计分，1→5、2→4、3→3、4→2、5→1）。（2）计算转化分：0～100 分。转化分 =（原始分 -4）/16×100。分数越高，体质倾向越明显。

判定标准：8 种偏颇体质转化分均 < 30 分，且平和质转化分 ≥ 60 分时，判定为"是"；8 种偏颇体质转化分均 < 40 分，且平和质转化分 ≥ 60 分时，判定为"基本是"；否则判定为"否"。

判定结果：□是　□基本是　□否

表 7-3　气虚质（B 型）判定表

请根据近 1 年的体验和感觉，回答以下问题。	没有（根本不）	很少（有一点）	有时（有些）	经常（相当）	总是（非常）
B1.（Q2）您容易疲乏吗？	1	2	3	4	5
B2.（Q3）您容易气短（呼吸短促，接不上气）吗？	1	2	3	4	5
B3.（Q23）您比别人容易患感冒，或感冒后不容易痊愈吗？	1	2	3	4	5
B4.（Q27）您活动量稍大就容易出虚汗吗？	1	2	3	4	5

计分方法：（1）计算原始分：4～20 分。原始分 = 各个条目分值相加（简单求和法）。（2）计算转化分：0～100 分。转化分 =（原始分 -4）/16×100。分数越高，体质倾向越明显。

判定标准：气虚质转化分 ≥ 40 分，判定为"是"；30～39 分，判定为"倾向是"；< 30 分，判定为"否"。

判定结果：□是　□倾向是　□否

表 7-4　阳虚质（C 型）判定表

请根据近 1 年的体验和感觉，回答以下问题。	没有（根本不）	很少（有一点）	有时（有些）	经常（相当）	总是（非常）
C1.（Q18）您手脚发凉吗？	1	2	3	4	5
C2.（Q19）您胃脘部、腹部、背部或腰膝部怕冷吗？	1	2	3	4	5
C3.（Q22）您比一般人耐受不了寒冷（冬天的寒冷或夏天的空调等）吗？	1	2	3	4	5

计分方法：（1）计算原始分：3～15 分。原始分 = 各个条目分值相加（简单求和法）。（2）计算转化分：0～100 分。转化分 =（原始分 -3）/12×100。分数越高，体质倾向越明显。

判定标准：阳虚质转化分 ≥ 40 分，判定为"是"；30～39 分，判定为"倾向是"；< 30 分，判定为"否"。

判定结果：□是　□倾向是　□否

NOTE

表 7-5   阴虚质（D型）判定表

请根据近 1 年的体验和感觉，回答以下问题。	没有 （根本不）	很少 （有一点）	有时 （有些）	经常 （相当）	总是 （非常）
D1.（Q17）您手脚心发热吗？	1	2	3	4	5
D2.（Q29）您皮肤或口唇干燥吗？	1	2	3	4	5
D3.（Q46）您感到口干咽燥、总想喝水吗？	1	2	3	4	5
D4.（Q57）您容易便秘或大便干燥吗？	1	2	3	4	5

计分方法：（1）计算原始分：4 ~ 20 分。原始分 = 各个条目分值相加（简单求和法）。（2）计算转化分：0 ~ 100 分。
转化分 =（原始分 –4）/16×100。分数越高，体质倾向越明显。
判定标准：阴虚质转化分 ≥ 40 分，判定为"是"；30 ~ 39 分，判定为"倾向是"；< 30 分，判定为"否"。
判定结果：□是   □倾向是   □否

表 7-6   痰湿质（E型）判定表

请根据近 1 年的体验和感觉，回答以下问题。	没有 （根本不）	很少 （有一点）	有时 （有些）	经常 （相当）	总是 （非常）
E1.（Q14）您感到腹部胀满吗？	1	2	3	4	5
E2.（Q16）您感到身体沉重不轻松或不爽快吗？	1	2	3	4	5
E3.（Q28）您有额部油脂分泌过多的现象吗？	1	2	3	4	5
E4.（Q58）您腹部肥大、柔软吗？	1	2	3	4	5

计分方法：（1）计算原始分：4 ~ 20 分。原始分 = 各个条目分值相加（简单求和法）。（2）计算转化分：0 ~ 100 分。
转化分 =（原始分 –4）/16×100。分数越高，体质倾向越明显。
判定标准：痰湿质转化分 ≥ 40 分，判定为"是"；30 ~ 39 分，判定为"倾向是"；< 30 分，判定为"否"。
判定结果：□是   □倾向是   □否

表 7-7   湿热质（F型）判定表

请根据近 1 年的体验和感觉，回答以下问题。	没有 （根本不）	很少 （有一点）	有时 （有些）	经常 （相当）	总是 （非常）
F1.（Q39）您面颊部或鼻部有油腻感或者油亮发光吗？	1	2	3	4	5
F2.（Q41）您易生痤疮（面部的痘痘、粉刺）或疖疔吗？	1	2	3	4	5
F3.（Q59）您小便时尿道有发热感、尿色浓（深）吗？	1	2	3	4	5

计分方法：（1）计算原始分：3 ~ 15 分。原始分 = 各个条目分值相加（简单求和法）。（2）计算转化分：0 ~ 100 分。
转化分 =（原始分 –3）/12×100。分数越高，体质倾向越明显。
判定标准：湿热质转化分 ≥ 40 分，判定为"是"；30 ~ 39 分，判定为"倾向是"；< 30 分，判定为"否"。
判定结果：□是   □倾向是   □否

表 7-8　血瘀质（G 型）判定表

请根据近 1 年的体验和感觉，回答以下问题。	没有（根本不）	很少（有一点）	有时（有些）	经常（相当）	总是（非常）
G1.（Q37）您身体上有哪里疼痛吗？	1	2	3	4	5
G2.（Q40）您面色暗或容易出现褐斑吗？	1	2	3	4	5
G3.（Q43）您容易有黑眼圈吗？	1	2	3	4	5
G4.（Q45）您口唇颜色偏暗吗？	1	2	3	4	5

计分方法：（1）计算原始分：4～20 分。原始分＝各个条目分值相加（简单求和法）。（2）计算转化分：0～100 分。转化分＝（原始分 –4）/16×100。分数越高，体质倾向越明显。
判定标准：血瘀质转化分≥40 分，判定为"是"；30～39 分，判定为"倾向是"；＜30 分，判定为"否"。
判定结果：□是　　□倾向是　　□否

表 7-9　气郁质（H 型）判定表

请根据近 1 年的体验和感觉，回答以下问题。	没有（根本不）	很少（有一点）	有时（有些）	经常（相当）	总是（非常）
H1.（Q9）您感到闷闷不乐、情绪低沉吗？	1	2	3	4	5
H2.（Q11）您多愁善感、感情脆弱吗？	1	2	3	4	5
H3.（Q13）您胁肋部或胸部（乳房）胀痛吗？	1	2	3	4	5
H4.（Q15）您无缘无故叹气吗？	1	2	3	4	5

计分方法：（1）计算原始分：4～20 分。原始分＝各个条目分值相加（简单求和法）。（2）计算转化分：0～100 分。转化分＝（原始分 –4）/16×100。分数越高，体质倾向越明显。
判定标准：气郁质转化分≥40 分，判定为"是"；30～39 分，判定为"倾向是"；＜30 分，判定为"否"。
判定结果：□是　　□倾向是　　□否

表 7-10　特禀质（I 型）判定表

请根据近 1 年的体验和感觉，回答以下问题。	没有（根本不）	很少（有一点）	有时（有些）	经常（相当）	总是（非常）
I1.（Q24）您不是感冒也会打喷嚏、流鼻涕吗？	1	2	3	4	5
I2.（Q30）您容易过敏（对药物、食物、气味、花粉或在季节交替、气候变化时）吗？	1	2	3	4	5
I3.（Q34）您的皮肤一抓就红，并出现抓痕吗？	1	2	3	4	5

计分方法：（1）计算原始分：3～15 分。原始分＝各个条目分值相加（简单求和法）。（2）计算转化分：0～100 分。转化分＝（原始分 –3）/12×100。分数越高，体质倾向越明显。
判定标准：特禀质转化分≥40 分，判定为"是"；30～39 分，判定为"倾向是"；＜30 分，判定为"否"。
判定结果：□是　　□倾向是　　□否

在实际生活与医疗实践中，虽然可以发现较为典型的某种体质，但多数人的体质特征是不典型的，平和质人数并不太多，而同时具备两种或两种以上的体质特征，即兼夹体质者广泛存在，即多数情况下人们所显现出的往往是兼夹体质。兼夹体质是指同一机体同时具有两种或两种以上体质特征的体质状态。兼夹体质的判定可采用雷达图的方法：第一，应用《中医体质

量表 –30 条目简短版》对个体进行调查，计算出平和质、气虚质、阴虚质、阳虚质、痰湿质、湿热质、血瘀质、气郁质、特禀质 9 种体质类型的转化分；第二，根据中医体质分类判定标准判定个体体质类型是属于平和体质还是偏颇体质；第三，如判定为偏颇体质，进一步应用雷达图帮助我们直观地表征其气虚质、阳虚质、阴虚质、痰湿质、湿热质、血瘀质、气郁质、特禀质 8 个亚量表（维度）指标和相应的得分水平。在雷达图轴向上，偏颇体质倾向较强者具有较长的射线段。图 7-1 就是描述了两个不同个体在 8 种偏颇体质的分析中表现出来的总体情况。雷达图的应用可以较好地解决个体、不同样本（大样本、小样本）及亚组的兼夹体质综合评价问题。

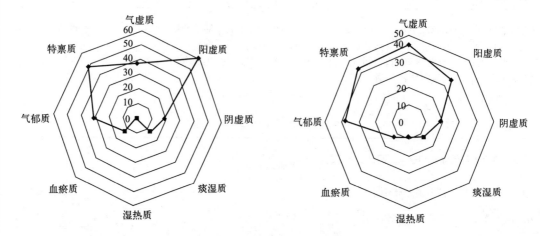

图 7-1　兼夹体质综合评价雷达图

案例 2　中医体质类型辨识案例分析

某某，男性，61 岁。9 种体质得分为平和质 75.0 分、气虚质 25.0 分、阳虚质 25.0 分、阴虚质 37.5 分、痰湿质 31.3 分、湿热质 25.0 分、血瘀质 43.8 分、气郁质 25.0 分、特禀质 33.3 分。根据判定标准，虽然平和转化分 ≥ 60 分，但其中血瘀质转化分 ≥ 40 分，阴虚质、痰湿质、特禀质 30 分以上，未满 40 分，本例应判定为血瘀质，阴虚质、痰湿质、特禀质倾向。也可如图 7-2 所示用雷达图直观显示。

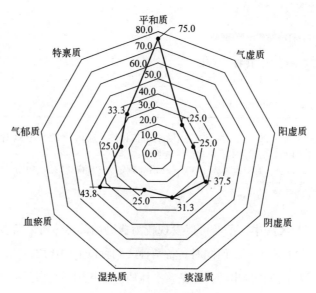

图 7-2　中医体质类型得分雷达图

四、9 种基本中医体质类型的调护

体质是相对稳定的，又是动态可变的，外界环境和发育条件、生活条件、干预措施等影响，都有可能使体质发生改变，这就使调整偏颇体质、维护健康、防病治病成为可能。因此，在体质辨识的基础上，针对个体的体质特征，通过各种体质调护措施的干预，改善偏颇体质，提高人体对环境的适应能力，以达到提高生命质量、防病治病、延年益寿之目的，是体质健康管理的目标所在。

（一）平和质（A 型）的调护

平和质先天禀赋良好，后天调养得当，故精、气、神及局部特征等方面均表现良好，体形匀称健壮，面色润泽，目光有神，唇色红润，不易疲劳，精力充沛，睡眠、食欲良好，大小便正常，性格随和、开朗，平时患病较少，对自然环境和社会环境的适应能力较强。因此，平和质养生侧重于保养、维护。

1. 精神调摄 由于心理状态、情志反应与内外环境等多种因素有关，精神刺激和情志变化不可避免，所以平和质的人亦应注意调摄精神，及时化解不良情绪，防止体质出现偏颇。可通过培养兴趣爱好、加强体育锻炼等，愉悦身心，保持情绪稳定，促进心理健康。

2. 饮食调养 平和质饮食应有节制，不要过饥过饱，不要常吃过冷、过热或不干净的食物，粗细粮食要合理搭配，多吃五谷杂粮、蔬菜瓜果，均衡营养。《素问·脏气法时论》明确提出了中国传统膳食的平衡观"五谷为养、五果为助、五畜为益、五菜为充"。平和质还应注意气味调和，不偏嗜酸、苦、甘、辛、咸五味；顺时调养，根据不同季节选择适宜的饮食。少食过于油腻及辛辣之物。

3. 起居调护 人体的生命活动随着年节律、季节律、月节律、昼夜节律等自然规律而发生相应的生理变化。因此，平和质的人亦应注意起居有常，不妄作劳，顺应四时，调摄起居，才能增进健康、延年益寿。

4. 运动健身 平和质者可通过运动保持和加强现有的良好状态，可根据年龄、性别、个人兴趣爱好的差异，自行选择不同的锻炼方法。如年轻人可适当跑步、打球，老年人可适当散步、打太极拳等。同时要努力做到：积极主动，兴趣广泛；运动适度，不宜过量；循序渐进，适可而止；经常锻炼，持之以恒；全面锻炼，因时制宜。

5. 经络调理 经络调理包括主动调理与被动保健。经络的主动调理方法很多，这里介绍一种经实践证明行之有效的调理经络的方法，即三一二经络调理方法或三一二经络锻炼法。这一方法是由中国科学院祝总骧教授等专家在 30 年经络研究的基础上，汲取古今中外养生保健方法的精华，总结创编的一套集穴位按摩、腹式呼吸和体育运动为一体的健身方法，具有激活经络、畅通气血、祛病健身的功效。"三一二"的"三"是指合谷、内关和足三里 3 个穴位的按摩，每天按摩 1～2 次，每次每个穴位按摩 5 分钟（3 个穴位共 15 分钟）；"一"是指一种意守丹田的腹式呼吸方法，每天 1～2 次，每次 5 分钟；"二"是指以两条腿为主的、力所能及的体育锻炼，每天 1～2 次，每次 5 分钟。三一二经络锻炼法简便易学，不需要场地，非常适合办公人员、中老年朋友锻炼。另外，在主动锻炼、主动调理的同时，也可进行被动保健、保养。

（二）气虚质（B 型）的调护

气虚质的主要特征是气不足，故其语音低弱，气短懒言，容易疲乏、出汗，易患感冒及

内脏下垂；对外界环境的适应能力较差，不耐受风、寒、暑、湿邪，病后康复较慢；性格内向、情绪不稳，胆小，不喜欢冒险等。因此，气虚质养生应以养脾、养肺为主，改变不良的生活方式，并辅以经络调理和药物调治。

1.精神调摄　气虚质者在日常生活中应培养豁达乐观的生活态度，不可过度劳神、过度紧张，保持稳定平和的心态。脾为气血生化之源，思则气结，过思伤脾；肺主一身之气，悲则气消，悲忧伤肺，气虚者不宜过思过悲。

2.饮食调养　脾主运化，为气血生化之源，气虚质者的饮食调养宜选择性平偏温、健脾益气的食物，如黄豆、白扁豆、鸡肉、香菇、大枣、桂圆、蜂蜜等。少食具有耗气作用的食物，如空心菜、生萝卜等。

黄芪童子鸡：取童子鸡1只洗净，用纱布袋包好生黄芪9g，取一根细线，一端扎紧纱布袋口，置于锅内，另一端则绑在锅柄上。在锅中加姜、葱及适量水煮汤，待童子鸡煮熟后，拿出黄芪包。加入盐、黄酒调味，即可食用。可益气补虚。

山药粥：将山药30g和粳米180g一起入锅加清水适量煮粥，煮熟即成。此粥可在每日晚饭时食用。此粥具有补中益气、益肺固精的作用。

3.起居调护　气虚者起居宜有规律，夏季午间应适当休息，保持充足睡眠。平时注意保暖，居处要避免虚邪贼风，避免劳动或激烈运动时出汗受风。不要过于劳作，还要避免过度运动，以免损伤正气。

4.运动健身　气虚质者脏腑功能低下，主要是心肺功能不足和脾胃功能虚弱，慢跑、散步、登山等可以有效加强心肺功能。还可选用一些传统的健身功法，如太极拳、太极剑、八段锦、保健功等，采用低强度、多次数的方式，控制好时间，循序渐进，持之以恒，以逐渐改善体质。

气虚质者不宜做大负荷运动和出大汗的运动，忌用猛力或做长久憋气的动作，做到"形劳而不倦"。

5.经络调理　气虚质养生所用主要经络和穴位有任脉的中脘、神阙、气海；督脉的百会、大椎；足太阳膀胱经的风门、肺俞、膈俞、脾俞及足阳明胃经的天枢、足三里。每次选2～4个穴位，点按、艾灸、神灯照射均可。

经常腹胀、消化不良、便溏，可选中脘、天枢、足三里；经常感冒、打喷嚏、鼻子发痒，可选风门、肺俞、脾俞、足三里；经常疲劳倦怠，可选神阙、气海、膈俞、脾俞。"常按足三里，胜吃老母鸡"，平时常按足三里，益气补气又健脾。

6.药物调治　大枣、人参、党参、淮山药、黄芪、紫河车、茯苓、甘草、白术、薏苡仁、白果等都可以用来补气，平时可以煲汤用。比较安全的方剂有四君子汤，由人参、白术、茯苓、甘草四味药组成。可以把甘草去掉，用其他3味药煲瘦猪肉汤来补气。

如果总是面色白、血压低，还经常头晕，蹲下后一站起来两眼发黑就要晕倒，可以吃补中益气丸或补中益气汤（由黄芪、柴胡、甘草、人参、当归、陈皮、升麻、白术组成）。如果气虚主要表现在气候和温度一变化，就打喷嚏、感冒或者皮肤过敏，可吃玉屏风散。

（三）阳虚质（C型）的调护

阳虚质的主要特征是怕冷。阳气亏虚，机体失却温煦，肌腠不固，水湿不化，喜热怕冷。因此，阳虚质养生应以助阳温煦、温补脾肾为主，培养健康的生活方式，同时配以经络调理和药物调治等。

1.精神调摄 由于阳虚质性格多沉静、内向，因此可增加户外运动，多见阳光，听轻快、活泼、兴奋的音乐等，以愉悦改变心境，增加保护心灵的钝感。

2.饮食调养 肾阳为一身阳气之本，肾阳为根，脾阳为继。阳虚质者宜多食用甘温补脾阳、肾阳为主的食物，如平时可多食牛肉、羊肉、韭菜、生姜等温阳之品，少食梨、西瓜、荸荠、螃蟹等生冷寒凉食物，少饮绿茶。

当归生姜羊肉汤：当归20g，生姜30g，冲洗干净，用清水浸软，切片备用。羊肉500g剔去筋膜，放入开水锅中略烫，除去血水后捞出，切片备用。当归、生姜、羊肉放入砂锅中，加清水、料酒、食盐，旺火烧沸后撇去浮沫，再改用小火炖至羊肉熟烂即成。本品为汉代张仲景名方，温中补血，祛寒止痛，特别适合冬日食用。

韭菜炒胡桃仁：胡桃仁50g开水浸泡去皮，沥干备用。韭菜200g择洗干净，切成寸段备用。麻油倒入炒锅，烧至七成热时，加入胡桃仁，炸至焦黄，再加入韭菜、食盐，翻炒至熟。本品有补肾助阳、温暖腰膝的作用。适用于肾阳不足，腰膝冷痛。

玉浆黄金鸡：两斤左右的纯种乌鸡1只（江西泰和县的竹丝鸡最好）洗净，浙江绍兴黄酒1公斤。将鸡和黄酒一起放进锅里，用大火烧开后，改用小火慢炖至肉烂即可食用。吃肉喝汤，每天18点左右（酉时）吃一次，连吃1周即可明显改善肾阳虚的体质状态。长期肾阳虚者可以坚持每月吃一次。如果往本方中加入50g补肾中药肉苁蓉，与鸡同炖，则效果更佳。

3.起居调护 居住环境应空气流通，秋冬注意保暖，夏季避免长时间待在空调房间。平时注意关节、足下、背部及下腹部丹田部位的防寒保暖。防止出汗过多，在阳光充足的情况下适当进行户外活动，切不可在阴暗潮湿寒冷的环境下长期工作和生活。

4.运动健身 阳虚质者以振奋、提升阳气的锻炼方法为主。散步、慢跑、太极拳、五禽戏、跳绳、各种球类运动等均适合阳虚者。不宜游泳，不宜在阴冷天或潮湿之处长时间锻炼，夏天不宜做过分剧烈的运动，冬天避免在大风、大寒、大雾、大雪及空气污染的环境中锻炼。

5.经络调理 阳虚质者的经络调理以任脉、督脉、背部膀胱经为主。任脉肚脐以下的神阙、气海、关元、中极这4个穴位有很好的温阳作用，用艾条温灸或热敷或神灯、频谱仪照射均可。常艾灸督脉的百会、命门，百会主要用于阳虚质的头痛眩晕、精神萎靡不振，命门主要用于腰腿酸痛、性功能下降、夜尿多。自行按摩气海、足三里、涌泉等穴位也可补肾助阳。

6.药物调治 安全保健中药有鹿茸、补骨脂、益智仁、桑寄生、杜仲、菟丝子、附子、肉桂、熟地黄、人参、黄芪、山药、枸杞子等。中成药有参茸丸、金匮肾气丸或桂附地黄丸、龟鹿二仙膏、右归丸、壮腰健肾丸、壮骨关节丸等。如果阳气虚腰痛和夜尿，可用桑寄生、杜仲加瘦猪肉和核桃煮汤喝。

（四）阴虚质（D型）的调护

阴虚质的主要特征是阴液不足。阴液亏少，机体失去濡润滋养，导致体形瘦长，口燥咽干，眩晕耳鸣，两目干涩，视物模糊，皮肤干燥，大便干燥，小便短少，舌少津少苔，脉细等；同时由于阴不制阳，阳热之气偏旺而生内热，导致手足心热，喜冷不喜热，耐冬不耐夏；性情急躁，外向好动。因此，阴虚质养生宜以补阴静养为主，改变不良的生活方式，并辅以药物调理等。

1. 精神调摄　由于阴虚质性情急躁，外向、好动、活泼，五志过极。因此，应学会调节自己的不良情志，安神定志，舒缓情志；学会喜与忧、苦与乐、顺与逆的正确对待，保持稳定的心态。

2. 饮食调养　阴虚质由于体内津、液、精、血等阴液亏少，以阴虚内热为主要体质状态，因此宜多食瘦猪肉、鸭肉、绿豆、冬瓜、银耳等甘凉滋润之品，少食羊肉、韭菜、辣椒等性温燥烈之品。山药、荸荠、莲子、百合既是蔬菜，又是中药，阴虚质者平时可以多吃。

酸甘可化阴，甘寒可清热。多数水果都适合阴虚体质，除了荔枝、龙眼、樱桃、杏、大枣等。

莲子百合煲瘦肉：用莲子（去芯）20g，百合20g，猪瘦肉100g，加水适量同煲，肉熟烂后用盐调味食用，每日1次。有清心润肺、益气安神之功效。适用于阴虚质见干咳、失眠、心烦、心悸等症者食用。

蜂蜜蒸百合：百合120g，蜂蜜30g，拌和均匀，蒸令熟软。时含数片，咽津，嚼食。本药膳功能补肺、润燥、清热，适用于肺热烦闷，或燥热咳嗽、咽喉干痛等症。

苦瓜排骨汤：猪排骨1斤，新鲜苦瓜1斤，2两黄豆和3～4片姜。把排骨和苦瓜切成小块，黄豆用水泡10分钟，然后将它们放到砂锅或瓦罐里（不要用金属的），加适量水。大火烧开后，用小火慢炖1小时后，加适量盐调味就可以喝了。一次不要喝太多，可分几次喝完。适合阴虚体质降心火，也适合一般体质在夏季清心降火用。

3. 起居调护　起居应有规律，居住环境宜安静，避免熬夜、剧烈运动和在高温酷暑下工作。阴虚质者不适合夏练三伏、冬练三九。

人体关节需要阴液润滑，阴虚质者可能会较早出现关节不利涩滞。因此，进入中年后，阴虚质者不宜经常做磨损关节的运动，尤其是膝关节，如上下楼梯、登山、在跑步机上锻炼等。

4. 运动健身　适合做有氧运动，可选择太极拳、太极剑等动静结合的传统健身项目，以调养肝肾。还可练"六字诀"中的"嘘"字功，以涵养肝气。锻炼时要控制出汗量，及时补充水分。不宜洗桑拿。

5. 经络调理　对阴虚质者来说，经络锻炼不是好办法，应以药物调治、饮食调养作为首选，以改变生活方式作为调养目标。

6. 药物调治　银耳、燕窝、冬虫夏草、阿胶、黄精、麦冬、玉竹、百合是阴虚质者的养生佳品，可以起到改善体质、养颜美容之效。秋冬季节，宜吃沙参、麦冬、玉竹、雪梨煲瘦猪肉、莲子百合煲瘦肉、百合红枣粥、银耳燕窝粥、银耳虫草炖瘦肉。

阴虚质者还可服用一些中成药来改善体质，应适当减少剂量。腰膝酸软、耳鸣眼花、五心烦热者可服用六味地黄丸；眼睛干涩、视物昏花、耳鸣明显者可服用杞菊地黄丸；小便黄而不利、心烦明显者可服用知柏地黄丸；睡眠不好者可服用天王补心丹。

（五）痰湿质（E型）的调护

痰湿质的主要特征是体内水多、痰多。形体肥胖，腹部肥满松软，面色黄胖而黯，眼胞微浮，面部皮肤油脂较多，多汗且黏，喜食肥甘，容易困倦，身重不爽，大便不实，小便不多；性格偏温和，稳重恭谦和达，善于忍耐等。因此，痰湿质养生应以改变不良的生活方式为主，辅以经络调理和药物调治等。

1. 精神调摄 适当增加社会交往活动，多参加集体公益活动，培养广泛的兴趣爱好，增加知识，开阔眼界。合理安排休闲、度假，以舒畅情志，调畅气机，改善体质，增进健康。

2. 饮食调养 痰湿质是由于水液内停而痰湿凝聚，以黏滞重浊为主要特征的体质状态。因此，饮食应以清淡为主，少食肥肉及甜、黏、油腻的食物，可多食海带、冬瓜、淮山药、薏苡仁、赤小豆、扁豆等。

山药冬瓜汤：山药 50g，冬瓜 150g，放至锅中慢火煲 30 分钟，调味后即可饮用。本品可健脾，益气，利湿。

赤豆鲤鱼汤：将活鲤鱼 1 尾（约 800g）去鳞、鳃、内脏；将赤小豆 50g、陈皮 10g、辣椒 6g、草果 6g 填入鱼腹，放入盆内，加适量料酒、生姜、葱段、胡椒，食盐少许，上笼蒸熟即成。本品健脾除湿化痰，用于痰湿质症见疲乏、食欲不振、腹胀腹泻、胸闷眩晕者。

3. 起居调护 居住环境宜干燥而不宜潮湿，平时多进行户外活动，多出汗。衣着应透气散湿，经常晒太阳或进行日光浴。在湿冷的气候条件下，应减少户外活动，避免受寒淋雨。不要过于安逸。

4. 运动健身 因形体肥胖，易于困倦，故应根据自己的具体情况循序渐进，长期坚持运动锻炼，如散步、慢跑、乒乓球、羽毛球、网球、游泳、武术，以及适合自己的各种舞蹈。

5. 经络调理 改善痰湿质的经络主要有任脉、足太阴脾经、足少阳胆经、足阳明胃经、足太阳膀胱经。主要穴位有中脘、水分、神阙、关元、阴陵泉、足三里、脾俞、三焦俞等。适合的方法是用艾条温灸，一般灸到皮肤发红发烫。每次腹部、背部、下肢各取 1 个穴位灸，不要太多。

6. 药物调治 党参、扁豆、砂仁、陈皮、淮山药、薏苡仁、茯苓、赤小豆、冬瓜皮、白芥子等都有一定的祛湿作用，但祛湿的部位不同。白芥子、陈皮主要祛肺部、上焦的痰湿；陈皮、党参、白扁豆合在一起，是治中焦的痰湿；赤小豆主要是让湿气从小便走。改善痰湿体质的中成药有二陈汤、参苓白术散、陈夏六君丸、排毒养颜胶囊等。

（六）湿热质（F型）的调护

湿热质的主要特征是易长痘。平素面垢油光，口苦口干，身重困倦，眼筋红赤，大便燥结或黏滞，小便短赤；男性阴囊潮湿，女性带下量多，性格急躁易怒。因此，湿热质养生应以疏肝利胆为主，培养健康的生活方式，并辅以经络调理与药物调治等。

1. 精神调摄 湿热质应学习心理美容，静养心神。静能生水清热，有助于肝胆疏泄。如何静养？一是学习儒、释、道等传统养生文化，增强文化底蕴和生命的内聚力；二是掌握一些释放不良情绪的方法，如节制法、疏泄法、转移法、情志相胜法等；三是练习瑜伽、气功、太极拳、舒展优雅的舞蹈；四是经常做深呼吸，将气息吸至小腹部；五是多听流畅、悠扬、舒缓、有镇静作用的音乐。

2. 饮食调养 饮食以清淡为主，可多食赤小豆、绿豆、芹菜、黄瓜、藕等甘寒、甘平的食物。少食羊肉、韭菜、生姜、辣椒、胡椒、花椒等甘温滋腻及火锅、烹炸、烧烤等辛温助热的食物。

泥鳅炖豆腐：泥鳅 500g 去鳃及内脏，冲洗干净，放入锅中，加清水，煮至半熟，再加豆腐 250g，食盐适量，炖至熟烂即成。可清利湿热。

绿豆藕：粗壮肥藕 1 节，去皮，冲洗干净备用。绿豆 50g，用清水浸泡后取出，装入藕孔内，放入锅中，加清水炖至熟透，调以食盐进食。可清热解毒，明目止渴。

3. 起居调护　避免居住在低洼潮湿的地方，居住环境宜干燥、通风。不要熬夜、过于劳累。盛夏暑湿较重的季节，减少户外活动的时间。保持充足而有规律的睡眠。改正不良嗜好，戒烟限酒。

4. 运动健身　适合做大强度、大运动量的锻炼。如中长跑、游泳、爬山、各种球类、武术等，可以消耗体内多余的热量，排泄多余的水分，达到清热除湿的目的。夏天由于气温高、湿度大，最好避开暑热环境，选择凉爽时锻炼。

5. 经络调理　主要调理穴位有肝俞、胃俞、阴陵泉、三阴交、阳陵泉、太冲等。湿热明显时，首选背部膀胱经的刮痧、拔罐、走罐，可以改善尿黄、烦躁、失眠、颈肩背疲劳酸痛。不要用艾灸，可以指压或者毫针刺，用泻法。

6. 药物调治　常用的有藿香、石膏、甘草、茵陈、防风、车前草、淡竹叶、滑石、溪黄草、鸡骨草、木棉花（均为寒凉药）等。祛湿热的药一般都不是很平和，不能久服。如果舌苔不黄、小便变清、大便通畅，就要马上停药。

中成药有甘露消毒丹、龙胆泻肝丸、清热祛湿冲剂、溪黄草冲剂等，但注意不能久服。

（七）血瘀质（G 型）的调护

血瘀质的主要特征是血行不畅、瘀血内阻，容易导致形体消瘦，发易脱落，易疼痛（女性痛经等），面色晦暗，易出瘀斑，性格内郁，急躁健忘，不耐受风邪、寒邪等。因此，血瘀质养生应以精神调摄为主，辅以饮食调养、经络调理等。

1. 精神调摄　精神调摄是血瘀质养生的重点。可通过培养兴趣爱好、广交朋友等，培养开朗、乐观、平和（与人相处平和，想事做事不过分、不偏激）、"钝感"（对人际关系、利益得失不敏感）、"健忘"（不幸不快过去就忘）的性格。

2. 饮食调养　多食山楂、醋、玫瑰花、金橘等具有活血、散结、行气、疏肝解郁作用的食物，少食肥肉等滋腻之品。

山楂红糖汤：山楂 10 枚，冲洗干净，去核打碎，放入锅中，加清水煮约 20 分钟，调以红糖进食。可活血散瘀。

黑豆川芎粥：川芎 10g，用纱布包裹，和黑豆 25g、粳米 50g 一起水煎煮熟，加适量红糖。分次温服，可活血祛瘀，行气止痛。

田七煲瘦肉（或鸡肉）：一只鸡大腿或半斤瘦肉，放在炖盅里，放 3 粒红枣，再放一点田七，一起炖，1 周吃上一次，有非常好的活血作用。

3. 起居调护　血得温则行，得寒则凝。血瘀质血行不畅，应避免寒冷刺激。日常生活中要注意动静结合，不可贪图安逸，加重气血瘀滞。要多做运动，少坐汽车；多做活动，少用电脑；多爬楼梯，少坐电梯；多做深呼吸，少弯腰驼背。

4. 运动健身　应选择一些有利于促进气血运行的运动项目，如易筋经、导引、太极拳（剑）、五禽戏、三一二经络锻炼法、保健按摩、舞蹈、步行健身法等。

5. 经络调理　主要调理穴位有神阙、膈俞、肝俞、委中、太冲、曲泉、期门、日月、五枢、维道、血海、三阴交、内关、合谷、曲池。采用推拿、点按、温灸、刮痧、放血、敷贴、照射等方法。

6. 药物调治　当归可以补血，也可以活血。不开心郁闷、叹气、不想吃东西，可以服用逍遥丸、柴胡疏肝散。血瘀的人可以适当地补血养阴，可以吃少量阿胶、熟地黄、白芍、麦冬等。还可服用桂枝茯苓丸、大黄蟅虫丸等。

（八）气郁质（H型）的调护

气郁质者的"气郁"主要是"肝气郁结"。因此，气郁质养生应以调理肝气为主，让肝气疏泄正常，并辅以经络调理和药物调治等。

1. 精神调摄　气郁质养生精神调摄是关键。为此，可采用如下方法：培养乐观向上的情绪，精神愉快则气血和畅、营卫流通，有益于气郁体质的改善；培养积极进取的竞争意识和拼搏精神，胸襟开阔、开朗、豁达，树立正确的名利观，知足常乐；主动寻求生活乐趣，丰富和培养生活情趣，多参加有益的社会活动，广泛结交朋友；多参加集体文娱活动，看喜剧、听相声、听音乐，看富有鼓励、激励性的电视、电影等；培养"钝感"，"迟钝"在某种意义上是一种能力，是一种心神保护能力；学会发泄，掌握各种排解郁闷的方法。

2. 饮食调养　气郁质宜选用理气解郁、调理脾胃功能的食物。如大麦、荞麦、高粱、刀豆、蘑菇、豆豉、柑橘、柚子、萝卜、洋葱、香菜、包心菜、菊花、玫瑰、茉莉花、黄花菜、海带、海藻、山楂等。

气郁质者应少吃收敛酸涩的食物，如乌梅、石榴、青梅、杨梅、杨桃、柠檬等，以免阻滞气机，气滞则血凝。亦不可多食冰冷食物，如雪糕、冰冻饮料等。

橘皮粥：橘皮50g，研细末备用。粳米100g，淘洗干净，放入锅内，加清水，煮至粥将成时，加入橘皮，再煮10分钟即成。本品理气运脾，用于脘腹胀满，不思饮食。

菊花鸡肝汤：银耳15g洗净撕成小片，清水浸泡待用；菊花10g、茉莉花24朵温水洗净；鸡肝100g洗净切薄片备用；将水烧沸，先入料酒、姜汁、食盐，随即下入银耳及鸡肝，烧沸，打去浮沫，待鸡肝熟，调味。再入菊花、茉莉花稍沸即可。佐餐食用可疏肝清热，健脾宁心。

山药冬瓜汤：山药50g，冬瓜150g，置锅中慢火煲30分钟，调味后即可饮用。可健脾、益气、利湿。

3. 起居调护　气郁质的人不要总待在家里，应尽量增加户外活动，如跑步、登山、游泳、武术等。居住环境应安静，防止嘈杂的环境影响心情。居室环境宽敞明亮，温度、湿度适宜。衣着宽松，舒适大方。保持有规律的睡眠，睡前避免饮茶、咖啡和可可等具有提神醒脑作用的饮料。

4. 运动健身　可坚持较大强度、大负荷的运动锻炼，如跑步、登山、武术等，有鼓动气血、疏发肝气、促进食欲、改善睡眠的作用；可多参加群众性的体育运动项目，如打球、跳舞、打牌、下棋等，以便更多地融入社会，促进人际交流，分散注意，提起兴趣，理顺气机。抑郁的人还可练习"六字诀"中的"嘘"字功，以疏畅肝气。

5. 经络调理　主要调理穴位有任脉的膻中、中脘、神阙、气海等，心包经的内关、间使、肝经的曲泉、期门，胆经的日月、阳陵泉，膀胱经的肺俞、肝俞等。方法有针灸、按摩等。也可以每天晚上睡觉前把两手搓热，然后搓胁肋。胁肋部是肝脏功能行使的通道。

6. 药物调治　疏理肝气一般用香附子、佛手、香橼、柴胡、枳壳等。补肝血一般用何首乌、阿胶、白芍、当归、枸杞子等。中成药有逍遥丸、柴胡疏肝散、越鞠丸等。

（九）特禀质（Ⅰ型）的调护

特禀质就是一类体质特殊的人群。由于先天禀赋不足，或环境因素、药物因素等的不同影响，使其形体特征、心理特征、常见表现、发病倾向等方面存在诸多差异。因此，特禀质的养生应根据不同情况，区别对待。

1. 精神调摄　由于特禀质发生的情况不同，其心理特征也存在诸多差异。但多数特禀质者对外界环境的适应能力较差，会表现出不同程度的内向、敏感、多疑、焦虑、抑郁等心理反应，因此可酌情采取相应的心理保健措施。

2. 饮食调养　特禀质者饮食调养应根据个体的实际情况制订不同的保健食谱。就过敏体质而言，饮食宜清淡，忌生冷、辛辣、肥甘油腻及各种发物，如酒、鱼、虾、蟹、辣椒、肥肉、浓茶、咖啡等。

固表粥：乌梅15g，黄芪20g，当归12g，放砂锅中加水煎开，再用小火慢煎成浓汁，取出药汁后，再加水煎开后取汁，用汁煮粳米100g成粥，加冰糖趁热食用。可养血消风，扶正固表。

葱白红枣鸡肉粥：粳米100g，红枣10枚（去核），连骨鸡肉100g，分别洗净；姜切片；香菜、葱切末。锅内加水适量，放入鸡肉、姜片大火煮开。然后放入粳米、红枣熬45分钟左右。最后加入葱白、香菜，调味服用。可用于过敏性鼻炎。

3. 起居调护　在起居调护方面，特禀质者也要根据个体情况进行选择。对过敏质而言，由于容易出现水土不服，在陌生的环境中要注意日常保健，减少户外活动，避免接触各种致敏的动植物等。在季节更替之时，要及时增减衣被，增强机体对环境的适应能力。

4. 运动健身　根据特禀质的不同特征选择有针对性的运动锻炼项目，逐渐改善体质。同时可练习"六字诀"中的"吹"字功。过敏体质要避免春天或季节交替时长时间在野外锻炼，防止过敏性疾病的发作。

5. 药物调治　特禀质在药物调治方面有一个基本方，叫玉屏风散，它是中药名方，由防风、黄芪、白术3味中药组成。防风又叫屏风，其味辛甘，性微温而润，是风药中的润剂，具有像屏风一样抵御风邪的作用，对荨麻疹很有效果；黄芪是补气的，帮助防风祛邪而外无所扰；白术培中固里，具有健脾功效。正所谓"发在芪防收在术"，内外兼顾，这是一个固表止汗的良方，犹如御风的屏障，且珍贵如玉，故称为玉屏风散。

第二节　中医状态健康管理

状态是健康认知的逻辑起点，也是中医辨证诊断的核心，具有状态有象、状态应时、状态有律、状态可调的特点。状态辨识是根据中医学理论，对生命过程中某一阶段表征参数进行分析归纳，辨别程度、部位、性质等状态要素，做出状态诊断，进而辨别生命所处的状态的思维认识过程。

中医健康状态分为正常状态和异常状态，包括未病状态、欲病状态、已病状态、病后状态 4 个方面，涵盖了人的体质、生理病理特点、病、证等概念，是对生命过程中不同阶段生命特征的概括。健康是"天人合一""阴阳自和""形与神俱"的功能状态。状态辨识是健康诊断的核心，也是效果评价的依据。中医健康状态管理涵盖了状态的信息采集、辨识分类、防治、疗效评价全过程，包含不同"状态"的"人（体质）""证""症""病""病机" 5 个部分的内涵研究。其主要针对个体人所表现出的外在表征信息进行综合分析，判断个体人整体反应状态要素（包含程度、部位、性质），辨别个体人所处的状态，选用适当的方案，对个体人进行调整、干预，使个体人的健康保持在较好的状态。

一、中医健康状态评估

（一）中医健康状态表征

1. 状态表征参数分类　人体状态可以通过外部的表征反映出来，如症状、体征、理化指标等，称为状态表征，即每种状态所表现的、具有内在联系的外部征象。状态表征可以用适当的参数来描述，所谓参数就是一种变量，是可供参考的数据。用以描述状态表征的参数，称为状态表征参数，它是指与健康状态相关的，用以描述健康状态表征的参数或变量，或者是指对区分和辨识不同健康状态有贡献的参数或变量。人的健康状态受性别、年龄、体质、疾病、心理、气候、地理、季节、社会等诸多因素的影响，又通过人体的各种表现，如症状、体征、理化指标、病理变化等反映出来。理论上，与人体健康状态相关的表征参数是无穷多的，任何单一的参数均难以全面、准确地刻画人的健康状态。基于"整体医学"的健康认知理念，应立足于整体观念，全面、准确、合理地构建健康状态表征参数体系。

（1）按参数类别划分

1）宏观参数：在健康状态表征参数体系中，将与健康状态相关的天时、气候、地理环境、季节、节气等参数称为宏观参数。宏观参数主要包括"天、地、时" 3 个部分的参数。具体地说，"天"主要包括运气特点、天文现象（如日食、月食等）、气候特点、天气现象、气象要素（如气温、气压、风等）、空气质量、大气污染、自然灾害等；"地"主要包括地域地形、海拔、植被、土壤、水源、环境污染等；"时"主要包括季节、节气、日期、昼夜、时辰、时差等。其中有关"时"的参数内容可以通过就诊时间、发病时间等来确定，有关"天"和"地"的参数内容则需要借助各相关管理部门发布的数据等来获取。

2）中观参数：在健康状态表征参数体系中，将与健康状态相关的生物、心理、社会环境等表征参数称为中观参数。中观参数主要包括"生、心、社" 3 个部分的参数。"生"主要包括中医传统四诊采集的症状、体征、病史及各种量表（包括普适性量表和特异性量表），如 WHO 生存质量测定量表、中医体质量表、心肌梗死多维度量表等；"心"主要包括各种心理测评量表，包含人格、智力、心理健康、心理状态等各方面的量表，如艾森克人格问卷、韦氏智力测验、康奈尔医学指数、心理适应性量表等；"社"主要包括社会环境、工作环境、工作压力、生活条件、家庭环境、人际关系、社会适应力等。中观参数的采集主要依靠医生的四诊和个人的自评等方法来获取。

3）微观参数：在健康状态表征参数体系中，将借助于现代技术手段采集的参数，包括理化指标、病理检查等及部分中医可以量化的信息，如脉诊仪、舌诊仪等采集的信息，视为微观参数。微观参数主要包括"理、化、病"3个部分的参数。"理"是指采用物理检查的方法采集的参数，主要包括B超、X线、CT、MRI、内镜检查等影像资料，以及心电图、舌诊仪、脉诊仪、闻诊仪、红外热像仪等采集的参数；"化"是指采用化学检测的方法采集的参数，主要包括血常规、血生化、免疫学检验、脑脊液检查、痰液检查、尿常规、大便常规等人体体液、分泌物、排泄物等检测指标，以及分子生物学指标等；"病"主要指病理检查报告。微观参数是人体健康状态在体内的反映，可以延伸中医传统四诊的范围，是中医健康状态辨识的依据之一。当然，应用微观参数进行状态辨识应注重中医思维，赋予微观参数中医学含义，建立中医特色的微观参数体系。

（2）按参数性质划分

1）阳性参数：阳性参数是指对某些病或证的诊断有意义的参数，是诊断病证的主要依据，一般是病或证中的主要表现，可以为健康状态辨识提供依据。在以疾病为中心的医学模式中，阳性参数是诊断疾病的主要依据，在循证医学中被看作是证据。在中医诊断过程中，一些症状与体征常是某些病证诊断的阳性参数，同时症的轻重还可判断病变的程度。西医学中，一些异常的理化指标和病理检查又常是诊断某些疾病的阳性参数。因此，阳性参数是健康状态辨识中的一类重要参数。

2）阴性参数：阴性参数是指对某些病或证的诊断具有否定意义的参数，即某一病或证在任何情况下都不可能出现的参数，可以为否定某些健康状态提供依据。在以疾病为中心的医学模式中，阴性参数是疾病鉴别诊断的主要依据。在中医四诊信息中，某些症状诸如发热、口渴、面红、脉洪大并见对于寒证诊断有否定意义，这些症状并见对于寒证就是阴性参数。另外，一些正常状态参数也常是某些病证诊断的阴性参数，但在诊断过程中容易被忽略。

3）隐性参数：隐性参数是指对机体的健康状态可能存在直接或间接的影响，但其是否对机体产生影响则需要在机体出现相应表现时方能做出判断的参数，如环境、气候、居住条件、饮食习惯等。其可能长期作用于人体而对健康状态产生影响，但是在疾病发作之前这些因素对相应病、证的影响程度可能难以被准确描述，只有当相应的表征出现之后，这些因素的影响程度才会显露出来。如久居湿地，可能产生湿证，但是在患者出现关节沉重、酸痛等湿证的表现之前，湿的因素常被忽略，它是湿证的隐性参数；而当患者出现湿证的症状之后，"久居湿地"就成为湿证的阳性参数。

（3）按参数特征划分

1）定量参数：定量参数是指性质、特征或者程度可以用数量加以描述、分析、比较的参数，它体现了状态的客观性、可观察性和可测量性，强调了状态和各参数之间的相互关系。例如，环境温度、湿度、海拔、血压、脉率、呼吸频率、体温、血细胞计数分析结果、生化分析结果等都属于定量参数。还有一些参数虽然其自身不包含数量特征，但是可以通过数量的描述来反映其严重程度。例如，疼痛程度的分级就是对主观症状的数量化描述。中医学中也有一些定量参，如缓脉为"一息四至，来去缓怠"，"一息四至"就是一种定量参数。再如描述患者身重程度的"首如裹，腰如缠，身重如带五千钱"，"五千钱"也是定量参数。

2）定性参数：定性参数是指能够反映状态的性质，但不能用数量来表达的参数。定性参数一般用"有无""是怎样"来进行描述。例如，"有汗"与"无汗"是"有无"的描述；而"自汗、盗汗、绝汗、战汗"就是"是怎样"的描述。定性参数在特定的条件下可以转化为定量参数。例如，望色时对"光泽"的表述，一般描述为"有光泽"或"无光泽"，是定性参数。如果通过量表对光泽的程度进行分级，那么它就转化为定量参数。中医传统四诊方法采集的参数大部分是定性参数，如何客观、准确地采集和描述这类参数就成为健康状态辨识的一个关键。在进行健康状态辨识时，这些定性参数还可以适当结合定量参数或加上一些描述程度的定语，如"稍、偏、略、微"等，即除了"有无""是怎样"之外，可以对定性参数的程度进行描述，如舌偏红、苔稍厚等。

3）定量与定性结合参数：定量与定性结合参数是指有些参数包含了定量和定性参数的特点，其某些部分可以进行定量表述，某些部分只能进行定性表述，如 X 线、B 超、CT、ECG、病理检查等。例如，某胸部 X 线报告描述为：右肺中叶见 2.5cm×1.5cm 大小模糊阴影，边缘不清，密度不均匀。其中"2.5cm×1.5cm"是定量表述，"边缘不清，密度不均匀"则是定性描述。另外，有些参数既可以是定性参数，也可以是定量参数。例如，"尿蛋白阳性"是定性参数，"尿蛋白 0.6g/L"是定量参数。

2. 状态表征参数采集

（1）状态表征参数采集方法　表征参数是健康状态辨识的依据，全面、规范、准确是状态表征参数采集应遵循的 3 个原则。状态表征参数的采集方法包含传统中医四诊采集、实验室检验、中医诊断设备检测、其他的信息获取途径等。中医的望、闻、问、切四诊是在充分调动人体感知能力的基础上，最大限度地全面掌握状态信息的过程，是从不同角度诊察信息的方法，有各自的特点，不能相互取代。实验室检验包括血液学检验、生物化学检验、病原学检验、体液与排泄物检验、分子生物学检验等多种类型，可以提供多种信息，为健康状态评估提供重要参考。中医诊断设备是通过对传统中医诊断过程的模拟、分析，把握中医诊断的基本原理，再结合现代科学技术而研究开发的具有中医特色的诊断仪器，如舌诊仪、脉诊仪、问诊仪、嗅诊仪、经络分析仪等。目前已经被尝试用于人体状态表征参数的采集和管理。而对于如气象、地理信息、各地幸福指数等与健康状态密切相关的宏观参数，它们包含了不同层次的信息，其来源可以是气象局、环保局、社会科学院等权威部门发布的公开信息，可通过网络途径获取，也可以借助相应的仪器或调查量表获得。

（2）状态表征参数筛选　状态表征参数的筛选就是选择与判别的目标"状态类型"相关的变量，这是一个参数筛选和优化的过程。所有与健康状态相关的表征参数都属于健康状态表征参数体系的内容，庞大的参数体系体现了中医整体观念的精髓，也是准确把握状态辨识的前提。然而，如此繁多的参数，单是采集过程本身就十分复杂和耗时，这不符合临床工作实际，也不符合科研的可行性原则。因此，需要借助文献调研、专家经验总结、临床流行病学调查、实验研究、统计学、数据挖掘等现代研究手段和方法对参数进行分析、筛选，筛选出反映整体生命状态如精、气、神的参数，以及特定健康状态（或功能状态）如脏腑、气血功能状态的参数。

参数集合的筛选应遵循重要性大、敏感性高、独立性强、代表性好和确定性好的原则，并兼顾可操作性及可接受性，具体考察参数的困难度、反应特征、辨别力、代表性和独立性等。常用的无需预调查的参数筛选方法包括主观评价法、德尔菲专家咨询法等；需要预调查的参数筛选方法如困难度分析、反应特征分析、离散趋势法、相关系数法、因子分析法、聚类分析法、逐步回归分析法、逐步判别分析等。

（二）中医健康状态要素

1. 状态要素及其表征

（1）整体健康状态表征　整体健康状态的表征是对整体健康状态的描述，这些表征直接反映了人体整体健康水平。在中医学中，整体健康状态主要通过"神"体现出来。中医学强调"有诸形于内，必形于外"，神作为人体生命活动状态总的体现，其表现可以通过人的目光、神情、面色、表情、语言、声音、体态、呼吸、舌象及脉象等诸多方面彰显于外。整体健康状态可以分为神气充足、神气不足、神气衰败、回光返照几种类型。

整体健康状态的表征如下：神，包括目光（瞳仁、眼球、眼裂、胞睑）、神情（神志、表情）、气色、姿态等；色，包括皮肤的颜色（红色、黄色、白色、青色、黑色）与光泽（润泽、暗淡）；形，包括胖瘦（体重、体重指数、腹围、臀围）、强弱（胸廓、骨骼、肌肉、肌力）、高矮（身高、坐高）；态，包括坐姿、卧式、立姿、形态、动作等；还包括饮食（食欲、食量、口味）、睡眠（时间长短、难易程度、有梦无梦）、二便（性状、颜色、便量、次数、排便感觉）、声音（语声、语调）、语言（表达、应答、吐字）、呼吸（频率、气息强弱）、舌象（舌色、舌形、舌态、苔质、苔色）、脉象（脉位、脉形、脉数、脉势）等。此外，整体状态的表征还包括气候（风、温度、湿度、光线等）、节气、季节（春、夏、秋、冬）、地理环境等宏观参数；血液生化指标（血常规、肝功能、肾功能、血糖、血脂等）、超声、X线、CT等微观参数。

（2）特定状态要素（常见证素）及其表征　特定状态要素的表征是指对特定状态（病或证）要素的诊断有意义的表征。每一特定状态要素都有相应的特征表征，如诊断学上常用的辨证依据，如发热、面红、口渴、脉数等对于病性"热"，腹胀、食少、便溏等对于病位"脾"的诊断都具有特定的意义。除此之外，有一些表征可能不直接影响寿命或整体健康状态，如近视、白头发等，但可能与某些特定状态有关。特定状态要素包括病位要素和病性要素，常见的病位要素如心、肺、脾、肝、肾、表，病性要素如（外）风、寒、火（热）、湿、燥、食积、痰、气虚、血虚、阴虚等。

综合整体健康状态的表征参数和特定状态要素的表征参数，最后形成的参数大概有600个，基于整体性、可操作性原则，将从宏观、中观、微观构建健康状态表征参数体系。其中宏观的运气、气候、地理环境、季节、节气、时辰等参数，以及中观的社会环境参数与某些病、证的发生具有相关性，而中观的症状、体征、心理等参数，以及微观的理化指标、病理检查等参数则直接反映人体的生理、病理状态。因此，通过对宏观、中观、微观参数的采集和分析，可以对常见状态要素做出判断。

二、中医健康状态调整

维持人体的健康状态，改变其异常或失衡状态，必须根据人体当前的健康状态表现进行分析、判断，明确影响健康状态的风险因素，找到导致健康状态改变的具体原因，了解其部位、性质与程度，进而采取相应的方式、方法进行干预、调整，消除或减少风险因素，恢复人体内部原有的协调性。这和中医"治未病"的思想是一致的，也是人体健康状态调整所要遵循的基本指导思想。

（一）中医健康状态辨识方法

1. 中医健康状态要素　尽管健康是一个很复杂的过程，所包含的状态也是多种多样的，但无论状态怎么复杂，都可以用状态要素来描述，状态要素的要点包括程度、部位、性质。

（1）程度　也可称之为轻重，即阴阳自和的功能状态偏离正常的幅度。程度反映了状态好坏程度、预后及转归。传统中医对程度的描述较少，而且程度的标记大多是定性的，如"肥人多痰""瘦人多火"等，这些程度的描述受个体人主观感觉及辨治者主观因素的影响，因此引入数据挖掘及信息处理等现代科学技术对每个表征信息进行整合量化，获得数字化的辨识参数，从状态表征参数、状态要素和状态等不同角度综合考虑，合理分配权值，同时根据实际应用设置诊断阈值，确定程度的轻重。程度要素辨识的意义在于区分未病、欲病、已病和病后 4 种状态，通俗地说是正常不正常、严不严重。从证的角度看，状态的程度可以分为无证、前证、显证，而显证还可分为轻、中、重 3 种程度。在证素辨证中，程度的判断依据就是证素的积分，各证素诊断的确定以 100 作为通用阈值。辨证要素积分 < 70，归为 0 级，说明基本无病理变化；70 ≤ 积分 < 100，归为 1 级，说明存在轻度病理变化；100 ≤ 积分 < 150，归为 2 级，说明存在中度病理变化；积分 ≥ 150，归为 3 级，说明存在严重病理变化。

（2）部位　指状态所反映的部位，是人体状态变化发生和影响的脏腑、气血、经络、四肢百骸等。其在已病状态时称为病位，有五脏六腑之别，如心、脾、肾、肝、胃等；在未病态及欲病态时，部位是反映不同个体（年龄、性别、群体）的生理病理特点、体质偏颇的重要依据，如反映小儿生理特点的"肝常有余，脾常不足"，反映体质偏颇的"五形之人"等。而部位的辨别除特定部位本身反映于外的表征外，还要参考内在因素及生命活动的规律，如年龄、禀赋与肾关系密切，同时还要参考中医学理论，如火邪容易影响心，湿邪经常侵犯脾和关节及经络的走向分布等。因此，辨别部位的意义在于了解是哪里的问题，这对于状态及其演变趋势的判断是很重要的。常见部位除上述病位外，还包括五官、五体等。状态有望成为中西医学融合的切入点，因此未来状态部位还包括器官、组织等。

（3）性质　指状态的性质，是机体在特定状态发生的内外平衡、阴阳偏颇、邪正斗争的态势和特征，如寒、热、气虚、血虚、气滞、血瘀等。性质是状态辨识的核心和关键，性质的辨别结果直接关系到干预、调护及治疗方法的确定，因此对任何状态的辨识都不可缺少。在已病状态下的性质即为病性，如阴虚、阳虚、痰等。未病状态和欲病状态反映的是体质、生理病理特点，辨别病性的意义在于判断阴阳偏颇、正气强弱、体质差异、邪气性质等，具体地说有什么生理病理特点、体质类型、疾病的寒热虚实等，即有什么问题、是什么状态。性质是状态调整、治疗立法的主要依据。未来状态性质还将包括西医的病、病理等。

2. 中医健康状态模型算法集合　人工智能领域侧重于人类思维特征的总结、知识表达、逻辑推理等；数据挖掘侧重于"从数据中获取有效、新颖、有潜在应用价值和最终可理解模式的非平凡过程"。中医病证状态的辨识领域，越来越多地开始采用复杂、多元的数据挖掘算法构建中医诊断模型，所用方法涉及模糊数学、粗糙集理论、贝叶斯网络、贝叶斯分类、基因表达编程、决策树、相关分析、判别分析等，而尤以人工神经元网络、贝叶斯网络等方法最为普遍。人工神经网络是一种应用类似于大脑神经突触连接的结构进行信息处理的数学模型。神经网络是由大量的节点（或称"神经元"，或"单元"）及节点之间的相互连接构成。每个节点代表一种特定的输出函数，称为激励函数。每两个节点间的连接都代表一个通过该连接信号的加权值，称之为权重，这相当于人工神经网络的记忆。在学习阶段，通过调整神经网络的权重，更准确地预测输入样本的类标号来学习。该模型的最大缺点就是网络拓扑和大量模型参数均凭工程人员的经验产生且构建的网络模型很难找到好的领域解释。贝叶斯网络是一个图形模型，能描述属性子集间的依赖关系，是针对不确定性知识表达和推理的方法。该模型将概率推理和网络结构有效地结合起来，能充分利用训练案例中归纳出来的统计知识开展概率推理，而生成的网络结构则能将专家头脑中极其复杂且高度非线性的知识清晰地表达出来，因此在中医病证诊断领域得到了较为普遍的应用。该模型最大的缺点就是当模型的学习样例数比较少，即案例的分布较为片面时，或案例的缺失信息较多时，往往难以构建出有效的分类判定模型。上述数据挖掘的方法，能从大量的数据中发现有关研究对象的新知识，将机制上还不明确的变量关联起来。但"人的健康状态"是非线性的复杂系统，在健康状态体系研究中，不能采用还原论的方法，要引进复杂性科学的理念和多学科结合的研究方法，以揭示其复杂性的机制和规律。

（二）中医健康状态调整原则

1. 防治结合

（1）**未病先防**　未病先防主要表现为趋利避害的本能和有意识的调摄养生两个方面，充分调动人体的主观能动性来增强体质，从而提高机体抗病能力，防止疾病的发生。

1）趋利避害：人们具有趋利避害的本能，在此基础上形成了维护健康的各种认识，产生了调摄养生的系统理论。趋利避害不仅渗透至协调阴阳、饮食有节、起居有常、恬淡虚无、精神内守等一系列养生方法中，也贯穿于治未病、标本论治、扶正祛邪、补虚泻实、调整阴阳等一系列的具体治疗方法中。

2）调摄养生：针对处于不同状态的人群，不论是未病态、欲病态、已病态，还是病后态，都可以通过各种调摄保养的方法，使机体的阴阳处于协调的动态平衡状态，增强机体对外界环境的适应能力和抗病能力，减少疾病的发生，延缓疾病的发展，从而保持健康、益寿延年。

（2）**既病防变**　既病防变主要包括扶正祛邪和标本兼顾两个方面，针对不同的状态做出早期辨识并提早采取适当的状态调整措施，以防止疾病的发展与传变。

1）扶正祛邪：人体健康状态的改变过程往往是人体正气与各种邪气相互斗争的过程。在临床上运用扶正祛邪进行状态调整的时候必须注意以下几方面：第一，"虚者补之，实者泻之"，应按照机体状态的不同在各阶段灵活应用；第二，"扶正不留邪，祛邪不伤正"，在状态调整过程中不可过用扶正或祛邪，以免扶正而留邪，祛邪却伤正；第三，在虚实夹杂的情况下，根据机体状态的实际情况，决定扶正或祛邪的运用方式和前后次序。

2）标本兼顾：在疾病过程中，疾病的主要矛盾会随着疾病的发展而变化。标本兼治的核心在于随着疾病变化、发展过程中的具体情况来划分标本。例如，对于邪正关系而言，正气为本，邪气为标；对于病因和症状而言，病因为本，症状为标；对于表里病位而言，脏腑气血病为本，肌表经络病为标。确立了疾病的标本之后就能分清主次，急则治其标，缓则治其本，或标本兼治。

（3）**瘥后防复**　疾病初愈，机体正气未复，若调养不当，可旧病复发或滋生其他病。因此，人体在发病之后，不仅需要截断疾病的发展、传变，还要注重疾病痊愈后的调养来预防复发、巩固疗效、促进健康，以免前功尽弃。临床上常见的引起疾病复发的因素主要有复感新邪、食复、劳复、药复等几种，当然还包括外界气候因素、个人精神因素和地域因素等。

1）复感新邪：主要是针对疾病进入缓解期的患者，此时邪气渐微，正气薄弱，如若再感新邪，则会助邪伤正，使疾病恶化。因此，应当强调合理的病后防护，适当运动，防寒保暖，扶助正气，以防止复发。

2）食复：主要指病后因饮食不当而导致疾病的复发。其多因病后脾胃之气尚弱，此时若不忌口，可导致病从口入，诱发疾病。因此，各类疾病愈后都应遵从饮食方面的医嘱，如脾胃虚寒患者忌食生冷、油腻之物，哮病患者忌食海鲜等发物。

3）劳复：主要指疾病初愈者由于劳神劳力或房劳太过导致疾病复发。因此，病后应当多加休养，正如《证治准绳》有云，病愈"宜安卧守静，以养其气"。

4）药复：主要指病后滥服补养之剂，或药物调理失当导致疾病的复发。因此，在疾病康复的过程中应当遵循"扶正宜平补，祛邪宜缓攻"的调治原则，不可急于求成，以免因治疗不当而导致疾病的复发或恶化。

2. 内外兼顾　人体是一个有机的整体，构成人体的各个组成部分之间在结构上不可分割，在功能上相互协调、互为补充，在病理上则相互影响。而自然界的变化随时影响着人体，人类在能动地适应自然和改造自然的过程中维持着正常的生命活动。这种机体自身整体性和内外环境统一性的思想即整体观念，因此在状态调整过程中就要内外兼顾。

（1）顺应自然　顺应自然养生包括顺应四时调摄和昼夜晨昏调养。若将昼夜变化比之于四时，则日出为春、日中为夏、日落为秋、夜半为冬。白昼阳气主事，夜则阴气主事。四时与昼夜的阴阳变化也影响着人体内部的阴阳变化。所以，生活起居要顺应四时昼夜的变化，动静和宜，衣着适当，饮食调配合理，遵循"春夏养阳、秋冬养阴"的原则。

（2）三因制宜　三因制宜强调因时、因地、因人制宜，这要求中医在评估、维护、调整人体健康状态时也必须根据季节、地域及人的体质、性别、年龄等差异而采取相宜的措施。如夏天暑热多夹湿邪，需考虑个体是否需应用解暑化湿之品；西北高原地区，气候寒冷，干燥少雨，可多食生津止渴透表的水果和饮料，并注意保暖，防止冻伤；"女子以肝为先天"，又有经、带、胎、产等特殊情况，与男子迥异，应针对男女的不同特点侧重调整健康状态。

（3）调补阴阳　损其有余，适用于人体阴阳中任何一方偏盛有余的实证，即"实则泻之"之意。若在阳偏盛的同时，由于"阳胜则阴病"，每易导致阴气的亏减，此时不宜单纯地清其阳热，而须兼顾阴气的不足，即在清热的同时配以滋阴之品，也就是祛邪为主，兼以扶正。若在阴偏盛的同时，由于"阴胜则阳病"，每易导致阳气的不足，此时不宜单纯地温散其寒，还须兼顾阳气的不足，即在散寒的同时配以扶阳之品，同样是祛邪为主，兼以扶正之法。补其不足，即"虚则补之"，适用于人体阴阳中任何一方虚损不足的病证。

3. 身心并重　中医学的形神统一观是养生防病、延年益寿的重要理论依据，如《素问·上古天真论》所说："故能形与神俱，而尽终其天年。"因此，在维护、调整人体的健康状态时，要形神兼顾，身心并重。

（1）调畅情志　情志变化可以影响脏腑的生理功能，进而影响人体的健康状态。情志致病的条件关键在于"过"，即只有在情志刺激强度过大、持续时间过长、超出个体承受能力的情况下，才会致病。不同的情志异常导致的气机紊乱不同，影响的脏腑不同，结果也会有所差异。因此，有怒则气上、喜则气缓、悲忧则气消、恐则气下、惊则气乱、思则气结、怒伤肝、喜伤心、忧伤肺、思伤脾、恐伤肾等不同。喜能胜忧，悲能胜怒，怒能胜思，思能胜恐，恐能胜喜。因此，可以通过调畅情志来调节脏腑的功能状态。如针对强烈的精神刺激，可采用呼吸悠长的方式进行自我放松、心理暗示，恢复心平气和，冷静地、不抱成见地对待问题，或者改变角度、更换立场看问题，避免情志过极而影响健康。

（2）强身健体　中医重视人体的"形神合一""形动神静"。所谓"形动"，即加强形体的锻炼，以达到强身健体的目的。合理地锻炼身体可以促进人体周身经络的气血流畅，不仅会使人体的肌肉筋骨得到充分滋养而变得强健，还会改善脏腑的生理功能。传统的五禽戏、八段锦、太极拳、易筋经等都具有强身健体、预防疾病的作用。如果运动时感到身体发热、微微汗出，运动后感到身体轻松、舒畅，食欲及睡眠均比较好，说明运动量和运动强度适当，强身健体的效果也会比较好。如果运动时汗出过多，伴有明显的疲倦、乏力，甚至心慌、胸闷等不适感觉，运动后感到精力难以恢复，饮食、睡眠不佳时，就有可能是运动强度和量过大。这样的锻炼不仅起不到强身健体的保健作用，还会消耗人体的正气，诱发疾病。

此外，锻炼身体的时候也要注意三因制宜，做到因时、因地、因人而异。如冬季室外健身适宜在较温暖时进行，而夏季室外健身则适宜在比较凉爽时进行。总之，人体健康状态调整的根本目的是维护健康，可借助各种方式来恢复阴阳的动态平衡，促进身心协调，进而实现阴平阳秘、形神俱佳。同时，健康状态的维护和调理是一个长期的系统工程，不仅不存在一蹴而就、一劳永逸的情况，还需要在专业人士的指导与帮助下进行，不可急于求成、盲目进行。

三、中医状态健康管理的效果评价

中医状态健康管理的效果评价是指状态调整方案实施后，通过对治疗（干预）前后状态的测评，形成有效的数据，科学说明状态调整方案的实施效果是否达到了预期目标，其可持续性如何，明确方案的贡献与价值的一种评价方法。

中医状态健康管理的效果评价理论主要针对个体人所表现出的外在表征信息进行综合分析，从个体人整体反应要素对个体人所处的状态进行评估：第一是程度，分未病、欲病、已病、病后；第二是部位，即影响的脏腑、经络等，如心、脾、肾等；第三是性质，是寒还是热，是虚还是实，虚是阴虚、阳虚还是血虚等。以此实现整体、动态、个性化地反映人体健康状态的实时变化，以便后续选用适当的方案，对个体人进行调整、干预，使个体人的健康保持在较好的状态。根据患者病情的改变情况，状态调整效果可分为痊愈、好转（稍愈）、无变化、加剧、恶化、死亡等。

（一）中医状态健康管理效果评价的优势

中医状态健康管理过程中，对治疗（干预）前后的状态进行评估，根据评估结果，制订个体的干预方案，真正做到整体、动态、个性化地反映人体实时状态，体现了"辨人、辨证、辨病"的科学内涵。通过对个体的体质、脏腑功能、气血阴阳等实时状态进行规范、客观、量化的评估，状态可分为"未病、欲病、已病、病后"4类，根据不同的状态部位及性质，判断存在的风险，并从膳食、运动、经络、茶饮等方面提出不同的中医诊疗方案，特别对未病或欲病的人的健康指导上具有前瞻性。例如，根据个体的生理、病理特点或出现的阴阳偏颇，选择一些以自助为主的日常保健方案，比如起居、饮食注意事项，推荐一些锻炼方法、耳穴疗法、音乐疗法等，来调整个体的健康状态，每隔一段时间，与服务对象沟通方案的执行效果，并对其进行再评估、优化，长此以往，保证身体处于最佳状态，真正地实现中医治未病的目的。

中医状态健康管理效果评价遵循中医整体思维，改变传统的"以研究目的为导向"的临床疗效评价方法，建立"以服务对象为中心、状态调整为目标"的中医药临床疗效评价方法体系。这一适合国情、符合中医药诊疗特色的健康状态表征信息采集、健康状态动态辨识、临床疗效评价方法和技术标准，解决了中医药疗效评价缺乏客观标准，以及以西医标准替代中医标准等问题。为进一步发挥中医辨证论治优势提供科学基础，也为我国"整体医学"发展提供可靠、可行、可拓展的理论基础和方法学平台。

（二）中医状态健康管理效果评价体系的构建

中医学在数千年的临床实践中，建立了独立系统的理论体系和诊疗方法。现代中医借鉴了西医的临床疗效评价方法，重视疗效的客观指标，以率（有效率、好转率、痊愈率）的变化及辅助检查、实验室检查结果等来判断疗效。但由于中西医是两个截然不同的医学体系，简单地运用西医评价指标评价中医疗效，忽略了中医所注重的患者主观感受和客观反映，无法体现中医的特色和优势。因此，建立一套适应中医特色的效果评价体系十分必要，如基于证素辨证原理的状态辨识，通过实时测评治疗前后状态表征参数积分变化，分析状态要素变化，评估状态调整的效果，将现代临床科研方法、证素辨识原理、状态参数研究有机结合在一起，构建中医状态健康管理效果评价体系，可以实现对患者（健康管理对象）状态调整的整体动态个性化评价。

（三）中医状态健康管理效果评价的内容与指标

健康管理的最终目的是改善人群健康状况、提高生活质量。由于影响健康因素的多样性与复杂性，需要多角度、多层次地进行健康相关方面信息的评估与分析，实施多维评价，主要测评中医药干预前后整体状态的变化。中医健康管理效果评价可以从5个方面进行：一是健康素养评估；二是身体状态评估；三是精神状态评估；四是身体与精神的协调性评估；五是人体与环境的适应性评估。

1. 中医状态健康管理效果评价的过程

（1）状态调整效果评价的步骤　中医状态健康管理效果评价遵循中医整体观，改变传统的"以研究目的为导向"的临床疗效评价方法，建立"以人为中心、以健康为目标"的中医状态健康管理效果评价体系。具体评价步骤：①系统调查、筛选与效果评价有关的信息。②将指标量化和聚类分析，形成中医状态健康管理效果评价指标。③制订出明确的干预措施、实施步骤、评价时间、中止治疗原则。④评价结果，阐述选择指标的意义、说明的问题、适用的范围、等级、阈值等。

（2）状态调整效果评价过程的特点　①辨证论治的思辨方式：辨证论治集中体现了中医学对人体生理、病理规律的认识和临床治疗水平，是有别于西医学诊疗体系的一大特色和优势。②人本思想的治疗理念：中医临床治疗不是以"病"为治疗对象，而是以患病的"人"作为研究对象，通过调动或调整机体内在机制以养生而防病。③天人相应的整体观念：中医学历来强调整体观念，重视人的禀赋、体质、七情及社会环境、自然环境对人体健康与疾病的影响，因而要求根据不同地区、不同的人重新定义治疗效果，同时更加重视其自身整体功能的调节及对于环境的适应能力。

2. 中医状态健康管理效果评价的时间

不同的疾病具备不同的病理演变过程，其病情变化的时间规律不同，病程不同，干预的手段也不同。因此，根据不同疾病的种类选择不同的评价时间点是十分必要的。根据时间因素可将疾病分为急性病和慢性病两大类，并据此提出效果评价时间点的选择原则。

对慢性病的状态调整的效果评价可以参考未病态及欲病态的评价方式。在未病态及欲病态的状态中，人体处于一个相对比较健康的阶段。因此，对于干预后的效果评价可以基于"四时五脏阴阳"理论，以及"五日一候，三候一气，六气一时，四时一岁"的节气变化规律选择评价的时间点，把自然现象与生物的生命现象统一起来，把自然气候变化和人体发病规律统一起来。采用不同频次的分级评价方式和以不同人群生理特点为基础的分类评价有机结合的方式进行评价。具体可采用一级或二级的评价方式，病情不太稳定时用一级，5 日之内评定 1 次；病情稳定后用二级，15 日评定 1 次；完全缓解则可以用三级，3 个月评定 1 次。

急性病因为其病程很短，所以效果评价的时间点也要相应缩短，结合疾病特点，每小时或每日评价 1 次。急慢性疾病之间有区别，又有联系，一些急性病失治或误治后，可迁延为慢性病，而一些慢性病又往往有急性发作期。发生这种情况时，可以根据上述原则选择效果评价的时间点。另外，药物及干预手段的起效时间存在差异，有的起效快，有的较慢，我们在评价时也要将其考虑进去。有些疾病的发作常常与季节变化、情绪变化等外在因素相关。针对这些特殊疾病，应当根据疾病的特点选择评价时间点。

3. 中医状态健康管理效果评价的参数

（1）评价参数 状态调整效果评价的参数主要来源于状态表征参数体系，涉及中观评价参数及微观评价参数。当然，同样的参数在两个体系中所代表的意义不尽相同。在状态表征参数体系中，参数反映的是机体在何种状态。而在效果评价体系中，参数反映的是疗效，是调整的效果。所以在应用中观或微观参数来评价效果时，往往可以根据流行病学调查后的结果设定相应的阈值或等级判断标准。同时，效果评价的参数还应当包括病死率、治愈率、缓解率、复发率、致残率和生存率、痊愈率等。

1）中观评价参数：最具代表性的是证候参数，证候包括症状和体征。体征是客观存在的，在一定条件下可以测量，但症状是患者的主观感受，不易测量，不能作为计量资料。临床上很多运用证候的变化来评价临床疗效，由于症状的变化主要来自患者自身的前后对照，其受患者的性格、职业、年龄、敏感程度、表达能力等方面的影响，致使对症状的陈述难以准确，从而影响疗效评价的准确性。目前，有学者建议采用粗线条的等级划分法，根据临床实际划分为加重、无明显变化、减轻、消失 4 个等级。其优点是医患双方均容易区分和把握，可操作性强，也是临床最常见的表达方式。

2）微观评价参数：包括理化检查如影像学资料、生化指标、病理检查等，也包括脉诊仪、舌诊仪、嗅诊仪等采集的参数。如影像学参数，在肿瘤中可以作为效果评价的主要参数之一。临床对实体肿瘤的疗效评价，无论是中医还是西医，主要采用的是实体瘤大小的评价。

（2）参数选择与确定的原则与方法 如前所述，效果评价参数由中观参数、微观参数及各种率组成。在具体应用中，必须结合观察对象有所侧重。比如，对欲病态调整的效果评价的参数选择，当侧重于中观参数。而不同疾病的病程病理特点不同，评价参数选择的侧重点更加不同。急性病，因为病程比较短，效果评定上可以用治愈来测评，如感冒，最终的有效、无效判断应当是治愈与否。对于病程长、死亡率低的疾病，如一些代谢病或者内分泌疾病（如高血压、糖尿病、高脂血症、代谢综合征等）采用治愈率、缓解率、复发率等体现。对于病程长、死亡率低但是致残率高的疾病，如风湿性关节炎、类风湿关节炎及某些骨科疾病（如腰椎颈椎疾病）、精神分裂症、多发性硬化病等，致残率是评价干预效果的重要参数。对于病程长，致死性疾病，如肿瘤、艾滋病等，生存率是其最关心的指标，也是评价的主要参数之一。

4. 中医状态健康管理效果评价的指标

（1）健康素养评估　当前健康素养的评估多借助于不同维度和层次的健康素养评估量表、评估模型等健康素养评估工具或综合的健康素养评价体系。在借鉴这些评估工具的时候，需在中医健康管理整体框架下，综合设计健康素养的信息收集与评估，其主要包括基本健康知识与健康理念素养评估、基本医疗素养和健康信息素养、基本健康技能与调护素养评估、安全与急救素养、慢性病与传染病防治素养及口语交流与记忆存贮等方面测试评估等涵盖临床和公共卫生健康素养的评估。

（2）身体状态评估　中医对外在症状与体征的认识是源于形态学而高于形态学的结构与功能的统一认识。因此，对身体状态的评估是在中医学理论的指导下，分析经由望、闻、问、切四诊所收集的信息。这些信息既可能是局部病变的反映，也可能是整体功能失调在局部的反映，故需要以局部与整体相结合来评估身体局部表现或整体内在状态，尤其要注重对人体自身或外在环境等征"象"的把握与评估。例如，人体自身和状态相关的参数，如身高、体重；或者人体以外的和状态相关的参数，如气温、湿度。

（3）精神状态评估　中医对于心理精神状态的评估是在中医学认识的前提下，基于人的身体外在表现及内在心理状态，并需一定的相关询问或问卷等来综合评测，其中测评范围包含人的整体神态、神志、七情及性格等方面的内容。

（4）身体与精神的协调性评估　中医状态健康管理效果评价应体现中医思维核心，即整体观念和辨证论治。整体观念表现在效果评价中就是注重效果评价的整体性，而动态性和个性化则是辨证论治思想的完美诠释。因此，在评估人的身体状态、精神状态后，还需综合评估两者的协调性情况。

（5）人体与环境的适应性评估　现代社会的人口流动性较大，交际范围较广，而自然环境各地殊异，社会关系趋于复杂，对人体健康的影响愈加明显。由于环境污染对人体健康的损害具有长期性、滞后性、隐蔽性等特点，需要通过大量的人群调查才能发现规律，因此应加强环境与健康的监测、调查、风险评估，并根据个人或群体健康状况所处的或将要去往的环境特点综合评估人的适应情况，以便于提前干预。

四、中医状态健康管理的服务模式

中医健康管理是以中医健康状态辨识为主所建立的服务，它以群众的健康需求为基本目标，搭建起中医健康信息采集、中医健康风险评估、中医健康状态调整等协作平台，形成安全有效、科学规范的中医健康管理服务新模式。

（一）中医健康管理系统

1. 中医健康管理系统的发展概况　中医健康管理系统是利用现代信息技术如计算机、网络、数据库等，采集、存储、处理个人或群体的健康信息，结合中医手段并运用监测、评估、干预的方法对个人健康状态进行动态、全面的管理，以提高人们生活质量的一种综合系统软件。其宗旨是从多维角度对健康状态进行量化测量、采集、存贮各种健康信息，进行综合辨证分析并建立中医档案，不仅可以对个体的健康状况进行评估，还可以对有共同特征的群体的健康状况进行评估。同时，基于此信息资源，该系统还有助于完善不同人群的中医药干预数据库，包括经络调理、药膳调理、饮食调理、情志调理、运动调理等健康指导方案；可以辅助中医师的诊疗工作，不仅可以提供诊断及干预方案参考，而且可以形成规范的个人健康电子档案。

目前报道的中医健康管理系统主要分为两大类，一类是偏于中医体质辨识和体质调养的中医健康管理系统，一类是体现中医辨证论治特色综合干预的中医健康管理系统。体质调养类系统当前主要有老年人中医药健康服务管理系统（中医体质辨识）、新时代中医体质在线健康管理系统、中医健康管理促进系统、掌上中医健康管理系统等。这些系统虽然融进了中医元素，但大多是针对特定人群或体质调养方面的管理，使用范围比较狭小，且偏于中医体质辨识和体质调养，主要以问卷调查形式呈现，功能相对单一，并不能真正体现中医辨证论治特色，无法制订中医健康状态辨识指标和综合干预方案。研发出一套能从多维角度对健康状态进行量化测量，采集、存贮各种健康信息，同时可以基于机器学习的中医辨证思维算法模型智能辨识健康状态并给予相应的干预处方的中医健康管理系统，用于追踪个人健康状态动态，是探索中医"治未病"的价值与效用，制订中医健康状态辨识参数和综合干预方案，提高全民健康水平的迫切需要。

2. 中医健康管理系统的架构设计　适应中医特点的中医健康管理系统应具有如下功能：①宏观、中观、微观健康状态表征参数采集。②人机结合半自动化中医体质、状态、证型、中西医疾病、生理特点、风险预测等诊断。③对身体健康状态适时、整体、动态、个性化的把握。④食疗、药膳、膏方等多维自助个性化干预方案的自动推荐。⑤对健康管理对象的跟踪访问及疗效评价。

系统功能建议包括：建立管理对象个人信息的档案；采集和记录管理对象的健康信息；系统智能诊断为辨识健康状态提供参考；判断用户健康状态并给出干预方案；健康状态追踪，追踪用户一定时间内的身体状况变化情况。

（二）中医健康管理服务模式

1. 越人健康状态管理服务模式　基于目前中医健康管理的业态，世界中医药学会联合会中医健康管理分会提出了"越人模式"，即"太医院＋全科医学＋互联网"的健康管理模式，是一种以状态辨识为核心，互联网技术为手段，实现让太医走进寻常百姓家的健康服务保障体系，该模式包括了以下3个方面。

（1）太医院模式　太医院是古代皇室医疗服务机构，汇集了全国最好的医疗资源。且太医院不设病床，由太医上门提供诊疗服务，把"病床"安在家里，让患者在家中享受全程式服务。因此，这是一种"以人为中心、以家庭为单元"的服务模式。效仿太医院的健康管理模式，借助现代技术，集中优质医疗资源，组成专家团队和技术产品来替代"太医"管理健康。

通过对线上、线下医疗资源的整合，依托先进的中医健康装备，让百姓也享受最先进的现代化医学发展成果，让太医走进寻常百姓家。在健康管理服务中，用户的体验感关乎健康管理服务的质量与效果。"越人模式"秉承一种以患者为中心的服务理念。从人本角度出发，以用户体验为中心优化产品、环境、服务设计，打造不同于传统医疗机构的舒适健康服务体验，让每一位服务对象享受到优质的中医健康管理服务。

（2）全科医学模式　即家庭医生服务模式，其服务对象为全人群，以家庭为基本单元，以家庭医生、健康管理师为健康管理服务的主要提供者，执行全科医疗的卫生服务，向家庭的每个成员提供连续性和综合性的医疗、照顾、健康维持和预防服务。以社区为范围建立全科医师团队，致力于个人和群体健康的检测、评估、干预、效果评价，消除致病因素和维护机体健康状态。健康服务对象在家庭医生和健康管理师的指导下，以家庭为一个小单元，共同进行自助和他助的健康管理。家庭医生和健康管理师长期进行以人为中心的健康照护，了解服务对象的健康需求，实时监控居民的不健康行为因素和健康状况，对健康危险因素进行干预。在服务过程中，强调持续性、综合性、个性化；强调早期发现并处理疾患；强调预防疾病和维持健康。在社区场所对健康服务对象进行不间断的管理和服务，并在必要时协调、利用社区内外其他资源。因此，这样的一种以生物－心理－社会医学模式为诊断程序的全科医学模式是中医健康管理的重要基础。

（3）"互联网＋"模式　伴随着信息时代的到来，互联网技术的普及为中医健康管理提供了便利。中医健康管理依托互联网、5G、智能传感、云计算、大数据等手段，搭建智能健康服务系统。借助智能穿戴等便携式健康数据采集设备，实时获取个人健康数据，包括饮食、睡眠、运动等生活习惯数据、生命体征和其他如心跳、脉搏、血压等相关数据。将采集到的个人健康数据上传至中医健康管理大数据平台，经由"状态辨识"，对个人健康状态进行判断、评估，由专业团队进行审核、把控，给出风险预警和干预方案，用专业团队和技术产品替代"太医"，通过"知己"，实现自助、全程的健康管理。依托互联网的优势，保证了健康信息的实时性与动态性。此外，随着科技的迅速发展，互联网、手机等电子媒介缩短了人与人之间的时空距离，打破了地域的界限。在将来，社区不仅仅是一个物理空间，还有可能发展为一种虚拟空间。利用互联网虚拟社区能够将全国乃至全世界的用户都分成不同的虚拟社区，根据健康需求，统筹健康资源，以虚拟社区为单位进行中医健康管理。

基于中医状态学理论和"越人模式"，实现了越人中医健康管理模式的落地与应用，形成集预约建档、四诊信息采集、中医状态辨识、疾病风险预警评估和状态干预为一体的全链式特色中医健康管理。实现从出生、生长、发育、衰老，包括疾病，直至死亡，这整个生命历程中的全程化、连续性的中医健康管理服务。

2. 综合医院的中医健康管理服务模式

（1）成立中医健康管理部　中医院或综合医院成立中医健康管理部，它是集中医健康体检、中医健康管理和中医医疗功能于一体的全新职能部门，其主要职能是探讨中医健康管理新模式、中医综合信息分析、中医健康管理策划、中医健康管理服务。在医院发展规划中，中医健康管理部和其他医疗管理部门同等重要。中医健康管理部可下设中医健康体检中心、中医健康管理中心，同时还可设立中医专家门诊、食疗门诊、情志门诊、中医理疗门诊等，使中医临床治疗和中医健康管理一体化。

（2）配备中医健康管理师　中医健康管理师是实现中医健康管理的专业人员，具备较全面的中西医的医学知识和保健知识，负责采集和管理个体或群体的健康信息，评估个体或群体的健康和疾病危险性，进行健康咨询与指导，制订健康促进计划，进行健康维护及健康管理技术的研发。中医健康管理部应逐步配备专业中医健康管理师，专职从事健康管理工作。

（3）制订个性化中医健康管理方案　个性化中医健康管理是以一定层次的健康需求为前提，较高的支付能力为保证的医学服务，是以个人行为、生活方式、中医状态调整、预防保健、慢性病管理为重点的、全面的、连续的、一对一的健康服务过程。近年来，不少体检机构也尝试开展了这种形式的健康管理，如干部保健科的保健对象，通过提供一对一的服务，集预防保健、医疗康复于一体，提高了服务的人性化程度，体现了健康管理的思想。其实施可分为健康问卷调查、个性化体检、专家团队会诊、健康风险评估、制订干预方案、实施健康干预等步骤来进行。

1）中医健康问卷调查：中医健康问卷调查是个体化中医健康管理的基础，目的在于发现影响健康的因素。问卷调查内容包括生物遗传因素、健康体检信息、行为及生活方式、社会环境因素、医疗服务水平、个人健康意识、中医健康状态等。健康问卷通常在体检前进行。

2）中医个性化体检：中医个性化体检是通过交流和健康问卷调查，对身体既往和当前健康状况、遗传背景、饮食习惯、运动习惯、情志状态、中医状态、服用药物情况等进行全面的了解，并结合个体对健康的关注点，制订有针对性的个性化中医健康体检方案。

3）中医专家团队会诊：中医专家团队会诊是根据个体中医健康状态的特点，组织中医师、营养师、理疗师、情志调理师、运动管理师及专科专家等与客户进行一对一的会诊。

4）中医健康风险评估：中医健康风险评估是个体化中医健康管理的重要环节，包括体质、中医状态、情志分析营养状况、疾病危险因素评估。它主要是对综合健康得分、中医状态评估、健康年龄评估、情志得分、疾病危险性分析5个方面进行数据化分析。

5）制订中医干预方案：制订中医干预方案是为服务对象制订个体化的、能够依从、愿意配合执行的动态化中医健康管理方案，提供系统中医健康干预措施，其中最重要的是个人付诸行动来实施。它包括定期中医健康体检、生活方式干预、食疗药膳配方、情志调理指导等。

6）实施中医健康干预：实施中医健康干预包括指导服务对象执行中医健康管理方案，并监督执行情况，及时跟进服务；定期对中医健康管理的实际效果进行评价并及时修正中医健康管理方案；定期邀约服务对象来院或专家团队上门指导服务。

中医健康管理服务随着时代变迁也应与时俱进，不断寻找更便捷、高效的服务模式，顺应社会的要求，更好地服务群众。科技化的诊疗手段，如望诊仪、脉诊仪、电子鼻等，可以很大程度地使诊疗过程标准化、高速化。同时中医健康管理服务也借助"互联网技术"，优化服务流程，打破时间局限性和信息区域性，增强相互之间的连接能力，由被动接受健康服务转变为主动参与健康管理，从而实现我国健康战略顺利前移和健康促进跨越式发展。

第八章 常见慢性病的健康管理

随着社会经济的蓬勃发展和人类生活方式的深刻变革，肥胖、高血压、糖尿病等慢性病的发病率持续攀升，已经成为威胁人类健康的重大公共卫生问题。这些慢性病大多病程漫长且根治困难，往往需要长期的管理、监测和随访。因此，构建一套科学有效的慢性病健康管理体系至关重要。

本章将深入剖析九大常见慢性病（肥胖、原发性高血压、血脂异常、糖尿病、冠状动脉粥样硬化性心脏病、脑卒中、慢性阻塞性肺疾病、恶性肿瘤、膝骨关节炎）的健康管理核心要点，涵盖流行病学特征、诊断方法、危险因素识别、预防措施以及全面的健康管理策略等，旨在强调慢性病健康管理的重要性，介绍常见慢性病的管理方法和技巧，并给出实用的防控建议，助力个人和社会共同实现预防慢性病、促进健康、延年益寿的健康目标。

扫一扫，查阅本章数字资源，含PPT等

第一节 肥胖的健康管理

一、肥胖的流行病学特征

肥胖是由于机体能量摄入多于消耗，导致过剩的能量转变为脂质并异常堆积和分布的病理状态，是一种多因素诱发的慢性代谢紊乱性疾病，它的形成是遗传、环境等多因素相互作用的结果。随着社会经济的发展和生产力水平的提高，国民的膳食结构和生活方式发生巨变。快餐、零食、网红小吃等高脂高糖食品的涌现，以及越来越多的重体力劳动为机械所取代，诸多因素共同导致了肥胖发病的进一步加速。

流行病学调查显示，目前发达国家的肥胖流行程度较发展中国家更为显著，美国是全球肥胖率最高的国家之一。中国面临的肥胖问题同样严峻，作为超重和肥胖人口增加速度最快的国家之一，在过去的20年间，中国的超重/肥胖率及其相关慢性病的患病率迅速攀升。2018年，中国成年人超重及肥胖的患病率分别达到34.3%和16.4%。同时，肥胖人群日趋年轻化。中国现有约20%的学龄儿童和50%以上的成年人超重或肥胖，在部分城市，儿童青少年的超重/肥胖率可高达40%。《中国居民肥胖防治专家共识》指出，至2030年，中国成人（≥18岁）超重和肥胖的合并患病率将达到65.3%，在学龄儿童及青少年（7～17岁）中将达到31.8%，在学龄前儿童（≤6岁）中将达15.6%。未来中国居民的超重/肥胖率将持续攀升，肥胖的预防亟须全社会的关注。

我国肥胖的流行病学特征主要表现为地域和经济发展水平的差异。在地理分布上，北方的肥胖患病率高于南方，大城市高于中小城市，中小城市又高于农村；在经济水平方面，经济发达地区的肥胖患病率高于不发达地区。值得注意的是，发展中国家与发达国家的肥胖发病群体可能存在差异。在经济增长迅速的发展中国家，如中国等，高收入群体的肥胖率往往较高；而在西方发达国家，肥胖大多发生于低收入群体中，因为他们经常摄入廉价的快餐等高脂食物。此外，肥胖率还随着年龄的增长而增加。在西方发达国家，肥胖的高发年龄段为 50～60 岁，而在发展中国家，这一年龄段可提前至 40～50 岁。因此，针对不同地域、不同年龄、不同经济收入的群体，制定个性化的肥胖预防措施至关重要。

二、肥胖的诊断

（一）肥胖的主要筛查指标、方法及优缺点

1. 身体质量指数　身体质量指数（body mass index，BMI）等于体质量（kg）除以身高的平方（m^2），可用于间接评估人体的脂肪含量。BMI 简单实用，是近 30 年来国际上诊断与评估超重/肥胖最常用的指标，广泛应用于临床工作和流行病学研究，但亦有其局限性。例如 BMI 不是直接测量身体成分，因而无法准确区分脂肪量和瘦体重，对于肌肉型个体（如运动员等），由于同等体积的肌肉，其重量远大于脂肪，故总体体重较重，使用 BMI 评估易被误诊。此外，BMI 对于老年人身体脂肪的预测效果不如中青年人；而对于特定的 BMI，部分亚洲（含中国）人群具有比白种人更高的体脂肪率和健康风险。BMI 与体脂肪含量及比例的关联存在性别和年龄差异，尤其青春期前后男童的 BMI 变化与肌肉和骨骼等非脂肪组织密切相关，而与体脂肪量的关联性下降，甚至呈负相关。

2. 腰围、腰臀比和腰围身高比　腰围（waist circumference，WC）、腰臀比（waist-to-hip ratio，WHR）和腰围身高比（weight-to-height ratio，WHtR）是反映中心性肥胖的间接测量指标，可用于预测疾病发生率和死亡率。腰围作为诊断代谢综合征的关键指标之一，其应用广泛，被认为是比 BMI 更便捷、更有效、与健康风险更紧密相关的测量指标。腰臀比的解释较为复杂，而臀围的生物学意义尚不明确，近年来已不推荐使用。腰围身高比适用于不同种族和年龄的人群，近年来其使用有增加的趋势，尤其在儿童群体中。

3. 皮褶厚度　皮褶厚度需要使用皮褶厚度卡尺对特定部位进行测量，包括皮肤及皮下脂肪的厚度，常用的测量部位有肱三头肌、肩胛下角、腹部，皮褶厚度可用于间接评估身体脂肪的含量及其分布。在大型流行病学研究中，测量皮褶厚度相对容易操作，并可用于预测总体脂肪和区域脂肪分布。然不同测试者操作时的测量误差较大，同一观察者的测量重复性亦不够理想，近年来其使用逐渐减少。

4. 双能 X 线吸收法　双能 X 线吸收法（dual energy X-ray absorptiometry，DXA）被认为是测量身体成分（包括脂肪成分的量和分布）的金标准，可对三大身体成分（去脂体重、脂肪量、骨量）进行特定分区测量（如手臂、腿部及躯干等），在测量体脂及去脂体重方面具有良好的重复性和准确性。DXA 的 X 线照射量很低，可用于儿童，但不适用于孕妇。此外，DXA 测量设备价格昂贵，不便于携带，难以在大样本研究和临床工作测试中广泛使用。

5. 生物电阻抗分析法　生物电阻抗分析法（bio-electrical impedance analysis，BIA）是给受试者的身体通过安全的电流，测量从手腕到脚腕的电流情况。由于人体组织中非脂肪成分含水较多，具有比脂肪组织更小的电阻抗，因此脂肪含量高的人其电流通过身体的速度要比脂肪

含量低的人慢。通过 BIA 法可得到丰富的数据，包括体重、脂肪含量、肌肉含量、体脂肪率等。相比 DXA，BIA 具有检测快速、操作简便、价格低廉、无创安全等优势，因而临床应用更广。但 BIA 也有其局限性，比如使用 BIA 设备需要标准化，其测量结果的准确性易受 BIA 设备及受试者的身体结构、水合状态、疾病状态等因素干扰。近年来国内外 BIA 的应用持续增加。

（二）超重／肥胖的诊断标准

在临床和流行病学研究中，主要通过对身体外部特征的测量间接反映体内的脂肪含量和分布，进而估计肥胖程度，其中最实用的测量指标是 BMI 和腰围。BMI 是国内外研究中诊断超重／肥胖的主要标准，而中心性肥胖的诊断则一般使用腰围。中国目前建议使用 $24.0kg/m^2 \leqslant BMI < 28.0kg/m^2$ 和 $BMI \geqslant 28.0kg/m^2$ 分别诊断成年人超重和肥胖，采用腰围男性 $\geqslant 90.0cm$、女性 $\geqslant 85.0cm$ 诊断成人中心型肥胖（表 8-1）。

表 8-1　中国成人超重／肥胖诊断标准临界值

分类	BMI（kg/m²）		腰围（cm）	
	世界卫生组织	中国	国际糖尿病联合会	中国糖尿病学会
超重	25.0～29.9	24.0～27.9	–	–
肥胖	≥30.0	≥28.0	–	–
中心性肥胖	–	–	男：≥90.0 女：≥80.0	男：≥90.0 女：≥85.0

儿童青少年超重和肥胖的评价方式和诊断依据与成年人相比更为复杂，不同国家和国际组织所采用的参考标准不完全相同。WHO 建议，对于 5 岁以下学龄前儿童，如果身高别体重超过 WHO 儿童生长标准中位数的 2 倍标准差，可视为"超重"，超过 3 倍标准差则视为"肥胖"；对于 5～19 岁儿童青少年，年龄别 BMI 超过 WHO 生长参考标准中位数的 1 倍标准差视为超重，超过 2 倍标准差者视为肥胖（表 8-2）。中国将 6～18 岁儿童青少年超重／肥胖定义为 BMI 分别大于中国性别和年龄别 BMI 值参考标准，是与成年人超重／肥胖年龄 –BMI 曲线相对应的临界值（表 8-3）。2000 年，国际肥胖特别工作组建议，对于 2～18 岁的儿童青少年，假定 18 岁时 BMI 值达到 $25.0kg/m^2$（超重）和 $30.0kg/m^2$（肥胖），会对应特别设定性别和年龄别临界值，BMI 大于该值即为超重和肥胖。

表 8-2　中国儿童青少年超重／肥胖诊断标准临界值

分类	世界卫生组织		中国
	身高别体重（<5 岁）	年龄别 BMI（5～19 岁）	性别和年龄别 BMI（6～18 岁）
超重	≥儿童生长标准中位数 +2 倍标准差	≥生长参考标准中位数 +1 倍标准差	≥性别和年龄别 BMI 参考标准 对应成年人 BMI 切点
肥胖	≥儿童生长标准中位数 +3 倍标准差	≥生长参考标准中位数 +2 倍标准差	≥性别和年龄别 BMI 参考标准 对应成年人 BMI 切点

表 8–3   中国 6 ~ 18 岁学龄儿童青少年性别年龄别 BMI（kg/m²）超重 / 肥胖界值

年龄（岁）	男生		女生	
	超重	肥胖	超重	肥胖
6.0 ~ 6.5	16.4	17.7	16.2	17.5
6.5 ~ 7.0	16.7	18.1	16.5	18
7.0 ~ 7.5	17	18.7	16.8	18.5
7.5 ~ 8.0	17.4	19.2	17.2	19
8.0 ~ 8.5	17.8	19.7	17.6	19.4
8.5 ~ 9.0	18.1	20.3	18.1	19.9
9.0 ~ 9.5	18.5	20.8	18.5	20.4
9.5 ~ 10.0	18.9	21.4	19	21
10.0 ~ 10.5	19.2	21.9	19.5	21.5
10.5 ~ 11.0	19.6	22.5	20	22.1
11.0 ~ 11.5	19.9	23	20.5	22.7
11.5 ~ 12.0	20.3	23.6	21.1	23.3
12.0 ~ 12.5	20.7	24.1	21.5	23.9
12.5 ~ 13.0	21	24.7	21.9	24.5
13.0 ~ 13.5	21.4	25.2	22.2	25
13.5 ~ 14.0	21.9	25.7	22.6	25.6
14.0 ~ 14.5	22.3	26.1	22.8	25.9
14.5 ~ 15.0	22.6	26.4	23	26.3
15.0 ~ 15.5	22.9	26.6	23.2	26.6
15.5 ~ 16.0	23.1	26.9	23.4	26.9
16.0 ~ 16.5	23.3	27.1	23.6	27.1
16.5 ~ 17.0	23.5	27.4	23.7	27.4
17.0 ~ 17.5	23.7	27.6	23.8	27.6
17.5 ~ < 18.0	23.8	27.8	23.9	27.8
≥ 18.0	24	28	24	28

三、肥胖的危险因素

肥胖与多种代谢性疾病关系密切，不仅影响预期寿命，还可导致生活质量下降。肥胖常常伴随着一系列并发症，包括：代谢性疾病，如糖尿病、胰岛素抵抗、代谢综合征、痛风、高尿酸血症等；心脑血管疾病，如高血压、冠心病、脑卒中、静脉血栓等；生殖系统疾病，如月经失调、不孕症、女性多毛症、多囊卵巢综合征、流产、妊娠糖尿病等；消化系统疾病，如胆囊疾病、脂肪肝、胃食管反流等；呼吸系统疾病，如哮喘、低氧血症、睡眠呼吸暂停综合征、肥胖通气不足综合征等。

肥胖不仅是一种慢性、易复发、进行性的疾病，更是复杂的社会问题。从生物医学的角度来看，肥胖的形成源于多种个体因素的交织，包括遗传因素、膳食结构、生活方式与行为、心理因素及其他因素（如职业、文化程度、社会经济、健康素养、疾病状态及用药情况等），这些因素共同导致能量的过剩。同时，环境驱动因素和更远端的系统动力因素（如政策、经济、社会及政治因素）也在很大程度上对个体行为产生影响，从而影响超重/肥胖的发生。

（一）个人危险因素

1. 遗传因素　遗传因素是肥胖最主要的影响因素之一，占肥胖发病的40%～80%。全基因组关联研究已识别出超过200个与肥胖相关的基因位点，如 Leptin、FTO、GPR120、CRTC3等。遗传因素不仅影响肥胖的程度，还影响脂肪的分布类型，其对内脏脂肪的影响尤为显著。此外，遗传因素还可影响个体基础代谢率、食物热效应和运动能量消耗速率。更有趣的是，个体摄入的蛋白质、碳水化合物及脂肪的比例也会受遗传影响。

2. 膳食因素　当前中国居民的膳食模式已从传统的以粗粮和蔬菜为主的植物性膳食模式逐渐转变为西式膳食模式。其中，动物源性食物、精制谷物和深加工食品、含糖饮料以及油炸食品等高糖高脂食品的消费量逐年增加。这一膳食模式的整体转变导致中国成年人、儿童青少年的肥胖风险显著增加。

3. 生活方式与行为因素　由于工作机械化和自动化程度加深，家务劳动等身体活动减少及机动车出行的增多，中国居民的生活方式日趋久坐少动，导致身体活动量急剧下降，是中国人肥胖率升高的主要危险因素之一。吸烟、饮酒、睡眠及生物钟节律异常等亦可诱发肥胖。

4. 心理因素　随着社会经济的飞速发展，人类心理压力和焦虑抑郁程度急剧增加，是导致中国居民超重/肥胖率升高的危险因素。研究表明，心理健康障碍和各种消极情绪可导致饮食行为异常和久坐等不良生活方式，进而增加肥胖风险。此外，心理状态还可影响运动行为，积极的心理状态能够激发人们对于体育运动的热情和参与度，从而预防肥胖的发生。

5. 生命早期危险因素　母亲孕前及孕期的健康状况，以及胎儿期和婴幼儿早期的生长发育，对重要器官的结构、功能和适应能力具有决定性影响。生命早期宫内不良环境的暴露，如宫内异常的代谢环境、电磁场等，可能对胎儿的内分泌和代谢系统产生负面影响，增加其在儿童青少年时期的肥胖风险。有研究表明，超重和肥胖存在早期发育起源，孕前高 BMI 和孕期体重过度增加是巨大儿和儿童肥胖的危险因素。

（二）环境驱动因素

环境驱动因素（如环境污染、城市化、食品系统与环境、城市规划与建筑环境等）也是导致中国居民肥胖率增加的影响因素。有研究表明，部分环境内分泌干扰物（如己烯雌酚、双酚 A、邻苯二甲酸盐、有机锡等化学物质）的暴露可增加人类肥胖风险。随着城市化进程的加速，中国居民的工作和生活方式发生巨变，身体活动减少，肥胖风险增加。在城市消费主义盛行的背景下，包装食品、餐饮业的快速发展使得外出就餐越来越普遍，这导致快餐、加工食品、膳食脂肪的摄入量逐渐增加。为实现规模化生产，大部分食品行业倾向于生产更多深加工、可口但营养价值较低的食品，这无形中增加了人们摄入不健康食品的可能性。同时，我国

NOTE

外卖配送服务的迅速发展也增加了居民对不健康的高脂高糖食品的消费，同时进一步减少居民身体活动。在城市规划和建筑环境中，公园、绿地面积和基础交通设施等则通过影响日常生活、工作和娱乐等途径影响肥胖风险。

（三）社会文化因素

一些传统观念可能加剧中国肥胖的流行。部分家庭的生活观念将"吃得多""能吃""富态"与身体健康等同。父母不科学或不正确的营养知识、态度和行为进一步加剧儿童肥胖风险。很多家庭鼓励孕妇在孕期及产后进行"食补"，这容易导致能量摄入过量，尤其"坐月子"期间久坐少动，更易造成母亲营养过剩，体重过度增加，分娩巨大儿和产后体重长期滞留的风险随之增加。随着大众传媒、新媒体、互联网的迅猛发展，众多厂商利用食品包装、商业广告及各类促销手段大力宣传和销售高糖、高脂、高盐等不健康食品，不仅对人们的健康观念、知识和行为产生不良影响，更在一定程度上诱导了不健康食品的消费，加剧肥胖问题的蔓延。

四、肥胖的预防与健康管理

肥胖的预防需从公共卫生角度考虑，针对不同目标人群制定个性化的肥胖控制措施，其关键策略在于深入开展宣传教育和健康促进工作，将预防摆在首位，并不断加大健康教育的力度。鼓励大众改变不良的生活方式，早期识别具有肥胖风险的个体，并对高危人群进行专业的指导和干预，从而预防肥胖相关并发症；对于已经出现并发症的患者，提供全面的疾病管理；尤其针对有肥胖家族史、患肥胖相关性疾病、膳食不均衡或体力活动较少的人群，需要根据BMI、腰围及中国成人超重/肥胖分类标准和相关疾病风险，量身定制个性化的防治措施和康复指导建议。

中国肥胖防控工作应纳入全人群、全方位和全生命周期的措施。全人群都应把保持健康体质量作为目标，孕妇和儿童青少年是肥胖防控的重点人群。坚持预防为主的原则，开展综合干预措施，实施全方位肥胖防控。全生命周期包括孕前期、孕期、儿童青少年时期、成年期、衰老直至死亡的整个过程。儿童时期是获取健康知识、培养健康生活方式和养成健康习惯的关键时期，也是肥胖预防的"黄金期"。对于肥胖儿童的护理，应与患儿及其家庭共同商议，确定个性化体重控制目标和实施方案，应根据患儿的年龄和生长阶段决定更加关注于维持体重还是减重。对于不满12岁的儿童，父母或护理人员在生活方式干预上应负主要责任。

（一）肥胖的预防

1. 体重的自我监测　定期监测体重变化是预防肥胖的重要措施之一。应时刻保持对自身体重的关注，避免体重过大或过快增长。成年后总体重的增长最好控制在5kg以内，一旦超过10kg，将显著增加相关疾病风险。对于超重或肥胖个体，更应严格控制体重增长或积极减重。研究显示，将体重减少5%～15%或以上作为体重管理的目标，有助于降低多种肥胖相关疾病的风险。

2. 合理膳食　合理膳食是体重管理的关键。应以食物摄入多样化和平衡膳食为核心，针对不同人群，按照每天能量需要量，在控制总能量摄入的前提下设计平衡膳食，逐步达到膳食中的脂肪供能比20%～30%，蛋白质供能占比10%～20%，碳水化合物供能占比尽量控制在50%～65%。

3. 身体活动　适量的身体活动是体重管理的重要部分。居民应坚持日常身体活动，减少久坐时间。对于正常体重的儿童青少年，进行适量、规律和多样化的身体活动有利于强健骨骼和肌肉，提高心肺功能，降低多种慢性病的发病风险，同时有益于精神心理健康。而对于超重或肥胖儿童，无论是否进行膳食控制，都应将运动纳入体重管理。除足量适当的日常身体活动外，限制久坐和被动视屏时间也是预防肥胖的有效手段，学龄前儿童的静坐时间应不超过 1h/天，学龄儿童不超过 2h/ 天。

（二）肥胖的健康管理

尽管目前中国很多医院正在开展肥胖的健康管理和治疗工作，甚至设立肥胖门诊，但发展水平参差不齐，缺乏专业的医务人员和全国性的系统评估规范体系。与欧美国家多数肥胖治疗指南一致，中国同样推荐将生活方式干预作为肥胖治疗的一线手段，然目前中国尚缺乏公认的可广泛应用于肥胖管理的生活方式干预方案。药物治疗作为生活方式干预效果不佳时的备选方案，在美国和欧洲使用较为普遍，但在中国，肥胖的药物治疗较为保守，可供选择的药物种类有限。对于重度肥胖患者，手术可以带来显著的短期和长期减重效果，同时改善并发症，降低死亡率，提高生活质量，但在中国其应用面临多重障碍，包括技术和经济方面的挑战等。

1. 规范化的治疗流程　为确保体重管理各环节操作的科学性和可行性，需要建立一套规范化的流程，包括个体多维度评估、三级预防措施的选择、体重及相关指标监测随访计划的制定等。肥胖的防治原则遵循常见的慢性病管理模式，以疾病的三级预防和治疗为基本原则：①一级预防：针对肥胖高危人群，通过生活方式干预预防超重 / 肥胖的发生，包括开展科普教育活动，提升公众对肥胖危害的认知；改善生活环境，创造有利于健康饮食和规律运动的条件；同时积极倡导健康饮食和规律运动，帮助高危人群建立健康的生活习惯等。②二级预防：通过针对性筛查，对已经确诊为超重 / 肥胖的个体进行全面的并发症评估，通过积极的生活方式干预阻止体重的进一步增长，并有效预防肥胖相关并发症，必要时可考虑辅助药物治疗。③三级预防：采用生活方式干预、膳食管理联合减重治疗的综合治疗措施，实现减轻体重、改善肥胖相关并发症、预防病情进展的目标，必要时可采用代谢性手术治疗。

2. 生活方式干预　指对超重 / 肥胖者实施一系列生活方式管理措施，主要涵盖营养、运动、认知和行为干预等多方面。

（1）营养干预　营养干预是生活方式干预的核心，其核心原则是基于能量的精准评估以实现能量代谢的负平衡。建议根据代谢率实际检测结果，分别给予超重和肥胖个体 85% 和 80% 平衡能量的摄入标准，以达到能量负平衡，同时满足能量摄入高于人体基础代谢率的基本需求。另外，推荐每日能量摄入平均降低 30% ～ 50% 或减少 500kcal，或每日能量摄入限制在 1000 ～ 1500kcal 的限制饮食能量。维持每日蛋白质供能 20% ～ 25%、脂肪供能 20% ～ 30%、碳水化合物供能 45% ～ 60% 的合理比例。个性化管理方案中，多种膳食干预方法对体重控制均有效果，包括限制能量平衡膳食、高蛋白膳食、间歇式断食膳食、营养代餐、低碳水化合物膳食等。

（2）运动干预　不同年龄段人群应选择不同的运动方式，推荐超重 / 肥胖患者根据自身健康状况和运动能力，在专业医师的指导下制定运动计划，根据个性化和循序渐进原则，采用有氧和抗阻运动相结合的方式为主，亦可变换运动形式或选择高强度间歇运动，在保障安全的前提下，提高运动获益。

（3）认知和行为干预　其目的在于改变患者对于肥胖和体重控制的认知，建立正确的信

NOTE

念，采取有效的行为措施以减轻并维持健康体重。认知行为干预需在专业人士的指导下进行，可采取饮食日记、营养教育 App 或小程序等自我管理方式，逐步掌握识别食物特性、选择健康食物、科学饮食搭配、控制进餐过程等技巧。

3. 药物治疗　药物治疗是肥胖治疗的重要手段之一。当生活方式干预效果不佳，经评估后发现明显胰岛素抵抗或其他相关代谢异常时，可考虑用药。2021 版《中国超重 / 肥胖医学营养治疗指南》建议，成年人 BMI ≥ 28kg/m² 或 BMI ≥ 24kg/m² 且合并高血糖、高血压、血脂异常等危险因素，经综合评估后，可在医生指导下选择药物联合生活方式干预。在中国，药物治疗主要应用于成年人，未来需在儿童中开展相关研究。目前仅奥利司他获批为非处方药，可用于肥胖治疗，建议在医生指导下使用。

4. 手术治疗　手术治疗是针对重症肥胖的治疗手段。减重与代谢手术通过外科或内镜方式改变胃肠道的解剖和 / 或连接关系，以调节营养的摄入、吸收、代谢转化以及肠道激素分泌，从而减轻体重，逆转肥胖相关代谢紊乱，延长患者预期寿命。根据 2019 年发布的《中国肥胖及 2 型糖尿病外科治疗指南》（针对成年患者），BMI ≥ 37.5kg/m² 时建议积极手术；32.5 ≤ BMI < 37.5kg/m² 时推荐手术；27.5 ≤ BMI < 32.5kg/m²，经生活方式干预和药物治疗难以控制体重，且至少伴有两项代谢综合征组分，或存在肥胖相关并发症时，也推荐手术治疗。

5. 中医治疗　针灸等传统中医药疗法在中国被用作减重的补充疗法，但是，目前缺乏关于这类治疗长期有效性和安全性的证据，尚未形成经过循证研究评价验证的中医药治疗方法，今后需要开展深入系统的研究。

6. 精准营养与肥胖治疗　中国未来需加强精准营养在肥胖治疗中的应用研究。精准营养是利用遗传学、智能信息技术等现代科技手段，通过收集个体营养基因组学、代谢组学、微生物、深度表型、食品环境、身体活动以及经济、社会和其他行为特征等信息数据进行分析整合，制定实现真正意义上的具有个体针对性、动态化的营养方案。根据国际营养遗传学与营养基因组学会建议，精准营养包括 3 个层面：①个体化层面：根据个体的人体测量、生化代谢数据、身体活动等营养状况表型信息给予营养建议；②群体层面：考虑传统的年龄、性别等因素给予营养建议；③基因营养层面：根据个体不同基因对食物产生不同反应等信息给予营养建议。

7. 精神 - 心理支持　超重、肥胖或减重失败等经历可能导致自卑、自责等负面心理感受，诱发焦虑、抑郁等精神异常，从而进一步加重肥胖患者的过量进食行为，形成恶性循环。减重所引起的能量储备降低和负平衡也会使中枢和外周调节因素发生改变，导致减重者食欲增加、能量消耗减少，从而使得减重成功后容易复胖。因此，肥胖治疗中应包含心理疏导和支持以及对相关精神疾病（如焦虑、抑郁等）的针对性治疗。

第二节　原发性高血压的健康管理

一、原发性高血压的流行病学特征

原发性高血压是一种以动脉血压升高为特征，可伴发心脏、血管、脑和肾脏等器官功能性或器质性改变的全身性疾病，简称高血压。高血压是最常见的心血管疾病之一，亦是全球范围内的重大公共卫生问题，具有"三高三低"（即患病率、致残率、死亡率高但知晓率、服药率、控制率低）的特点，给个人、家庭和社会带来沉重的医疗负担，成为各国政府和卫生部门慢性病防控的重点。流行病学调查显示，世界各国人群的高血压患病率均达到 10% ～ 20%。

过去 60 余年我国进行的 7 次大规模高血压患病人群抽样调查显示，我国高血压的患病率呈明显上升趋势。2002 年，我国高血压患病率达 18.8%；到 2015 年，这一数字上升至 27.9%；到 2018 年，全国高血压患病率略降至 27.5%，但正常高值血压的流行率已达到 50.9%。我国的高血压流行趋势呈现以下特点：农村地区的高血压患病率开始超过城市；青年高血压患病率升高显著；儿童青少年的血压水平及高血压检出率均呈上升趋势，约 4% 的中国儿童血压持续升高；此外，高血压患病率男性高于女性、北方居民高于南方居民的特点依然存在。据调查，2018 年我国高血压患者的患病知晓率、治疗率和控制率分别为 41.0%、34.9% 和 11.0%，与 2015 年相比未见明显改善，甚至有所降低。

血压水平与心血管疾病的发病和死亡风险存在密切的因果关联，血压水平与脑卒中、冠心病事件的风险均呈连续、独立、直接的正相关关系。与舒张压相比，收缩压与心血管疾病风险的关系更为密切。近年来，尽管冠心病事件有上升趋势，但脑卒中仍是我国高血压人群最主要的心血管风险，这对制订降低国人心血管风险的有效防治策略具有重要意义。

二、原发性高血压的诊断

高血压的诊断性评估包括以下三个方面：①确定血压水平及其他心血管危险因素；②判断高血压的原因，明确有无继发性高血压；③寻找靶器官损害及其相关临床情况。通过一系列评估，做出高血压病因的鉴别诊断，评估患者的心血管风险程度，以指导诊断与治疗。

原发性高血压定义为：在未使用降压药物的情况下，非同日 3 次测量血压，收缩压（SBP）≥ 140mmHg 和 / 或舒张压（DBP）≥ 90mmHg。收缩压 ≥ 140mmHg 和舒张压 < 90mmHg 为单纯性收缩期高血压。患者既往有高血压病史，目前正在服用降压药物，即便血压低于 140/90mmHg，仍诊断为高血压。根据血压升高水平，进一步将高血压分为 1 级、2 级和 3 级（表 8-4）。目前仍以以上诊室血压水平作为高血压的诊断依据。有条件者应同时积极采用家庭血压或动态血压诊断高血压（表 8-5）。

表 8-4　血压水平分类和定义

分类	收缩压（mmHg）		舒张压（mmHg）
正常血压	< 120	和	< 80
正常高值	120 ～ 139	和 / 或	80 ～ 89
高血压	≥ 140	和 / 或	≥ 90
1 级高血压（轻度）	140 ～ 159	和 / 或	90 ～ 99
2 级高血压（中度）	160 ～ 179	和 / 或	100 ～ 109
3 级高血压（重度）	≥ 180	和 / 或	≥ 110
单纯收缩期高血压	≥ 140	和	< 90

注：适用于 18 岁以上成人；当收缩压和舒张压分属于不同分级时，以较高的分级为准。

表 8-5 诊室血压、动态血压监测及家庭自测血压的高血压诊断标准（mmHg）

分类	收缩压		舒张压
诊室测量血压	≥ 140	和 / 或	≥ 90
动态血压监测*			
白天	≥ 135	和 / 或	≥ 85
夜间	≥ 120	和 / 或	≥ 70
24h	≥ 130	和 / 或	≥ 80
家庭自测血压*	≥ 135	和 / 或	≥ 85

注：*指平均血压。1mmHg=0.133kPa。

2020 年 5 月，由国际高血压学会发布的《2020 国际高血压学会全球高血压实践指南》将正常血压界限调整为 130/85mmHg，与多部指南推荐的 120/80mmHg 相比，进一步放宽了正常血压限值。

高血压及血压水平是影响心血管事件发生和预后的独立危险因素，但并非唯一决定因素。大部分高血压患者仍存在血压升高以外的其他心血管危险因素。因此，高血压患者的诊断和治疗不能只根据血压水平，还需进行心血管疾病风险评估与分层，这有利于确定启动降压治疗的时机，采用优化的降压治疗方案，设立合适的血压控制目标，以及实施危险因素的综合管理。根据《中国高血压防治指南（2018 年修订版）》，高血压患者按心血管疾病风险水平可分为低危、中危、高危和很高危四个层次（表 8-6），并对影响分层的因素进行了说明（表 8-7）。

表 8-6 高血压患者心血管疾病风险水平分层

其他心血管危险因素和疾病史	血压（mmHg）			
	SBP 130 ~ 139 和 / 或 DBP 85 ~ 89	SBP140 ~ 159 和 / 或 DBP 90 ~ 99	SBP160 ~ 179 和 / 或 DBP 100 ~ 109	SBP ≥ 180 和 / 或 DBP ≥ 110
无		低危	中危	高危
1 ~ 2 个其他危险因素	低危	中危	中 / 高危	很高危
≥ 3 个其他危险因素，或靶器官损害，或 CKD3 期，无并发症的糖尿病	中 / 高危	高危	高危	很高危
临床并发症，或 CKD ≥ 4 期，有并发症的糖尿病	高 / 很高危	很高危	很高危	很高危

注：CKD：慢性肾脏疾病。

三、原发性高血压的危险因素

1. 膳食结构 钠盐（氯化钠）摄入量与血压水平和高血压患病率呈正相关，而钾盐摄入量与血压水平呈负相关。研究显示，膳食钠盐摄入量平均每天增加 2g，收缩压和舒张压分别增加 2.0mmHg 和 1.2mmHg。我国大部分地区人均每日盐摄入量 12 ~ 15g 甚至 15g 以上，高钠低钾膳食是我国高血压患者的主要危险因素之一。此外，高蛋白质摄入、饱和脂肪酸摄入过多、饱和脂肪酸 / 多不饱和脂肪酸比值增高均属升压因素。

表 8-7　影响高血压患者心血管预后的重要因素

心血管危险因素	靶器官损害	伴发临床疾病
·高血压（1～3级）	·左心室肥厚 心电图：Sokolow-Lyon > 3.8mV 或 Cornell 乘积 > 244mV·ms 超声心动图 LVMI：男 ≥ 115g/m²， 女 ≥ 95g/m²	·脑血管病 脑出血 缺血性脑卒中 短暂性脑缺血发作
·男性 > 55 岁；女性 > 65 岁		
·吸烟或被动吸烟		·心脏疾病 心肌梗死史 心绞痛 冠状动脉血运重建 充血性心力衰竭
·糖耐量受损（餐后 2 小时血糖 7.8～11.0mmol/L）和 / 或空腹血糖 异常（6.1～6.9mmol/L）	·颈动脉超声 IMT > 0.9mm 或动脉 粥样斑块	
·血脂异常 TC ≥ 5.2mmol/L（200mg/dL） 或 LDL-C ≥ 3.4mmol/L（130mg/dL） 或 HDL-C < 1.0mmol/L（40mg/dL）	·颈 - 股动脉脉搏波速度 > 12m/s （˙选择使用） ·踝 / 臂血压指数 < 0.9 （˙选择使用）	·肾脏疾病 糖尿病肾病 肾功能受损，包括 eGFR < 30mL/ （min·1.73m²）
	·估算的肾小球滤过率降低 ［eGFR30～59mL/（min·1.73m²）］ 或血清肌酐轻度升高： 男性 115～133μmol/L （1.3～1.5mg/dL），女性 107～124 μmol/L（1.2～1.4mg/dL）	血肌酐升高： 男性 ≥ 133μmol/L（1.5mg/dL） 女性 ≥ 124μmol/L（1.4mg/dL） 蛋白尿 > 300mg/24h
·早发心血管疾病家族史（一级亲属 发病年龄 < 50 岁）		
·腹型肥胖（腰围：男 ≥ 90cm，女 ≥ 85cm）或 肥胖（BMI ≥ 28kg/m²）		·外周血管疾病
·高同型半胱氨酸血症 （≥ 15μmol/L）	·微量白蛋白尿：30～300mg/24h 或白蛋白 / 肌酐比：≥ 30mg/g （3.5mg/mmol）	·视网膜病变 出血或渗出，视乳头水肿
		·糖尿病 新诊断： 空腹血糖：≥ 7.0mmol/L（126mg/dL） 餐后血糖：≥ 11.1mmol/L（200mg/dL） 已治疗但未控制： 糖化血红蛋白（HbA1c）：≥ 6.5%

注：TC：总胆固醇；LDL-C：低密度脂蛋白胆固醇；HDL-C：高密度脂蛋白胆固醇；LVMI：左心室重量指数；IMT：颈动脉内膜中层厚度；BMI：身体质量指数。

2. 超重 / 肥胖　身体脂肪含量、分布及 BMI 与血压水平呈正相关。研究显示，BMI 每增加 3kg/m²，4 年内发生高血压的风险将增加 50% 以上；BMI ≥ 24kg/m² 者发生高血压的风险是体重正常者的 3～4 倍；腰围男性 ≥ 90cm 或女性 ≥ 85cm，发生高血压的风险是腰围正常者的 4 倍以上；肥胖儿童患原发性高血压的风险是正常儿童的 3 倍。随着我国社会经济的发展和生活水平的提高，超重 / 肥胖患者的增加成为我国高血压患病率增长的重要危险因素。

3. 饮酒及吸烟　人群高血压患病率随饮酒量增加而升高。虽然少量饮酒后短时间内血压会有所下降，但长期少量饮酒可致血压轻度升高，过量饮酒则使血压明显升高。如每天平均饮酒超过 3 个标准杯（1 个标准杯相当于 12g 酒精，约合 360g 啤酒，或 100g 葡萄酒，或 30g 白酒），收缩压与舒张压可分别平均升高 3.5mmHg 与 2.1mmHg，且血压上升幅度随饮酒量的增加而增大。在我国，应重视长期过量饮酒对血压的影响，尤其部分男性高血压患者有长期饮酒嗜好和饮烈性酒的习惯。长期大量吸烟可引起小动脉持续收缩及全身小动脉硬化，从而导致原发性高血压。同时，饮酒或吸烟还会降低降压治疗的疗效，而过量吸烟和饮酒更易增加心脑血管疾病风险。

4. 精神应激及体力劳动　长期精神紧张、愤怒、焦虑、恐惧、抑郁等负面情绪和环境的恶性刺激以及劳累、睡眠不足等均可诱发原发性高血压；性格暴躁易怒、情绪急躁者的血压往往偏高。血压正常人群中，久坐和体力活动不足者与体力活动活跃的同龄对照者相比，发生原发性高血压的风险增加 20% ～ 50%。工作紧张、注意力需高度集中且缺乏体力活动的职业人群的高血压患病率亦增加。

5. 其他危险因素　包括种族、地域、年龄、高血压家族史、社会心理因素等。

四、原发性高血压的预防与健康管理

（一）高血压的预防及教育

1. 健康宣教　制定政策，创建支持性环境，引导公众改变不良行为和生活习惯，针对高血压及其危险因素开展健康教育，倡导人人知晓自己的血压。

2. 预防、控制危险因素　针对高血压易患人群，实施危险因素控制，定期监测血压，以实现高血压的早预防、早发现、早诊断和早治疗。重点针对血压（130 ～ 139）/（85 ～ 89）mmHg、超重 / 肥胖、长期高盐饮食、过量饮酒者进行生活方式干预，积极控制相关危险因素，预防高血压的发生。

3. 定期随访和测量血压　高血压患者应定期随访和测量血压，长期甚至终身治疗高血压（药物治疗与非药物治疗并举），努力使血压达标，同时控制并存的心血管疾病危险因素，如吸烟、高胆固醇血症、糖尿病等。减缓靶器官损害，预防心、脑、肾并发症的发生，降低致残率及死亡率。

4. 高血压患者的教育　教育患者正确认识高血压的危害，尽早规范治疗以预防心脑血管疾病的发生；坚持非药物疗法，改变不良生活方式；在医务人员的指导下，坚持规范化药物治疗，治疗要达标；在血压达标的同时，还要控制并存的其他心血管疾病危险因素，如吸烟、高胆固醇血症、糖尿病等；定期测量家庭或诊室血压，提高血压自我管理能力；通过正规渠道获取健康教育知识，抵制非科学或伪科学宣传。

（二）高血压的治疗及随访管理

1. 易患人群的高血压筛查　高血压的易患人群包括：①血压高值：收缩压 130 ～ 139mmHg 和（或）舒张压 85 ～ 89mmHg；②超重（BMI 24 ～ 27.9kg/m^2）或肥胖（BMI ≥ 28kg/m^2）或腹型肥胖（腰围男性 ≥ 90cm，女性 ≥ 85cm）；③高血压家族史（一、二级亲属）；④长期高盐膳食；⑤长期过量饮酒（每日饮白酒 ≥ 100mL）；⑥年龄 ≥ 55 岁。易患人群一般要求每半年测量 1 次血压；提倡家庭自测血压；利用各种机会性筛查测量血压；规范测量血压，推荐使用经国际标准认证合格的上臂式自动（电子）血压计。

2. 高血压治疗的目标　降压治疗的最终目的是降低心脑血管事件的发生率和死亡率。其中，预防脑卒中是主要目标。目前一般主张血压控制目标值小于 140/90mmHg。糖尿病、慢性肾脏病、心力衰竭或病情稳定的冠心病合并高血压患者，血压控制目标值应小于130/80mmHg。对于老年收缩期高血压患者，收缩压应控制在150mmHg以下，如能耐受，可进一步降至140mmHg以下。应尽早将血压降至上述目标值，但并非越快越好。不同人群的血压控制目标不同（表8-8）。高血压是一种"心血管综合征"，应根据心血管疾病的总体风险决定治疗措施，并重视多种心血管危险因素的综合干预。高血压初步诊断后，应立即采取治疗性生活方式干预（非药物治疗），并根据心血管危险分层确定启动药物治疗的时机。

表8-8　不同高血压人群的血压控制目标

高血压患者	血压控制目标（mmHg）
一般高血压患者	< 140/90
高血压伴慢性肾病	< 130/80（有蛋白尿）；< 140/90（无蛋白尿）
高血压伴糖尿病	< 130/80
高血压伴冠心病	< 140/90；如能耐受，< 130/80
高血压合并心力衰竭	< 130/80
高血压伴脑卒中	< 140/90
老年高血压	65～79岁：< 150/90，如能耐受，< 140/90；≥ 80岁：< 150/90
妊娠期高血压	130～150/80～100
儿童青少年高血压	血压控制在P95以下；合并肾脏疾病、糖尿病或出现靶器官损害时，血压控制在P50以下

注：1mmHg=0.133kPa；P95表示年龄－血压的95分位数。

3. 高血压的非药物治疗　包括提倡健康生活方式，消除不利于心理和身体健康的行为和习惯，控制高血压以及减少其他心血管疾病的发病风险（表8-9）。非药物治疗具有明确的轻度降压效果，如肥胖者体重减轻10kg，收缩压可下降5～20mmHg；膳食限盐（食盐< 6g/d），收缩压可下降2～8mmHg；规律运动和限制饮酒亦可使血压下降。对于高血压患者及易患人群，不论是否已接受药物治疗，均需进行非药物治疗并持之以恒。

表8-9　非药物治疗目标及措施

内容	目标	措施
减少食盐摄入	每人每日食盐摄入量逐步降至5g，注意隐形盐的摄入（咸菜、鸡精、酱油等）	1. 控制烹饪用盐，少吃腌制、卤制、泡制的食品 2. 烹调时可使用限盐勺控制添加的食盐量，如普通啤酒瓶盖去掉胶皮垫后水平装满可盛6g食盐 3. 使用替代调料，如代用盐、食醋等 4. 宣传高盐饮食的危害，高盐饮食者易患高血压
合理饮食	减少膳食脂肪，营养均衡，控制总热量	1. 总脂肪占总热量比率< 30%，饱和脂肪< 10%，食用油< 25g/d，瘦肉类50～100g/d；奶类300g/d 2. 蛋类每周3～4个，鱼类每周3次左右，少吃糖类和甜食 3. 新鲜蔬菜400～500g/d，水果100g/d 4. 适当增加纤维素摄入

续表

内容	目标	措施
规律运动	强度：中等； 频次：每周 5～7 次； 持续时间：每次持续 30 分钟左右，或累计 30 分钟	1. 运动形式可根据个人爱好灵活选择，如快步走、慢跑、游泳、太极拳等 2. 运动强度可通过心率反映，运动时上限心率＝ 170 －年龄 3. 运动适宜人群为无严重心血管疾病的患者 4. 注意量力而行，循序渐进 5. 单次运动时间不足 30 分钟，可以累计
控制体重	BMI ＜ 24kg/m² 腰围：男性＜ 90cm，女性＜ 85cm	1. 减少油脂性食物摄入 2. 减少总热量摄入 3. 增加新鲜蔬菜和水果摄入 4. 增加足够的活动量，至少保证每天摄入与消耗能量的平衡 5. 肥胖者如果非药物治疗效果不理想，可考虑辅以减肥药物 6. 宣传肥胖的危害，肥胖者易患高血压和糖尿病
戒烟	坚决放弃吸烟，提倡科学戒烟，避免被动吸烟	1. 宣传吸烟的危害，倡导吸烟有害健康，使患者产生戒烟欲望 2. 采取突然戒烟法，一次性完全戒烟，烟瘾较大者逐步减少吸烟量 3. 戒断症状明显者，可使用尼古丁贴片或安非他酮 4. 避免吸二手烟 5. 告诫患者克服依赖吸烟及惧怕戒烟不被理解的心理 6. 家人及周围同事给予理解、关心和支持 7. 采用放松、运动锻炼等方法改变生活方式，辅助防止复吸
戒酒	推荐不饮酒；目前正在饮酒的高血压患者，建议戒酒	1. 宣传过量饮酒的危害，过量饮酒易患高血压 2. 不提倡高血压患者饮酒，倡导戒酒 3. 酗酒者逐渐减量；酒瘾严重者，可借助药物戒酒 4. 家庭成员应帮助患者解除心理症结，使之感到家庭的温暖 5. 成立各种戒酒协会，进行自我教育及互相约束
心理平衡	减轻精神压力，保持心理平衡	保持乐观性格，减轻心理负担，纠正不良情绪，缓解心理压力，进行心理咨询、音乐疗法及自律训练或气功等

4. 高血压的药物治疗　高血压药物治疗的原则包括：①初始采用较小有效剂量以获得疗效并使不良反应最小，随后根据情况逐渐增加剂量或联合用药；对 2 级及以上高血压患者，起始即可使用常规剂量。②为有效防止靶器官损害，要求全天 24 小时血压稳定于目标范围内，推荐使用每天给药 1 次且药效持续 24 小时的长效药物；若使用中效或短效药物，每天需用药 2～3 次。③联合用药：为增强降压效果而不增加不良反应，可采用两种或多种不同作用机制的降压药物联合治疗；2 级及以上高血压或高危患者常需联合治疗以达到目标血压。④个体化治疗：根据患者具体情况选用更适合的降压药物。⑤目前常用的降压药物主要包括以下 5 类：钙通道阻断剂（CCB）、血管紧张素转化酶抑制剂（ACEI）、血管紧张素 Ⅱ 受体拮抗剂（ARB）、噻嗪类利尿药、β 受体阻断剂。以上 5 类降压药物及固定低剂量复方制剂均可作为高血压初始或维持治疗的选择药物。如有必要，还可选择 α 受体阻断剂或其他降压药物。降压药物的选择应遵循安全有效、使用方便、价格合理和可持续治疗的原则。基层高血压防治需遵循科学的管理流程（图 8-1）。

5. 高血压的分级管理　在高血压患者的长期随访中，为方便基层医师实际操作，可根据血压是否控制达标确定随访管理级别，进行相应级别的管理（表 8-10）。分级管理可有效利用现有资源，重点管理未达标的高血压患者，提高血压控制率。在患者能耐受的情况下，推荐尽早血压达标，并坚持长期达标；对治疗耐受性差的患者或高龄老年人群，达标时间可适当延长。

NOTE

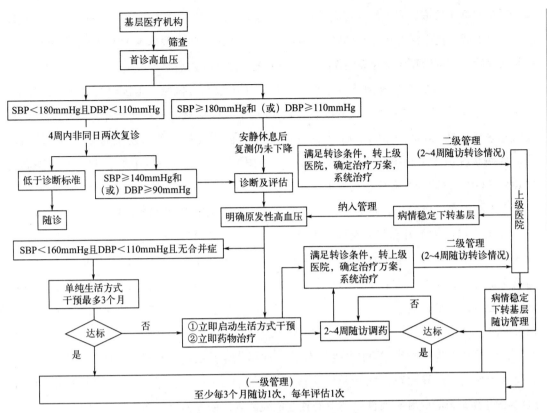

图 8-1 基层高血压防治管理流程图

表 8-10 高血压分级随访管理内容

项目	一级管理	二级管理
管理对象	血压已达标患者（＜140/90mmHg）	血压未达标患者（≥140/90mmHg）
非药物治疗	长期坚持	强化生活方式干预并长期坚持；加强教育，改善治疗依从性
随访频率	3个月1次	2～4周一次
药物治疗	维持药物治疗，保持血压达标	①使用1种药物小剂量治疗基础上，增加剂量至常规治疗目标量 ②1种药物治疗基础上，增加另一种降压药物 ③开始2种药物联合治疗，或开始使用复方制剂
随访内容	血压水平、治疗措施、不良反应、其他危险因素干预、临床情况处理等	

第三节 血脂异常的健康管理

一、血脂异常的流行病学特征

血脂是血浆中总胆固醇、甘油三酯（triglyceride，TG）和类脂（如磷脂）等的总称。血脂异常以高脂血症为主，指血浆中的胆固醇和 / 或 TG 升高，也泛指高低密度脂蛋白胆固醇血症和低高密度脂蛋白胆固醇血症在内的各种血脂异常，可分为继发性血脂异常和原发性血脂异常。其中，继发性高脂血症多由特定疾病（如糖尿病、甲状腺功能减退症、胆道疾病、肾脏疾病、系统性红斑狼疮、多囊卵巢综合征等）、药物反应（糖皮质激素、噻嗪类利尿剂、β 受体阻滞剂等）或不良生活方式（高脂膳食、吸烟、饮酒、缺乏体育锻炼等）所致。在排除继发性高脂血症后，即可诊断原发性高脂血症，部分由先天性基因缺陷导致。

中国人群的血脂水平和血脂异常患病率虽低于多数西方国家，但随着社会经济的发展、人民生活水平的提高和生活方式的改变，近 30 年来我国血脂异常的患病率明显升高，估计成人总患病人数 1.6 亿，患病率达 18.6%。国家卫生健康委员会最新发布的《中国居民营养与慢性病状况报告（2020 年）》显示，2018 年中国 18 岁以上成人的血脂异常总患病率高达35.6%，其中，高胆固醇血症患病率为 8.2%。调查显示，中国人群的血清脂质水平和异常率存在明显地区差异，血清总胆固醇（total cholesterol，TC）或低密度脂蛋白胆固醇（low-density lipoprotein，LDL-C）升高与社会经济发展水平密切相关，其分布特点为城市显著高于农村，大城市高于中小城市，富裕农村高于贫穷农村。无论男性还是女性，TC 和 LDL-C 的升高率均随年龄增长而增高，并在 50 ～ 69 岁达到峰值，70 岁后略有降低。在 50 岁以前，男性的TC 和 LDL-C 水平普遍高于女性，在 50 岁以后，女性的 TC 和 LDL-C 水平明显增高，甚至超过男性。

血脂异常作为脂质代谢障碍的生化特征，亦属代谢性疾病，其对健康的损害主要聚焦于心血管系统，可能导致冠心病和其他动脉粥样硬化性疾病。我国队列研究结果表明，TC 或LDL-C 升高是冠心病和缺血性脑卒中的独立危险因素，而高密度脂蛋白胆固醇（high-density lipoprotein cholesterol，HDL-C）是抗动脉粥样硬化的有益因素，其水平与心脑血管疾病发生率呈负相关。近年来，我国人群的血清平均 TC 水平正逐步上升，预期将导致 2010 ～ 2030 年间我国约 920 万起的新增心血管事件。此外，我国儿童青少年的高胆固醇血症患病率亦明显升高，这预示未来中国成人血脂异常患病率及其相关疾病负担将持续加重。

二、血脂异常的诊断

临床血脂检测的常规项目包括 TC、TG、LDL-C 和 HDL-C，亦称血脂四项。对于任何需要进行心血管风险评估或接受降脂药物治疗的个体，血脂四项检测必不可少，建议有条件的机构增加载脂蛋白 A1（ApoA$_1$）、载脂蛋白 B（ApoB）、脂蛋白（a）[Lp（a）]作为血脂常规检测项目。我国人群的血脂水平设有规定的分层标准（表 8-11）。

表 8-11 中国人群血脂水平分层标准

分层	TC	LDL-C	HDL-C	TG
合适范围	< 5.2mmol/L（200mg/dL）	< 3.4mmol/L（130mg/dL）	≥ 1.0mmol/L（40mg/dL）	< 1.7mmol/L（150mg/dL）
边缘升高	5.2 ～< 6.2mmol/L（200 ～< 240mg/dL）	3.4 ～< 4.1mmol/L（130 ～< 160mg/dL）		1.7 ～< 2.3mmol/L（150 ～< 200mg/dL）
升高	≥ 6.2mmol/L（240mg/dL）	≥ 4.1mmol/L（160mg/dL）	≥ 1.6mmol/L（60mg/dL）	≥ 2.3mmol/L（200mg/dL）
降低			< 1.0mmol/L（40mg/dL）	

注：TC：总胆固醇；LDL-C：低密度脂蛋白胆固醇；HDL-C：高密度脂蛋白胆固醇；TG：甘油三酯

三、血脂异常的危险因素

1. 年龄及性别 年龄是血脂异常的独立危险因素，但血脂水平随年龄变化的机理尚不清楚，可能与体内胆固醇排泄障碍，脂蛋白酯酶（水解甘油三酯的主要酶）活性下降，低密度脂蛋白受体（LDL-R）活性下降有关。血脂异常在性别间的分布存在不均衡现象，一般男性患病率高于女性，但当女性年龄超过 50 岁，尤其绝经后，其血脂异常的患病率将显著增加，甚至高于男性，这或与雌激素水平下降导致的脂代谢保护作用减弱有关。

2. 肥胖 肥胖是血脂异常的重要危险因素。肥胖可以诱发胰岛素抵抗，进而引发血脂水平异常。研究表明，中心性肥胖者的血脂异常患病率明显高于外周性肥胖者，提示腹部脂肪堆积与血脂代谢异常密切相关。

3. 高血压或糖尿病 高血压患者服用的利尿剂、β 受体阻断剂等降压药物可能引发继发性血脂升高。糖尿病患者的血脂水平与血糖水平有关，当糖尿病患者的血糖明显升高时，可通过体内一系列代谢反应，导致血中 TC、TG、LDL-C 含量增加。

4. 吸烟饮酒 烟草中的尼古丁等有害物质可使 TC、TG、LDL-C 水平升高，HDL-C 水平降低，血小板凝集性和纤维蛋白原作用增强，从而诱发动脉粥样硬化。另有研究表明，被动吸烟人群的 HDL-C 水平降低。女性吸烟则上述反应更为明显。过量饮酒可增强乙醇对人体脂肪组织的脂解作用，同时降低体内脂蛋白酯酶活性，减缓 TG 的分解代谢速率，促使肝脏合成内源性甘油三酯增加，血液中 LDL 浓度随之上升，最终导致血脂异常。此外，吸烟和酗酒对血脂异常具有协同作用，与单独吸烟或饮酒者相比，同时吸烟并酗酒者发生血脂异常的风险更高。

5. 生活习惯 长期坚持规律的有氧运动可以加速机体新陈代谢，增加脂蛋白酯酶活性，促进脂质的转运、分解和排泄，从而降低血清 TC、TG 和 LDL-C 水平，升高 HDL-C 水平。反之，长期缺乏体力活动、完全静坐行为则增加血脂异常风险。高糖、高脂等不合理的饮食结构，可致 TG、TC、LDL-C 水平升高，而高纤维、低油低脂膳食模式是血脂异常的保护因素。

6. 家族遗传史 血脂异常是多基因遗传性疾病，载脂蛋白 E（apolipoprotein E，ApoE）、胆固醇酯转运蛋白、肝脂肪酶、ApoB 等基因对血脂水平有较大影响，部分血脂异常患者存在一个或多个基因缺陷。由基因缺陷导致的血脂异常多存在家族聚集现象，且有明显遗传倾向，临床上统称为家族性血脂异常。

7. 其他 睡眠呼吸障碍、牙周疾病以及心理健康状况等因素也被证实可能与血脂异常有关。

四、血脂异常的预防与健康管理

（一）血脂异常的预防

影响血脂异常的因素众多，其中大部分因素可以预防和干预，因而血脂异常总体上可防可控。

一级预防又称病因学预防，可从根源上降低疾病发生率。针对血脂异常，可以通过控制体重、低油低脂膳食、戒烟限酒、健康教育等消除危险因素的措施达到未病先防的目的。

二级预防也称临床前期预防，旨在通过早期发现、早期诊断、早期治疗的"三早"措施预防疾病的发展和恶化，防止旧病复发或转变为慢性病。推荐针对高危人群开展早期筛查，以尽早检出血脂异常并给予针对性干预措施。血脂检查的重点人群为：①有动脉粥样硬化性心血管疾病（atherosclerotic cardiovascular disease，ASCVD）病史者。②存在多项 ASCVD 危险因素（如高血压、糖尿病、肥胖、吸烟等）的人群。③有早发 ASCVD 家族史者（指男性一级直系亲属在 55 岁前或女性一级直系亲属在 65 岁前患 ASCVD）或有家族性高脂血症患者。④皮肤或肌腱黄色瘤及跟腱增厚者。

血脂筛查的频率和指标为：①< 40 岁成年人每 2 ~ 5 年进行 1 次血脂检测（包括 TC、LDL-C、HDL-C 和 TG），≥ 40 岁成年人每年至少应进行 1 次。② ASCVD 高危人群（参见 ASCVD 风险评估部分）应根据个体化防治的需求进行血脂检测。③在上述人群接受的血脂检测中，应至少包括 1 次 Lp（a）的检测。④血脂检测应列入小学、初中和高中体检的常规项目。⑤家族性高胆固醇血症（familial hypercholesterolemia，FH）先证者的一级和二级亲属均应进行血脂筛查，增加 FH 的早期检出率。

另外，《中国血脂管理指南（2023 年）》指出，血脂异常和动脉粥样硬化开始于儿童，血脂需从儿童时期开始管理。具有以下特征的儿童应当重点关注自身血脂水平：①一级或二级亲属中 < 65 岁女性或 < 55 岁男性有心肌梗死、心绞痛、脑卒中、冠状动脉旁路移植术、支架植入、血管成形术、猝死病史。②父母 TC 超过 6.2mmol/L 或有已知的脂质异常病史。③有皮肤黄色瘤病或肌腱黄色瘤或脂性角膜弓。④有糖尿病、高血压、肥胖（2 ~ 8 岁）或超重（12 ~ 16 岁）或有吸烟行为。⑤怀疑有家族性高胆固醇血症者，应进行血脂异常基因筛查。

三级预防又称病残预防，主要针对发病期和康复期采取各种有效的治疗和康复措施以遏制病情恶化、预防并发症和伤残、促进康复等。高脂血症最主要的危害是动脉粥样硬化，可进一步导致冠心病等严重致死性疾病。针对已经确诊血脂异常者，开展对症治疗、避免病情恶化和并发症发生是三级预防的重点。

需要注意的是，健康教育应渗透到三级预防的各个环节。

（二）血脂异常的健康管理

血脂异常的健康管理目标主要有：①减少饱和脂肪酸和胆固醇摄入；②增加具有降低 LDL-C 作用的食物摄入（如植物甾醇、可溶性纤维等）；③超重 / 肥胖者降低体重的 5% ~ 10%，最好使 BMI < 24kg/m²；④增加规律体力活动；⑤如有其他慢性病危险因素，应同步进行干预；⑥维持血脂在适宜水平。

血脂异常的健康管理流程主要包括：

1.收集相关健康信息 基本信息：包括年龄、性别、BMI、血压水平、个人饮食和生活习惯、有无引起继发性血脂异常的相关疾病、有无使用影响血脂水平的药物、有无高脂血症家族史、有无 ASCVD 病史等；体格检查：观察是否有黄色素瘤、角膜环和眼底改变等；生化检查：包括血脂四项、Lp（a）和血糖水平等。

2.风险评估 根据相关健康信息进行风险评估。我国流行病学调查研究表明，LDL-C 或 TC 水平对个体或群体 ASCVD 的发病风险具有独立预测作用，但个体发生 ASCVD 风险的高低不仅取决于胆固醇水平高低，还取决于同时存在的其他 ASCVD 危险因素的数目和水平，全面评价 ASCVD 总体发病风险是防治血脂异常的必要前提。与西方国家流行病学特征不同，我国缺血性脑卒中事件发病率远高于冠心病事件，因而一般采用缺血性心血管疾病（冠心病和缺血性脑卒中）风险反映血脂异常及其他心血管疾病主要危险因素的综合致病危险。

根据《中国血脂管理指南（2023 年）》，ASCVD 总体风险评估流程如下：首先，按照是否患有 ASCVD 划分为二级预防和一级预防两类情况。在已诊断 ASCVD 的人群中，将发生过≥2 次严重 ASCVD 事件或发生过 1 次严重 ASCVD 事件且合并≥2 个高危险因素者列为超高危人群，其他 ASCVD 患者列为极高危人群。在尚无 ASCVD 的人群中，符合如下 3 个条件之一者，直接列为高危人群，不需要再进行 ASCVD 10 年发病风险评估：① LDL-C ≥ 4.9mmol/L 或 TC ≥ 7.2mmol/L；②年龄 ≥ 40 岁的糖尿病患者；③慢性肾脏病（chronic kidney disease，CKD）3 ～ 4 期。不具有以上 3 种情况的个体（包括 < 40 岁的糖尿病患者），在考虑是否需要降脂治疗时，应进行未来 10 年间 ASCVD 总体发病风险的评估，对于 ASCVD 10 年发病风险为中危的人群，如果年龄 < 55 岁，则需进行 ASCVD 余生风险的评估（图 8-2）。

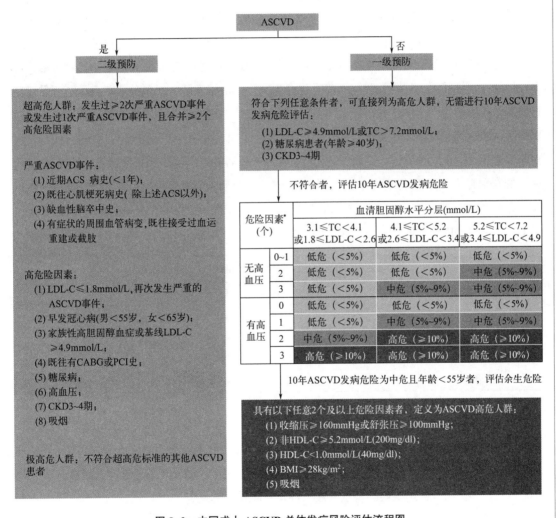

图 8-2 中国成人 ASCVD 总体发病风险评估流程图

注：ASCVD：动脉粥样硬化性心血管疾病；ACS：急性冠脉综合征；LDL-C：低密度脂蛋白胆固醇；CABG：冠状动脉旁路移植术；PCI：经皮冠状动脉介入治疗；TC：总胆固醇；CKD：慢性肾脏病；HDL-C：高密度脂蛋白胆固醇；BMI：体重指数；1mmHg=0.133kPa；非 HDL-C：非高密度脂蛋白胆固醇。危险因素的水平均为干预前水平。危险因素包括吸烟、低 HDL-C 及男性 ≥ 45 岁或女性 ≥ 55 岁。

3. 健康干预 根据风险评估结果开展健康干预。针对未确诊和低危人群，主要通过健康教育提高人群对血脂异常及其危害的认识，主动改变不良生活方式。针对中高危人群，建议重点从以下几个方面开展健康管理：

（1）平衡膳食，合理营养指导 减少饱和脂肪酸和胆固醇摄入对于降低 LDL-C 效果最为显著。此外，也可选用富含有利于降低 LDL-C 水平的膳食成分（如植物甾醇、可溶性维生素）功效的食物和具有辅助降血脂作用的食物，如大豆、黄瓜、大蒜和洋葱等。

（2）运动指导 适量运动和控制体重是预防血脂升高的重要措施。

（3）戒烟限酒 鼓励患者戒烟限酒，以降低对血脂水平的不良影响。

（4）心理干预 帮助中高危人群预防和缓解精神压力，减小精神压力对血脂水平的负面影响。

（5）积极干预其他相关慢性病 积极治疗高血压、糖尿病等相关疾病。

（三）血脂异常的药物治疗

血脂异常的治疗目的是纠正脂质代谢紊乱，预防和延缓动脉粥样硬化的发展进程，防止慢性并发症的发生和发展。在发现血脂异常时，应立即启动治疗性生活方式改变。若血脂水平无法达标，或不能坚持有效的生活方式干预，则启动药物干预。临床常用的调脂药物包括他汀类、贝特类、烟酸类、树脂类和胆固醇吸收抑制剂，可根据实际情况单独或联合用药。需要注意的是，药物治疗应个体化并持续监测其安全性。初始治疗后 4～8 周复查血脂、肝功能和肌酶水平，如达标，可逐步延长至每 6～12 个月复查 1 次，如治疗 3～6 个月后血脂仍未达标，则应调整药物剂量或种类，或联合药物治疗，4～8 周后复查。降脂药物治疗须长期坚持。

结合血脂基础、流行病学、遗传学和临床干预等研究证据，将 LDL-C 作为 ASCVD 风险干预的首要靶点，非 HDL-C 作为次要靶点。不同 ASCVD 风险等级个体治疗时需要达到 LDL-C 和非 LDL-C（非 HDL-C=TC － HDL-C）目标值（表 8-12）。

表 8-12 不同 ASCVD 风险人群降脂靶点的目标值

风险等级	LDL-C 推荐目标值（mmol/L）
低危	< 3.4
中、高危	< 2.6
极高危	< 1.8 且较基线降低幅度 > 50%
超高危	< 1.4 且较基线降低幅度 > 50%

注：LDL-C 为低密度脂蛋白胆固醇，非 HDL-C 目标水平 =LDL-C+0.8mmol/L。

（四）特殊人群血脂异常的管理

糖尿病、高血压患者和老年人等特殊人群在发生血脂异常时，除遵循以上健康管理和治疗要点外，还需结合伴随疾病的特点开展个性化血脂异常管理。

1. 糖尿病患者 心血管疾病是 2 型糖尿病患者的主要死因，与非糖尿病人群相比，糖尿病患者的心血管疾病风险更高，发病后果更严重。在血清 TC 水平相当的情况下，糖尿病患者患心血管疾病的风险是非糖尿病人群的 2～4 倍。临床试验已经证实，调脂治疗可显著降低糖尿病患者的心血管疾病风险。

非药物治疗措施主要包括饮食和其他治疗性生活方式干预，是血脂异常治疗的基础。饮食调节的目标包括改变不健康的饮食结构，降低过高的血脂水平，并维持理想体重。可采取的措施包括：限制食盐摄入量，控制总热量摄入，强调减少脂肪尤其胆固醇和饱和脂肪酸的摄入，适当增加蛋白质和碳水化合物的摄入比例，限制饮酒，不饮烈性酒。运动锻炼和戒烟等也是重要的干预措施。

2. 高血压患者　高血压合并血脂异常者，应根据危险分级确定调脂目标值。调脂治疗能使绝大多数高血压患者获益，减少冠心病事件。高血压防治指南建议，针对中风危险较高的高血压患者，应启动他汀类药物治疗。

3. 老年人　大量临床研究证实，调脂治疗对于冠心病防治的益处不受年龄影响，对心血管疾病高危老年人群进行血脂异常管理很有意义。由于高龄患者大多伴有不同程度的肝肾功能减退，因而调脂药物的选择需要个体化，起始剂量不宜过大，在严密监测肝肾功能和肌酸激酶水平的前提下，可根据治疗效果进行降脂药物剂量的调整。

第四节　糖尿病的健康管理

一、糖尿病的流行病学特征

糖尿病是由遗传和环境因素共同作用引起的一组以血中葡萄糖水平异常升高以及多饮、多食、多尿、消瘦、乏力等典型症状为主的代谢紊乱综合征，与胰岛素分泌不足或作用缺陷有关。目前，糖尿病已被列为继心血管疾病和肿瘤之后严重威胁人类健康的第三大慢性非传染性疾病，是世界范围内尤其发展中国家的重大公共卫生问题，带来巨大的经济负担。根据国际糖尿病联合会报告，截至 2013 年，全球糖尿病患者（20 ～ 79 岁）共计 3.82 亿，预计到 2035年，这一数字将攀升至 5.92 亿。

近 30 年来，我国糖尿病患病率显著上升。1980 年全国 14 省市 30 万人次流行病学调查显示，糖尿病的患病率为 0.67%。2007 ～ 2008 年，我国 20 岁以上成人的糖尿病患病率飙升至9.7%。2015 ～ 2017 年，全国 31 省糖尿病流行病学调查显示，我国 18 岁以上成人的糖尿病患病率达到 11.2%。这与我国社会经济的飞速发展、饮食习惯的改变及运动缺乏等因素有关。

目前我国糖尿病患病人数居全球首位，以 2 型糖尿病（T2DM）为主，1 型糖尿病（T1DM）和其他类型糖尿病少见，男性患病率高于女性。2015 ～ 2017 年全国 46 家三级医院招募的 17349 例 30 岁以上新诊断糖尿病患者中，T1DM（经典 T1DM 和成人隐匿型自身免疫性糖尿病）仅占 5.8%，非 T1DM（T2DM 和其他特殊类型糖尿病）占 94.2%。

我国各民族、各地区的糖尿病患病率存在较大差异。其中 6 个主要民族的糖尿病患病率分别为汉族 14.7%、壮族 12.0%、回族 10.6%、满族 15.0%、维吾尔族 12.2%、藏族 4.3%。经济发达地区的糖尿病患病率高于中等发达地区，不发达地区高于农村，其中不发达地区和中等发达地区的差异尤为明显。目前我国糖尿病的知晓率、治疗率和控制率仍处于较低水平，尤其农村，糖尿病的诊疗问题应受到更多的重视。

二、糖尿病的诊断

目前国际上常用的糖尿病诊断标准和分类是 WHO（1999 年）标准（表 8-13）。2011年，WHO 建议采用糖化血红蛋白（glycated hemoglobin，HbA1c）诊断糖尿病，诊断切点为 HbA1c ≥ 6.5%。横断面研究结果显示，中国成人采用 HbA1c 诊断糖尿病的最佳切点为 6.2% ～ 6.5%。为了与 WHO 诊断标准接轨，可将 HbA1c ≥ 6.5% 作为糖尿病的补充诊断标准（表 8-14）。此外，在特定情况下需要根据静脉血浆葡萄糖水平诊断糖尿病，如镰状细胞病、妊娠中晚期、葡萄糖 -6- 磷酸脱氢酶缺乏症、艾滋病、血液透析、近期失血或输血、促红细胞生成素治疗等。

表 8-13　糖代谢状态分类（WHO，1999）

糖代谢分类	静脉血浆葡萄糖（mmol/L）	
	空腹血糖（FPG）	糖负荷后 2h 血糖
正常血糖	< 6.1	< 7.8
空腹血糖受损（IFG）	6.1 ～< 7.0	< 7.8
糖耐量异常（IGT）	< 7.0	7.8 ～< 11.1
糖尿病	≥ 7.0	≥ 11.1

注：IFG 和 IGT 统称为糖调节受损（IGR），也称糖尿病前期。

表 8-14　糖尿病诊断标准

诊断标准	静脉血浆葡萄糖或 HbA1c 水平
典型糖尿病症状（多饮、多食、多尿、体重下降）	
加上随机血糖	≥ 11.1mmol/L
或加上空腹血糖	≥ 7.0mmol/L
或加上葡萄糖负荷后（OGTT）2h 血糖	≥ 11.1mmol/L
或加上 HbA1c	≥ 6.5%
无糖尿病症状者，需改日复查确认	

注：空腹状态指至少 8 小时没有进食热量；随机血糖指不考虑上次用餐时间，一天中任意时间的血糖，不能用来诊断空腹血糖受损（IFG）或糖耐量异常（IGT）。

空腹血浆葡萄糖、75g 口服葡萄糖耐量试验（oral glucose tolerance test，OGTT）后 2h 血浆葡萄糖值或 HbA1c 可单独用于流行病学调查或人群筛查。如 OGTT 的目的为明确糖代谢状态，仅需检测空腹和葡萄糖负荷后 2h 血糖。我国流行病学调查显示，单独检测空腹血糖，糖尿病漏诊率较高，理想的调查方式是同时检测空腹血糖、OGTT 后 2h 血糖及 HbA1c。OGTT 其他时间点血糖不作为诊断标准。建议血糖水平达到糖调节受损标准者行 OGTT，以提高糖尿病诊断率。急性感染、创伤或其他应激情况下可出现一过性血糖升高，不能以此时的血糖值诊断糖尿病，应在应激状态消除后复查，进而确定糖代谢状态。在上述情况下检测 HbA1c 有助于鉴别应激性高血糖和糖尿病。

根据 WHO（1999 年）糖尿病病因学分类标准，将糖尿病分为 4 种类型，即 1 型糖尿病（T1DM）、2 型糖尿病（T2DM）、特殊类型糖尿病和妊娠糖尿病。T1DM、T2DM 和妊娠糖尿病是临床常见类型。T1DM 和 T2DM 的主要鉴别点不能仅依据血糖水平进行糖尿病分型。T1DM 的病理生理学特征为胰岛 β 细胞数量显著减少乃至消失，导致胰岛素分泌显著下降或缺失。而 T2DM 的显著病理生理学特征为胰岛素调控糖代谢能力下降（胰岛素抵抗）伴胰岛 β 细胞功能缺陷，导致胰岛素分泌绝对或相对减少。临床诊断 T1DM 时，以下特点具有参考价值：①年龄小于 30 岁；②"三多一少"症状典型；③常以酮症或酮症酸中毒起病；④非肥胖体型；⑤空腹或餐后血清 C 肽浓度明显降低；⑥出现胰岛自身免疫标志物。

　　糖尿病及其并发症严重损害患者生命质量。糖尿病急性并发症包括酮症酸中毒、非酮症高渗性昏迷、乳酸性酸中毒、低血糖昏迷等，可引起昏迷、休克等严重症状，甚至危及生命，需引起警惕，注意防治。糖尿病慢性并发症包括糖尿病肾病、视网膜病变、神经病变、下肢血管病变、糖尿病足等。糖尿病患者常同时伴发低血糖症、心脑血管疾病、代谢综合征、勃起功能障碍以及急慢性感染症状等。以上慢性并发症在糖尿病患者中的发生率普遍高于同年龄、性别的非糖尿病人群，如心血管疾病年发病率高 2～3 倍；脑梗死发病率男性高 2.5 倍，女性高 3.7 倍；糖尿病足截肢率男性高 10.3 倍，女性高 13.8 倍等。

三、糖尿病的危险因素

　　糖尿病是一种多因素综合作用导致的全身性疾病，病因至今尚未明确，考虑其发生风险高低主要取决于危险因素的数目和危险度，而糖尿病的危险因素又分为不可改变因素（如年龄、家族史及遗传倾向、种族、妊娠糖尿病史或巨大儿生产史、多囊卵巢综合征、宫内发育迟缓或早产等）和可改变因素（如糖尿病前期、代谢综合征、超重/肥胖、抑郁症、饮食热量摄入过高、体力活动减少、使用增加糖尿病发生风险的药物、导致肥胖或糖尿病的社会环境等）。

　　1. 遗传因素　调查显示，44%～73% 的糖尿病患者有家族性糖尿病病史，尤其 T1DM。T2DM 的遗传倾向以增加糖尿病易感性为主，有家族病史者的患病概率显著高于无家族病史者。

　　2. 肥胖　肥胖被认为是 T2DM 的主要发病原因之一。研究显示，肥胖者患糖尿病的概率是体重正常者的 2 倍，这与肥胖者易患高胰岛素血症，造成胰腺 β 细胞功能减退及数量减少，从而影响降糖作用有关。

　　3. 饮食因素　高热量及长期脂肪、碳水化合物或蛋白质摄入过量的不合理饮食结构是诱发肥胖及高血糖的重要因素。

　　4. 生活方式因素　长期静坐生活方式、缺乏体育锻炼、作息不规律、通宵熬夜等可能降低机体组织细胞的胰岛素敏感性，并影响代谢功能，增加高血糖风险。

　　5. 心理因素　精神紧张、压力过大、抑郁、悲伤、烦躁等不良心理因素刺激可导致人体应激性激素分泌增加，应激性激素长期大量分泌容易导致内分泌紊乱及代谢性疾病的发生。

　　6. 妊娠糖尿病危险因素　高龄妊娠、糖尿病家族史、过度肥胖、不合理膳食及缺乏体育锻炼是妊娠糖尿病的危险因素；α 地中海贫血基因、反复阴道真菌感染、乙型肝炎病毒感染、多囊卵巢综合征、自然流产、高血压及居住在南方等因素亦可能与妊娠期糖尿病有关。

四、糖尿病的预防与健康管理

（一）糖尿病筛查

　　超过半数的 T2DM 患者在疾病早期无明显临床症状，定期糖尿病筛查可使上述患者得以早期发现、早期治疗，有助于提高糖尿病及其并发症的防治效率。主要筛查对象为糖尿病高危人群。成人糖尿病高危人群包括：①糖尿病前期病史；②年龄 ≥ 40 岁；③体重指数（BMI）≥ 24kg/m² 和（或）中心性肥胖（腰围男性 ≥ 90cm，女性 ≥ 85cm）；④糖尿病家族史（一级亲属）；⑤缺乏体力活动；⑥巨大儿分娩史或妊娠期糖尿病病史；⑦多囊卵巢综合征病史；⑧黑棘皮病病史；⑨高血压病病史，或正在接受降压治疗；⑩ HDL-C < 0.90mmol/L 和/或 TG

＞ 2.22mmol/L，或正在接受调脂药物治疗；⑪ 动脉粥样硬化性心血管疾病（atherosclerotic cardiovascular Disease，ASCVD）病史；⑫ 类固醇类药物使用史；⑬ 长期接受抗精神病药物或抗抑郁症药物治疗；⑭ 中国糖尿病风险评分（表 8-15）总分 ≥ 25 分。

表 8-15　中国糖尿病风险评分表

评分指标	年龄（岁）	收缩压（mmHg）	体重指数（kg/m²）	腰围（cm）	糖尿病家族史、性别
指标（分值）	20 ～ 24（0）	＜ 110（0）	＜ 22.0（0）	男＜ 75.0 女＜ 70.0（0）	无（0） 有（6）
	25 ～ 34（4）	110 ～ 119（1）	22.0 ～ 23.9（1）	男 75.0 ～ 79.9 女 70.0 ～ 74.9（3）	女（0） 男（2）
	35 ～ 39（8）	120 ～ 129（3）	24.0 ～ 29.9（3）	男 80.0 ～ 84.9 女 75.0 ～ 79.9（5）	
	40 ～ 44（11）	130 ～ 139（6）	≥ 30.0（5）	男 85.0 ～ 89.9 女 80.0 ～ 84.9（7）	
	45 ～ 49（12）	140 ～ 149（7）		男 90.0 ～ 94.9 女 85.0 ～ 89.9（8）	
	50 ～ 54（13）	150 ～ 159（8）		男 ≥ 95.0 女 ≥ 90.0（10）	
	55 ～ 59（15）	≥ 160（10）			
	60 ～ 64（16）				
	65 ～ 74（18）				

　　儿童青少年糖尿病高危人群包括：BMI ≥ 相应年龄、性别的 P85，且合并以下 3 项危险因素中的至少 1 项：①母亲妊娠时患有糖尿病（包括妊娠糖尿病）；②一、二级亲属有糖尿病病史；③存在胰岛素抵抗相关的临床状态（如黑棘皮病、多囊卵巢综合征、高血压、血脂异常等）。筛查方法为两点法，即空腹血糖＋ 75g 口服葡萄糖耐量试验（OGTT）2h 血糖。筛查结果正常者，建议每 3 年筛查 1 次；筛查结果提示糖尿病前期者，建议每年筛查 1 次。规范的评估对于制定合理的降糖治疗方案具有重要意义。

　　初诊患者应详细询问其临床信息，如年龄、糖尿病及其并发症症状、既往史、个人史、家族史。既往史应包括患者既往体重变化情况，是否患有高血压、血脂异常、冠心病、脑血管病变、周围血管病变、脂肪肝、自身免疫病、肿瘤、睡眠呼吸暂停综合征及其治疗情况等。个人史包括吸烟、饮酒、饮食习惯等。家族史包括一级亲属是否患有糖尿病及其治疗情况，以及是否患有高血压、血脂异常、冠心病、脑血管病变、周围血管病变、脂肪肝、自身免疫病、肿瘤等。此外，还应了解患者的文化、工作、经济及宗教信仰情况，这有助于制定个体化的综合控制目标和治疗方案。

　　复诊患者应对其进行规范评估，以明确患者代谢控制状况及并发症、伴发病情况。每次复诊时均应询问患者膳食情况、体重有无变化、有无糖尿病或低血糖症状、有无并发症及伴发病症状、对现有治疗方案是否满意等，同时测量患者血压、心率，检查下肢及足部皮肤，每 3 个月测量体重、腰围、臀围 1 次。

　　使用胰岛素及胰岛素促泌剂的患者，应在医师指导下进行自我血糖监测，每次复诊时均应查看其自测血糖结果，这是评估患者血糖控制状况的重要依据。如患者血糖波动大或疑有低血糖，建议进行持续葡萄糖监测。建议血糖控制良好者每 6 个月测定 1 次 HbA1c，血糖控制不佳或近期调整治疗方案者每 3 个月测定 1 次 HbA1c。血脂、肝功能、肾功能、血尿酸、尿常规、UACR（尿白蛋白肌酐比值）正常者可每年复查 1 次，异常者则根据具体情况决定复查频次（表 8-16）。

表 8-16　2 型糖尿病患者常见检查的推荐频率

检查频率	问诊	体检	尿液	糖化血红蛋白	肝功能	肾功能	血脂	超声	心电图	动态血压监测	眼底	神经病变
初诊	√	√	√	√	√	√	√	√	√	√	√	√
每次就诊时	√	√										
半年 1 次				√								
1 年 1 次			√		√	√	√	√	√	√	√	√

（二）2 型糖尿病的预防

T2DM 的一级预防目标是控制危险因素，预防 T2DM 发生；二级预防目标是早发现、早诊断、早治疗 T2DM 患者，在已诊断患者中预防糖尿病并发症的发生；三级预防目标是延缓已存在的糖尿病并发症进展，降低致残率和死亡率，改善患者生存质量。

1. 一级预防　在一般人群中开展健康教育，提高人群对糖尿病防治的知晓度和参与度，倡导合理膳食、控制体重、适量运动、限盐、戒烟限酒、心理平衡的健康生活方式，增强社区人群的糖尿病防治意识。研究显示，糖耐量受损（IGT）人群接受适当的生活方式干预可延迟或预防 T2DM 发生。推荐患者增加蔬菜摄入量、减少酒精和单糖摄入量，鼓励超重 / 肥胖患者减重，并增加日常活动量，每天进行至少 20 ～ 30min 的中等强度活动。建议糖尿病前期患者通过饮食控制和运动锻炼降低糖尿病风险，并定期随访及给予社会心理支持，确保患者的生活方式改变能够长期坚持；同时定期监测血糖，并密切关注其他心血管危险因素（如吸烟、高血压、血脂异常等），给予适当的干预措施。

糖尿病筛查有助于早期发现糖尿病，提高糖尿病及其并发症的防治水平。因此，应及早启动高危人群的糖尿病筛查。高危人群的糖尿病筛查可借助居民健康档案、基本公共卫生服务及机会性筛查（如在健康体检中或进行其他疾病诊疗时）等渠道。首次筛查结果正常者，每 3 年至少重复筛查一次。

一级预防的具体目标为：使超重 / 肥胖个体 BMI 达到或接近 24kg/m²，或体重至少下降 7%；每日饮食总热量至少减少 400 ～ 500kcal（1kcal=4.184kJ），超重 / 肥胖者应减少 500 ～ 750kcal；饱和脂肪酸摄入占总脂肪摄入的 30% 以下；每人每天食用盐总量不超过 5g；中等强度体力活动至少保持在 150min/ 周；经过强化生活方式干预 6 个月效果不佳，可考虑药物干预。

2. 二级预防　在已诊断的糖尿病患者中预防糖尿病并发症的发生。临床研究结果显示，对处于糖尿病早期阶段的患者，严格控制血糖可以显著降低糖尿病微血管病变、心肌梗死及死亡风险。对于新诊断的 T2DM 患者，严格控制血糖可以降低糖尿病微血管和大血管病变风险。对于新诊断、年轻、无严重并发症或合并症的 T2DM 患者，建议及早严格控制血糖，以降低

NOTE

糖尿病并发症风险。建议没有明显血管并发症但心血管风险达到高危或极高危水平的 T2DM 患者，积极采取降糖、降压、调脂及合理药物治疗，以预防心血管事件和糖尿病微血管病变的发生。

3. 三级预防 指延缓 T2DM 患者并发症进展，降低致残率和死亡率，从而改善生活质量和延长寿命。继续控制血糖、血压和血脂。严格控制血糖可降低已发生的早期糖尿病微血管病变（如非增殖性视网膜病变、微量白蛋白尿等）进展风险。但在糖尿病病程较长、年龄较大且具有多个心血管危险因素或已有心血管疾病的人群中，严格控制血糖对于降低心血管事件和死亡风险的效应较弱。推荐糖尿病病程较长、年龄较大且患有心血管疾病的 T2DM 患者，继续采取降糖、降压、调脂、抗血小板治疗等综合管理措施，以降低心血管事件、微血管并发症进展及死亡风险，但应遵循分层管理的原则。对已出现严重糖尿病慢性并发症者，推荐至相关专科治疗。

（三）糖尿病的健康管理

糖尿病是一种长期慢性病，日常行为管理是影响糖尿病控制状况的关键因素。糖尿病控制不是传统意义上的治疗，而是系统的管理，推荐采用涵盖降糖、降压、调脂、抗凝、控制体重和改善生活方式等的综合性治疗策略。医学营养治疗和运动治疗是生活方式管理的核心，也是控制高血糖的基础治疗措施，应贯穿于糖尿病管理的始终。

1. 2 型糖尿病的医学营养治疗 糖尿病医学营养治疗是在临床条件下对糖尿病或糖尿病前期患者的营养问题采取特殊的干预措施，包括个体化营养评估、营养诊断、营养干预计划制订，并在一定时期内实施及监测等，是防治糖尿病及其并发症的重要手段之一。通过改变膳食模式与习惯、调整营养素结构、由专科营养（医）师给予个体化营养治疗，可以降低 T2DM 患者 0.3% ～ 2.0% 的 HbA1c，并有助于维持理想体重及预防营养不良。

（1）能量 糖尿病前期或糖尿病患者应当接受个体化能量平衡计划，目标是既达到或维持理想体重，又满足不同情况下的营养需求。对于所有超重/肥胖糖尿病患者，应调整生活方式，控制总能量摄入，至少减轻体重的 5%；建议糖尿病患者参考通用系数方法，按照每天 105 ～ 126kJ（25 ～ 30kcal）/kg（标准体重）计算能量摄入，再根据患者身高、体重、性别、年龄、活动量、应激状况等进行系数调整。不推荐糖尿病患者长期接受极低能量（< 800kcal/d）的营养治疗。

（2）脂肪 一般认为，膳食中脂肪供能应占总能量的 20% ～ 30%。应尽量限制饱和脂肪酸、反式脂肪酸的摄入量。鱼油、部分坚果及种子有助于改善血糖和血脂，可适当增加摄入。

（3）碳水化合物 有研究表明，当碳水化合物供能占总能量的 50% ～ 55% 时，全因死亡风险最低。考虑我国膳食习惯，建议碳水化合物供能占总能量的 50% ～ 65%。餐后血糖控制不佳者，可适当降低碳水化合物供能比。不建议长期采用极低碳水化合物膳食。在控制总量的同时，应选择低血糖生成指数的碳水化合物，可适当增加非淀粉类蔬菜、水果、全谷类食物摄入，减少精加工谷类摄入，全谷类应占总谷类的一半以上。注射胰岛素的患者应保持碳水化合物摄入量与胰岛素剂量和起效时间相匹配。

（4）蛋白质 肾功能正常的糖尿病患者，推荐蛋白质供能比为 15% ～ 20%，同时保证优质蛋白占总蛋白的一半以上；有显性蛋白尿或肾小球滤过率下降的者，蛋白质摄入应控制在 0.8g/（d·kg）。

（5）饮酒　不推荐糖尿病患者饮酒。若饮酒，应计算酒精中所含的总能量，女性摄入酒精量 ≤ 15g/d，男性 ≤ 25g/d（15g 酒精相当于 350mL 啤酒、150mL 葡萄酒或 50mL 低度白酒）。每周饮酒不超过 2 次；应警惕酒精可能诱发的低血糖，尤其服用磺脲类药物或注射胰岛素及胰岛素类似物的患者，应避免空腹饮酒并严格监测血糖。

（6）盐　食盐摄入量 < 5g/d，合并高血压的患者可进一步限制摄入量；同时当心生活中的"隐形盐"，如味精、酱油、盐浸等加工食品、调味酱等，应减少使用。

（7）微量营养素　糖尿病患者容易缺乏 B 族维生素、维生素 C、维生素 D 以及铬、锌、硒、镁、铁、锰等多种微量营养素，可根据营养评估结果适量补充。长期服用二甲双胍者应防止维生素 B_{12} 缺乏。无微量营养素缺乏的糖尿病患者，无需长期大量补充维生素、微量元素以及植物提取物等制剂，因其长期安全性和改善临床结局的作用仍有待验证。

（8）膳食模式　地中海膳食、素食、低碳水化合物膳食、低脂肪低能量膳食在短期均有助于体重控制，但应结合代谢目标和个人喜好（如风俗、文化、宗教、健康理念、经济状况等），在专业人员的指导下完成，同时监测血脂、肾功能等变化。

2. 2 型糖尿病的运动治疗　运动锻炼在 T2DM 患者的综合管理中占据重要地位。规律运动可以增加胰岛素敏感性、改善体成分及生活质量，达到控制血糖、减少心血管危险因素、降低死亡风险的目标，且对糖尿病高危人群一级预防效果显著。

T2DM 患者运动时应遵循以下原则：

（1）运动治疗宜在相关专业人员指导下进行。运动前进行必要的健康评测和运动能力评估，确保运动治疗的安全性和有效性。

（2）成年 T2DM 患者每周至少 150min 中等强度（50% ～ 70% 最大心率，运动时有点费力，心跳和呼吸加快但不急促）的有氧运动。单次短时的体育运动（如 10min），累计达到 30min/d，同样有益。

（3）中等强度的体育运动包括健步走、打太极拳、骑车、打乒乓球、打羽毛球等。较高强度的体育运动包括快节奏舞蹈、有氧健身操、游泳、骑车上坡、踢足球、打篮球等。

（4）如无禁忌证，每周最好进行 2 ～ 3 次抗阻运动（两次锻炼间隔 ≥ 48h），以锻炼肌肉力量和耐力。锻炼部位应包括上肢、下肢、躯干等主要肌肉群，训练强度宜中等。

（5）运动处方的制定需遵循个体化原则。运动项目应与患者的年龄、病情、喜好及身体承受能力相适应，并定期评估，适时调整运动计划。运动可穿戴设备（如计步器）的使用有助于提升运动依从性。运动前后要加强血糖监测，运动量大或激烈运动时应建议患者临时调整饮食及药物治疗方案，以免发生低血糖。运动中注意及时补充水分。

（6）培养活跃的生活方式，增加日常身体活动、打破久坐行为、减少静坐时间，将有益的体育运动融入日常生活中。

（7）严重低血糖、糖尿病酮症酸中毒等急性代谢并发症、合并急性感染、增殖性视网膜病变、严重心脑血管疾病（如不稳定型心绞痛、严重心律失常、一过性脑缺血发作）等情况下禁忌运动，需待病情控制稳定后方可逐步恢复运动。

（8）T2DM 患者只要感觉良好，一般不必因高血糖而推迟运动。如在进行剧烈体力活动时血糖 > 16.7mmol/L，则应谨慎，确保补足水分。

3. 药物及手术治疗　在饮食和运动不能使血糖控制达标时，应及时采用口服或 / 和注射降

NOTE

糖药物治疗。减重手术是治疗合并肥胖的 T2DM 的手段之一，鼓励内外科合作共同管理实施减重手术的 T2DM 患者。

第五节　冠状动脉粥样硬化性心脏病的健康管理

一、冠状动脉粥样硬化性心脏病的流行病学特征

冠状动脉粥样硬化性心脏病（coronary atherosclerotic heart disease）是指冠状动脉发生粥样硬化病变而引起血管腔狭窄或闭塞，导致心肌缺血、缺氧或坏死而引起的心脏病，简称冠心病（coronary heart disease，CHD）。除动脉粥样硬化导致冠状动脉狭窄外，炎症、栓塞等原因也可导致管腔狭窄或闭塞，而引起心肌的缺血、缺氧。

冠心病是动脉粥样硬化导致器官病变的最常见类型，也是严重危害人民健康的常见病及多发病。本病多发生于 40 岁以上，男性多于女性，且以脑力劳动者居多。冠心病在欧美发达国家非常常见，在美国死于本病者占人口死亡数的 1/3 ~ 1/2，占心脏病死亡数的 50% ~ 75%。根据《中国心血管病报告 2014》最新数据显示，我国冠心病的患病率和死亡率处于持续上升阶段。冠心病已经成为威胁我国人民健康的主要疾病。

二、冠状动脉粥样硬化性心脏病的诊断

由于冠状动脉病变的部位、范围和程度的不同，本病有不同的临床特点，1979 年世界卫生组织将冠心病分为 5 个类型，分别为隐匿型冠心病、心绞痛、心肌梗死、缺血性心肌病和猝死。近年来趋向于根据发病特点和治疗原则不同分为两大类：①慢性冠脉疾病；②急性冠状动脉综合征（acute coronary syndrome，ACS）。慢性冠脉疾病，也称慢性心肌缺血综合征，包括稳定型心绞痛、缺血性心肌病和隐匿性冠心病等；急性冠状动脉综合征包括不稳定型心绞痛（unstable angina，UA）、非 ST 段抬高型心肌梗死（non–ST segment elevation myocardial infarction，NSTEMI）和 ST 段抬高型心肌梗死（ST segment elevation myocardial infarction，STEMI）。

（一）慢性冠脉疾病

1. 稳定型心绞痛　稳定型心绞痛也称劳力性心绞痛，是指冠状动脉供血不足，心肌急剧的暂时缺血、缺氧所引起的以发作性胸痛或胸部不适为主要表现的临床综合征。分为典型稳定型心绞痛和不典型性心绞痛两大类。典型稳定型心绞痛发作时其特点为阵发性的前胸压榨性疼痛或憋闷感觉，主要位于胸骨体上段或中段之后，可放射至心前区和左上肢尺侧，达无名指和小指，范围有手掌大小，偶尔可伴有濒死的恐惧感觉，严重者还可出汗，往往迫使患者立即停止活动，常发生于劳力负荷增加时，持续数分钟，休息或用硝酸酯制剂后疼痛消失。疼痛发作的程度、频度、持续时间、性质及诱发因素等在数个月内无明显变化。不典型性心绞痛，疼痛可位于胸骨下段、左心前区或上腹部，放射至颈、下颌、左肩胛部或右前胸，疼痛可很轻或仅有左前胸不适或发闷感。

2. 缺血性心肌病　缺血性心肌病属于冠心病的一种特殊类型或晚期阶段，是指由于长期

心肌缺血导致心肌局限性或弥漫性纤维化，从而产生心脏收缩和（或）舒张功能受损，引起心脏扩大或僵硬、充血性心力衰竭、心律失常等一系列临床表现的综合征。

临床表现主要为心力衰竭、心绞痛、心脏增大、心律失常、血栓和栓塞。心力衰竭是缺血性心肌病发展到一定阶段必然出现的表现，早期进展缓慢，一旦发生心力衰竭进展迅速。大多先出现左心衰竭，常表现为劳力性呼吸困难，严重时可发展为端坐呼吸和夜间阵发性呼吸困难等，伴有疲乏、虚弱症状。心脏听诊第一心音减弱，可闻及舒张中晚期奔马律。两肺底可闻及散在湿啰音。晚期如果合并有右心室功能衰竭，可出现食欲缺乏、周围性水肿和右上腹闷胀感等症状。体检可见颈静脉充盈或怒张，心界扩大，肝大、压痛，肝颈静脉回流征阳性。随着心力衰竭症状的日渐突出，心绞痛发作逐渐减少，甚至完全消失。心脏逐渐增大，以左心室增大为主，后期则两侧心脏均扩大。可出现各种心律失常，这些心律失常一旦出现常持续存在，其中以室性期前收缩、心房颤动和束支传导阻滞为多见。血栓和栓塞则在发生心力衰竭时常见，栓子脱落后易发生肺、脑栓塞。

3. 隐匿型冠心病 隐匿型冠心病又称无症状性心肌缺血，是指确有心肌缺血的客观证据，如心电活动、左室功能、心肌血流灌注及心肌代谢等异常，但缺乏胸痛或与心肌缺血相关的主观症状的冠心病。其心肌缺血的心电图（electrocardiogram，ECG）表现为 ST 段压低，T 波降低、变平或倒置等，可见于静息时，也可在负荷状态下出现，常为动态 ECG 记录所发现。

（二）急性冠状动脉综合征

1. 不稳定型心绞痛（UA）和非 ST 段抬高型心肌梗死（NSTEMI） 不稳定型心绞痛指介于稳定型心绞痛和急性心肌梗死之间的临床状态，包括了除稳定型劳力性心绞痛以外的初发型、恶化型劳力性心绞痛和各种自发性心绞痛。它是在粥样硬化病变的基础上，发生了冠状动脉内膜下出血、斑块破裂、斑块糜烂、破损处血小板与纤维蛋白凝集形成血栓，冠状动脉痉挛及远端小血管栓塞引起的急性或亚急性心肌供氧减少所致。它是 ACS 中的常见类型。若 UA 伴有血清心肌坏死标志物明显升高，此时可确立非 ST 段抬高型心肌梗死（NSTEMI）的诊断。UA 和 NSTEMI 是紧密相连的两种情况，两者的主要差别在于缺血是否严重到使得心肌损伤所产生的心肌坏死标志物足以被检测到。

2. ST 段抬高型心肌梗死（STEMI） ST 段抬高型心肌梗死是指急性心肌缺血性坏死，大多是在冠脉病变的基础上，发生冠脉血供急剧减少或中断，使相应的心肌严重而持久的急性缺血所致。通常原因为在冠脉不稳定斑块破裂、糜烂基础上继发血栓形成，导致冠状动脉血管持续、完全闭塞。

春、冬季发病较多，与气候寒冷、气温变化大有关，常在安静或睡眠时发病，以清晨6时至午间 12 时发病最多。剧烈运动、过重的体力劳动、创伤、情绪激动、精神紧张或饱餐、急性失血、休克、发热、心动过速等引起的心肌耗氧增加、血供减少都可能是心肌梗死的诱因。疼痛是最先出现的症状，疼痛的部位和性质与心绞痛相似，但诱因多不明显，且常发生于安静时，疼痛更剧烈，持续时间较长，可达数小时或更长，休息和含服硝酸甘油不能缓解。患者常烦躁不安、出汗、恐惧，胸闷或有濒死感。全身症状有发热、心动过速、白细胞计数增高和红细胞沉降率增快等，一般在疼痛发生后 24 ～ 48 小时出现，体温一般在 38℃左右，持续约 1 周。胃肠道症状常有恶心、呕吐、肠胀气和消化不良，特别是下后壁梗死者，重症者可发生呃逆。心律失常以发病后 24 小时内最多见，可伴乏力、头晕、晕厥等症状。各种心律失常中以室性心律失常最多，尤其是室性期前收缩。房室传导阻滞和束支传导阻滞也较多见。疼痛期血压下降常见，但未必是休克。如疼痛缓解后收缩压仍低于80mmHg，伴有烦躁不安、面色苍白、皮肤湿冷、大汗淋漓、脉细而数、少尿、精神迟钝甚或昏迷者，则为休克表现。心力衰竭主要是急性左心衰竭，可在起病最初几天内发生，出现呼吸困难、咳嗽、发绀、烦躁等症状，严重者可出现肺水肿，随后可出现颈静脉怒张、肝大、下肢水肿等右心衰竭表现。右心室心肌梗死者早期即可出现右心衰竭表现，伴血压下降。

三、冠状动脉粥样硬化性心脏病的危险因素

冠心病作为心血管疾病的高发病症，是全球死亡率最高的疾病之一。冠心病可能对患者造成极为严重的危害，甚至有可能威胁到患者的生命安全。因此，对冠心病患者给予及时有效的治疗显得极为重要。目前有研究显示，冠心病患者的早期症状并不明显，极易被临床医生及患者本人忽视。因此，明确引起冠心病发生的危险因素，并及早采取干预措施，避免并消除危险因素，可降低冠心病的发病率。高脂血症、高血压、糖尿病、吸烟、肥胖和缺乏体力活动是冠心病发生的主要危险因素，在人群中普遍存在，可通过预防和治疗加以纠正。

1. 血脂异常　血脂异常是冠心病最重要的危险因素。总胆固醇（TC）水平与冠心病发病和死亡呈独立的、连续的、显著的正相关关系；血浆低密度脂蛋白胆固醇（LDL-C）水平与冠心病死亡风险亦呈显著正相关，LDL-C水平每升高1%，则患冠心病的危险性增加2%～3%；而高密度脂蛋白胆固醇（HDL-C）水平与之呈负相关；高甘油三酯（TG）伴有低HDL-C时，冠心病的危险性明显增加。

2. 高血压　高血压是冠心病发生的独立危险因素。大量研究表明，高血压可以损伤动脉内皮而引起动脉粥样硬化，并加速动脉粥样硬化过程。血压水平越高，动脉硬化程度越重，死于冠心病的危险性就越高。当存在冠状动脉病变时，血压升高可能触发粥样硬化斑块破裂，促使血栓形成，堵塞冠状动脉，导致急性心肌梗死。60%～70%的冠状动脉粥样硬化患者有高血压，而高血压患者患冠心病较血压正常者高3～4倍。收缩压和舒张压增高都与本病密切相关。

3. 糖尿病　糖尿病病人发病率较非糖尿病者高出数倍，且病变进展迅速。糖尿病者多伴有高甘油三酯血症或高胆固醇血症，如再伴有高血压，则动脉粥样硬化的发病率明显增高。研究认为，胰岛素抵抗与动脉粥样硬化的发生有密切关系，2型糖尿病病人常有胰岛素抵抗及高胰岛素血症伴发冠心病。有些危险因素如胰岛素抵抗、高血压、血脂异常和肥胖常常倾向于集中在一起出现，形成代谢综合征，其患冠心病的风险是无代谢综合征者的2倍。

4. 吸烟　与不吸烟者比较，吸烟者的发病率和病死率增高2～6倍，且与每日吸烟的支数成正比。被动吸烟也是危险因素。吸烟者前列腺素释放减少，血小板易在动脉壁黏附聚集。吸烟还可使血中HDL-C降低、TC增高以致易患动脉粥样硬化。另外，烟草所含的尼古丁可直接作用于冠状动脉和心肌，引起动脉痉挛和心肌受损。

5. 肥胖　标准体重（kg）= 身高（cm）− 105（或110）；体重指数（BMI）= 体重（kg）/ 身高平方（m^2）。超过标准体重20%或BMI > 24kg/m^2者称肥胖症。肥胖也是冠心病的危险因素。肥胖可导致血浆TG及TC水平的增高，并常伴发高血压或糖尿病。近年研究认为肥胖者常有胰岛素抵抗，导致动脉粥样硬化的发病率明显增高。

6. 缺乏体力活动　适当的体力活动不但有维护血管内皮功能和抗氧化作用，还能降低升高的血压，减轻胰岛素抵抗，改善血脂，减少体重。约 1/3 冠心病死亡与缺乏体力活动有关。

7. 不健康饮食　进食过多的脂肪、糖或盐，水果和蔬菜摄入不足。这些因素会导致肥胖，随着体重的增加，血压、血脂、血糖、血胰岛素等促进动脉粥样硬化的因素，其水平均升高，而保护因素 HDL-C 水平则下降，从而增加了心血管疾病发病和死亡的危险。

8. 社会经济地位和心理因素　研究文献证实某些心理因素和冠心病发病率增加有关，其中应激、缺乏社会支持、抑郁和社会经济地位的作用最为显著。

9. 其他危险因素　年龄、性别、粥样硬化疾病的个人史和家族史是冠心病不可改变的危险因素，也是冠心病危险评估不可缺少的重要因素。

四、冠状动脉粥样硬化性心脏病的预防与健康管理

目前我国冠心病的发病率日益增加，已成为当前医院及社区健康管理的首要问题，注重冠心病的一级预防及二级预防、加强危险因素的控制，能够减少冠心病患者的心血管事件，提高患者生活质量。

（一）一级预防

一级预防主要是指针对冠心病的高危人群进行风险评估、分层，有区别性地进行健康教育与指导，并且对患者的疾病知识掌握情况、不良生活方式改善情况、服药依从性、相关观察指标改善情况及其他心脑血管事件即缺血性心脑血管病发病情况、危险程度的变化等方面进行监测与管理，以减少冠心病的发生。

（二）二级预防

二级预防是对于已有冠心病的患者，严格控制危险因素，延缓和逆转冠状动脉病变的进展，防止斑块不稳定等所致的急性冠脉事件，从而大大降低冠心病的致残率和病死率，改善生存和生活质量。冠心病二级预防措施包括非药物干预与药物治疗以及心血管危险因素的综合防控。

1. 非药物干预

（1）戒烟　要完全戒烟，并避免被动吸烟。每次随诊时询问吸烟情况，鼓励所有的吸烟患者戒烟，了解患者戒烟的意愿，通过咨询和制订戒烟计划帮助患者戒烟。可以采用药物或参考专门的戒烟程序并进行随访，督促患者避免在家和工作场所被动吸烟。

（2）运动锻炼　对所有患者，根据以往体力活动的情况和 / 或运动试验决定体力活动的强度，最好每天进行 30 ～ 60 分钟中强度的有氧运动，每周至少坚持 5 天。对心力衰竭、ACS 或血运重建后的高危患者，应在医疗监护下进行有计划的运动。

（3）控制体重　每次就诊时对 BMI 和腰围进行评估，不断鼓励患者通过体力活动、控制热量摄入和正规的行为规范保持和降低体重，将体重指数控制在 24kg/m² 以下，腰围则控制在男性 < 102cm，女性 < 88cm。

2. 药物治疗

（1）抗血小板治疗　所有冠心病患者除有禁忌证者外均应长期服用阿司匹林（75 ～ 150mg/d）治疗，有禁忌证者，可用氯吡格雷（75mg/d）替代。

（2）肾素—血管紧张素—醛固酮系统抑制剂　若无禁忌证，所有伴有左心室收缩功能不全（LVEF < 40%）、高血压、糖尿病或慢性肾脏疾病的患者均应长期服用血管紧张素转换酶抑制剂（ACEI）。低危患者（即 LVEF 正常、已成功实施血运重建且各种心血管危险因素已得到满意控制者）亦可考虑 ACEI 治疗。不能耐受 ACEI 者，可改用血管紧张素受体拮抗剂（ARB）类药物。无明显肾功能损害和高钾血症的患者，经有效剂量的 ACEI 与 β 受体拮抗剂治疗后其 LVEF 仍 < 40% 者，可应用醛固酮受体拮抗剂治疗。

（3）β 受体阻滞药　若无禁忌证，所有患者均应长期服用 β 受体阻滞药治疗，并根据患者耐受情况确定个体化的治疗剂量。

3. 控制心血管危险因素

（1）控制血压　血压 ≥ 140/90mmHg 的患者应给予降压治疗，首选 β 受体阻滞药、ACEI 或 ARB，必要时加用其他种类降压药物。对于一般患者，应将其血压控制于 < 140/90mmHg，合并糖尿病或慢性肾病患者应将血压控制于 < 130/80mmHg。因血压水平过低也可对冠心病预后产生不利影响，因此在保证血压（特别是收缩压）达标的前提下，需避免患者舒张压水平 < 60mmHg。治疗性生活方式改善应被视为降压治疗的基石。

（2）调脂治疗　所有患者无论血脂水平如何，均应坚持使用他汀类药物，将 LDL-C 控制在 < 2.60mmol/L（100mg/dL），并可考虑达到更低的目标值［LDL-C < 1.8mmol/L（70mg/dL）］。对较大剂量他汀类药物治疗后 LDL-C 仍不能达标者可联合应用胆固醇吸收抑制剂。

（3）血糖管理　注意监测血糖。对于合并糖尿病的患者，在积极控制饮食并改善生活方式的同时，可考虑应用药物治疗，使糖化血红蛋白（HbAlc）控制在 7% 以下，并积极干预其他危险因素。但一般状况较差、糖尿病病史较长、年龄较大时，宜将 HbAlc 控制在 7% ~ 8%。

（三）健康管理

冠心病（coronary heart disease，CHD）病程长、治愈率低、复发率高、预后差、致残率高，其卫生服务需求和昂贵的医疗费用已成为家庭和社会沉重的负担。CHD 健康管理是 CHD 二级预防的重要手段，因此做好 CHD 健康管理工作，不仅有利于维护居民的健康，还有利于降低医疗费用，合理利用卫生资源。目前我国的 CHD 健康管理模式主要包括以社区卫生服务中心（站）为基础的健康管理模式和以综合性医疗机构为基础的健康管理模式两种形式。

1. 以社区卫生服务中心（站）为基础的健康管理　通过开展健康查体、健康教育与促进、心理调节、患者的自我管理等方式对 CHD 患者进行健康管理。

（1）健康查体　社区卫生服务中心通过对 CHD 患者每年 2 次健康查体了解患者的疾病情况，每次的查体结果存入档案，及时掌握患者疾病的控制及并发症的发生情况。

（2）健康教育　制定有针对性的健康教育计划，通过定期开展冠心病专题知识讲座、举办社区宣传栏和发放健康教育材料对患者进行宣讲、示范和讲解，并进行个性化辅导。

1）普及式健康教育：面向社区所有人群，通过制作大幅宣传画，举办冠心病防治展览活动，普及冠心病的基本知识，如危险因素、预防方法、疾病症状等。

2）群体式健康教育：面向社区冠心病高危人群，通过集中式讲座、冠心病义诊等方式，安排心内科医护人员、社区全科医生讲解冠心病的病因机理、典型症状、病程进展、疾病负担、高危因素防治必要性等。

3）个体化教育：面向社区冠心病患者，综合考虑他们不同的文化背景、年龄层次、工作特点等提供个体化的指导，如手术原理、康复手段、用药方式等。

（3）心理调节　积极与患者进行愉快的沟通，取得患者的信任与合作，了解其心理问题，采取疏导、支持、安慰、帮助、鼓励等措施，引导患者以积极的态度和良好的情绪对待疾病，树立战胜疾病的勇气和信心。针对其心理问题，采用缓解负性情绪的方法和措施，包括放松训练和音乐疗法等，进行心理行为治疗。并通过建立良好的家庭环境，给患者提供心理支持。对冠心病患者的心理支持就是要让其更多地了解心理健康对疾病的重要性，加强患者的自我心理调节能力。

（4）患者的自我管理　自我健康管理，是以减少复发，减少并发症，控制发病率为宗旨，基于社区、重视家庭、强调个人责任，充分发挥个人及家庭的主观能动性，让患者自己承担起维护健康的责任，积极争取患者家属的配合和支持，监督并协助患者执行健康管理计划。

1）在社区医院建立一条患者之间沟通的渠道，患者之间成功或失败的经验教训，大家一起分享、一起借鉴。患者之间共同勉励，争取改变自己原有的不良生活方式，共同战胜疾病。

2）争取患者家属的积极监督配合，提醒家属帮助和鼓励是患者自我健康管理的信心保证，也能在生活中创造良好的生活环境。

3）患者按时反馈相关信息，有疑问可以向社区医院的全科医生咨询，及时修正生活方式的干预和指导，力求患者能获得较高的生活质量。

2. 以综合性医疗机构为基础的健康管理　综合性医疗机构应用网络医疗对冠心病进行健康管理已成为冠心病健康管理的有效方法与手段。

（1）建立健康档案　随着传统医学观念的逐渐转变，人体健康不再仅仅是身体没有疾病的狭小领域，而是需考虑人与社会的整体性：人的心理、生理和社会因素是相互联系、相互制约的有机整体，共同作用于人体的健康。健康档案的建立也要在现代医学理念的指导下，符合生物－心理－社会医学模式的宗旨，内容设置上应包括健康档案主体的基本信息、生理状况、心理状况、社会行为等方面。首次建立健康档案作为基础信息，内容较多而繁琐。健康档案是个动态的变化过程，因此需要不断地更新，从住院记录、门诊报告、历次体检结果，乃至社区的义诊，有关健康信息的变更都要及时更新。

（2）建立健康管理信息平台　健康管理信息平台可以与因特网和手机联机，健康信息可以实时共享、随时查询。而且随着健康管理信息平台在全国各地的推广应用，可以产生丰富的资料，为健康风险评估、疾病诊疗有针对性地进行健康指导、提供基础数据。医务人员根据患者的电子健康档案信息及临床表现进行必要的检查，动态地观察患者病情变化，并做出诊治处理意见，提高了医疗质量和医疗效率，节约和充分利用卫生资源，为实现远程医疗提供条件，最终实现"医患双赢"。

（3）建立冠心病患者就医绿色通道　从社区卫生服务机构到医院，为冠心病患者建立一个就医绿色通道，可保证冠心病患者能够方便、及时地就医，与此同时还应积极探索建立预防－保健－医疗一条龙的服务模式，最大限度地利用医疗资源，促进对冠心病患者的管理。

第六节　脑卒中的健康管理

一、脑卒中的流行病学特征

脑卒中（stroke）是各种原因引起的脑血管疾病急性发作，造成脑的供应动脉狭窄或闭塞及非外伤性的脑实质出血，并出现相应临床症状及体征的一组神经系统疾病。脑卒中主要包括缺血性脑卒中（IS）和出血性脑卒中（HS）两大类。缺血性卒中包括脑血栓形成和脑栓塞，统称脑梗死（CI），发病率占脑卒中的60%～80%，多见于40岁以上者，主要原因是在动脉粥样硬化基础上发生脑血管痉挛或血栓形成导致脑的供应动脉狭窄或闭塞。出血性卒中包括脑出血（ICH）和蛛网膜下腔出血（SAH）多发生于50岁以上的高血压动脉硬化患者，男性多见，常因剧烈活动或情绪激动使血压突然升高而诱发粟粒状微动脉瘤破裂导致出血。

脑卒中是常见的心脑血管病，在世界各国的发病率、死亡率分布不均衡，总体上发达国家的状况要优于发展中国家。目前，脑卒中是全世界范围内致死的第二常见原因、致残的第三常见原因，具有发病率高、致残率高、死亡率高和复发率高的特点，是全球重大公共卫生问题之一。

《中国脑卒中防治报告2020》显示，我国脑卒中患病率为1471/10万，脑卒中年发病率为201/10万。脑卒中是我国成人致死、致残的首要原因，我国是全球脑卒中疾病负担最重的国家。脑血管病导致的死亡多发生在40岁之后，50岁之后病死率明显上升。2/3以上的脑卒中患者死亡发生在发展中国家，我国脑卒中死亡人数几乎占到全球脑卒中死亡人数的1/3。脑卒中患者中脑出血患者的致残、致死率高于脑梗死患者，脑出血患者1个月死亡率高达35%～52%，6个月末仍有80%左右的存活患者遗留残疾。

二、脑卒中的诊断

脑卒中的评估和诊断包括病史和体格检查、辅助检查、分型与疾病诊断等。

（一）病史和体格检查

1. 病史采集　询问症状出现的时间最为重要，若在睡眠中起病，应以最后表现正常的时间作为起病时间。还要询问神经症状发生及进展特征，有无颈动脉狭窄、高血压、糖尿病、高脂血症、不良生活习惯等相关病因和危险因素，用药史、药物滥用、偏头痛、痫性发作、感染、创伤及妊娠史和心理–社会状况等。

2. 一般体格检查与神经系统检查　评估意识状态、气道、呼吸和循环功能后，应立即进行一般体格检查和神经系统检查。

3. 脑卒中量表评估病情严重程度　缺血性脑卒中常用量表有中国脑卒中患者临床神经功能缺损程度评分量表（1995）、美国国立卫生研究院卒中量表（NIHSS，国际最常用）、斯堪地那维亚卒中量表。缺血性脑卒中常用量表有格拉斯哥昏迷量表（GCS）、美国国立卫生研究院卒中量表、脑出血评分量表。

4. 认知功能及情感状态评估　在住院诊治期间，应根据患者具体情况择机进行认知功能及情感状态评估。通常可采用简易精神状态检查和蒙特利尔认知评估量表评估认知功能。

（二）辅助检查

1. 脑病变与血管病变检查 脑病变检查包括平扫 CT、多模式 CT、常规 MRI、多模式 MRI，血管病变检查包括颈动脉超声、经颅多普勒、磁共振脑血管造影、高分辨磁共振成像、CT 血管造影和数字减影血管造影等。

2. 实验室检查 所有患者都应做的检查：①血糖、肝肾功能和电解质；②心电图和心肌缺血标志物；③全血计数，包括血小板计数；④凝血酶原时间、国际标准化比值和活化部分凝血活酶时间；⑤血氧饱和度。部分患者必要时可选择的检查：①毒理学筛查；②血液酒精水平；③妊娠试验；④动脉血气分析（若怀疑缺氧）；⑤腰椎穿刺（怀疑蛛网膜下腔出血而 CT 未显示或怀疑脑卒中继发于感染性疾病）；⑥脑电图（怀疑痫性发作）；⑦胸部 X 线检查。

（三）分型与疾病诊断标准

1. 急性缺血性脑卒中 ①急性起病。②局灶神经功能缺损（一侧面部或肢体无力或麻木，语言障碍等），少数为全面神经功能缺损。③影像学出现责任病灶或症状、体征持续 24 小时以上。④排除非血管性病因。⑤脑 CT/MRI 排除脑出血。

2. 急性出血性脑卒中 ①急性起病。②局灶神经功能缺损症状，少数为全面神经功能缺损，常伴有头痛、呕吐、血压升高及不同程度意识障碍。③脑 CT 或 MRI 显示出血灶。④排除非血管性脑部病因。

三、脑卒中的危险因素

脑卒中的危险因素分为可干预与不可干预两种。

（一）可干预的危险因素

可干预的危险因素主要包括高血压、糖代谢异常、血脂异常、心脏病、无症状性颈动脉粥样硬化和不良生活方式等。

1. 高血压 高血压是脑卒中最主要的危险因素。在 40～69 岁年龄组，收缩压力每增加 20mmHg（或舒张压每增加 10mmHg）会使脑卒中病死率增加 2 倍。大量临床试验证明，抗高血压药物治疗可有效预防脑卒中。一项临床试验的荟萃分析显示，与未使用药物治疗相比，降压治疗能使脑卒中风险降低 32%（95%CI）。老年人高血压试验显示，对于年龄 ≥ 80 岁的高血压患者，将血压控制在 150/90mmHg 以下可显著降低致死性脑卒中发生率及心血管事件和全因死亡的发生率。

2. 糖代谢异常 研究表明，糖尿病患者缺血性脑卒中发病年龄更低，且不同年龄段患者缺血性脑卒中的发病率均有增加。近期我国的一项 51 万余人的前瞻性研究显示，糖尿病显著增加缺血性脑卒中及颅内出血的风险，并且随着糖尿病病史的延长，心脑血管病的风险逐年增加。对 2 型糖尿病患者进行包括降血糖、降血脂、降压、抗血小板聚集等在内的综合治疗，可以明显降低脑卒中事件的发生概率。对于糖尿病前期（包括空腹血糖受损和糖耐量受损），糖耐量受损近年来被诸多研究证实也是脑卒中的危险因素。

3. 血脂异常 虽然血脂异常和脑卒中缺少明确的联系，但难掩其与缺血性脑卒中呈正相关，与出血性脑卒中呈负相关。此外，不清楚血脂异常与缺血性脑卒中之间的联系，可能是因为缺血性脑卒中发病机制存在异质性。一项 Meta 分析结果显示，在脑卒中一级预防人群中，长期的他汀类降胆固醇药物治疗可使首发脑卒中发病风险降低 20%。

4.心脏病　约 20% 的缺血性脑卒中是由心源性栓子造成的，约 40% 的不明原因的脑卒中可能是心源性脑卒中。心源性脑卒中患者相比非心源性脑卒中患者入院时神经功能缺损更严重，且出院时及发病 6 个月后预后更差。

5.颈动脉斑块　研究显示，颈动脉内膜中层厚度每增加 0.1mm，脑卒中风险提高 13%。Tromso 研究显示，缺血性脑卒中的发生风险随着斑块面积的增大而升高。美国一项流行病学调查研究显示，无症状性颈动脉狭窄与缺血性脑卒中的发病风险呈正相关，颈动脉狭窄程度在 50%～99% 的无症状患者，每年脑卒中风险为 1.0%～3.4%。

6.不良生活方式　吸烟、饮酒、肥胖、缺乏锻炼、膳食营养不合理等不良生活方式是脑卒中发生及复发的危险因素。

（1）吸烟　很多研究证据显示，经常吸烟是缺血性脑卒中重要的独立危险因素，吸烟可使缺血性脑卒中的相对危险增加 90%，使蛛网膜下腔出血的危险增加近两倍。中国慢性病前瞻性研究项目发现，与从不吸烟者相比，每天吸烟 < 15 支、15～24 支和 ≥ 25 支者，发生缺血性脑卒中的相对危险比分别是 1.17、1.22 和 1.22。被动吸烟同样也是脑卒中的一个重要危险因素，被动吸烟的女性发生脑卒中的风险是不存在被动吸烟女性的 1.56 倍，而且与被动吸烟的数量和持续时间存在剂量反应关系。

（2）饮酒　早期研究表明，大量饮酒（每周酒精摄入 > 300g）可增加脑卒中发病风险；中度饮酒（每周酒精摄入 150～300g）和少量饮酒（每周酒精摄入 < 150g）均可降低脑卒中发病风险。一项 Meta 分析显示，与轻、中度饮酒者相比，每天酒精摄入量 > 60g 的人群，脑卒中风险增加 64%。但最近新的研究证据表明，即使是少量饮酒也不能为心脑血管提供保护。在 2016 全球疾病负担研究中，涉及 195 个国家和地区共计 2800 万人的数据表明，饮酒严重危害健康，最安全的饮酒量为 0。

（3）肥胖　目前关于肥胖与脑卒中关系的研究结论较为统一：BMI 增高和腹型肥胖均是脑卒中的独立危险因素。国内对 2.49 万人平均随访 15.2 年的前瞻性研究表明，与正常体重者相比，超重和肥胖者缺血性脑卒中发病的相对危险分别增加了 1.03 倍和 98%。国外一项荟萃分析显示，超重和肥胖患者与正常人群相比，缺血性脑卒中发病风险分别增加 22% 和 64%。

（4）缺乏锻炼　多项大型研究证实，缺乏锻炼可增加脑卒中的风险，经常进行体力活动者发生脑卒中或死亡的风险较平时不运动者降低 25%～30%。

（5）膳食营养　研究证据表明，合理膳食对脑卒中的预防有积极作用。国内外流行病学调查显示，食用高钾、高镁、高钙、高膳食纤维、富含不饱和脂肪酸、低饱和脂肪酸的食物可降低脑卒中发病风险；高钠饮食与脑卒中危险性增高相关；水果蔬菜的摄入量和脑卒中风险呈负相关。

（二）不可干预的危险因素

脑卒中不可干预的危险因素主要包括年龄、性别、种族、遗传因素等。流行病学研究显示，脑卒中的发病率随年龄的增长而增长，55 岁以后发病率明显增加，75 岁以上年龄组的发病率最高，年龄每增加 10 岁，发生率约增加 1 倍，且男性的发病率及死亡率明显高于女性。父母双方有脑卒中病史的子女脑卒中风险增加。具有上述不可干预的危险因素者则需更重视其他可干预危险因素的预防、筛查与干预。

四、脑卒中的预防与健康管理

循证医学证据表明，脑卒中可防可控。对脑卒中的危险因素进行积极有效的干预，可明显降低脑卒中发病风险，减轻脑卒中疾病负担。

（一）脑卒中的一级预防

脑卒中的一级预防指发病前的预防，对脑卒中风险人群进行监控和危险因素干预，达到使脑卒中不发生或延迟发生的目的。《中国脑卒中防治指导规范（2021 年版）》一级预防包括防治干预不良生活方式（戒烟限酒、适量运动、控制体重、合理膳食、心理平衡、良好睡眠等）和控制脑卒中的危险因素（高血压、糖尿病、高脂血症、高同型半胱氨酸血症、颈动脉粥样硬化等）。

1. 防治高血压　①建议 35 岁以上者每年应至少测量血压 1 次。②进行心脑血管事件发病风险评估，及时启动药物治疗高血压的时机。③收缩压 120～139mmHg 或舒张压 80～89mmHg 者应促进健康生活方式并每年筛查高血压。④早期或轻度高血压者首先应改变生活方式，3 个月效果仍不佳者应启用抗高血压药物治疗。⑤中度以上高血压患者除改进饮食习惯和不良生活方式外，应进行持续、合理的药物治疗。⑥降压目标：普通高血压患者建议将血压降至＜ 140/90mmHg，对于伴有慢性肾脏病、合并 2 型糖尿病、确诊原发性高血压且 10 年心血管疾病风险 ≥ 10% 的人群推荐目标为 130/80mmHg 以下。⑦需要降压治疗者应根据患者特点和药物耐受性进行个体化治疗。

2. 防治糖尿病　①糖尿病高危人群建议尽早进行糖尿病筛查，无糖尿病危险因素的人群建议在年龄 ≥ 40 岁时开始筛查。②糖尿病控制目标应做到控制目标个体化，推荐控制目标为空腹血糖 4.4～7.0mmol/L，餐后血糖＜ 10.0mmol/L。③糖尿病患者血糖控制应采取包括改进生活方式、营养治疗、运动治疗、药物治疗等在内的综合治疗。

3. 防治血脂异常　采用健康的生活方式是血脂管理的首要步骤，必须贯穿全生命周期：① 20 岁以上的成年人至少每 5 年测量 1 次空腹血脂，40 岁以上男性和绝经期后女性应每年进行血脂检查，脑卒中高危人群应每 3～6 个月测定 1 次血脂。②减少饱和脂肪酸和胆固醇的摄入。③建立健康的生活方式如戒烟、控制饮食、减重、增加体育锻炼等。④在医生的指导下使用他汀类调脂药物。

4. 及时发现并治疗心脏病　①成年人应定期体检以早期发现心房颤动和其他心脏病。②确诊心房颤动者，应在医生指导下使用阿司匹林或华法林，进行个体化治疗。

5. 防治无症状性颈动脉粥样硬化　①建议对＞ 40 岁的人群进行脑卒中危险因素筛查，对于年龄＞ 40 岁的高危人群（危险因素 ≥ 3 个）做颈动脉彩超检查。②对于颈动脉彩超仅发现内膜增厚的人群，建议首先改变生活方式并每年复查颈动脉彩超 1 次。③对于确诊的无症状性颈动脉狭窄（狭窄 ≥ 50%）患者，应当每天给予他汀类药物和阿司匹林。确诊的无症状性颈动脉重度狭窄（狭窄＞ 70%）且预期寿命＞ 5 年者，建议其可以在有条件的医院行颈动脉内膜切除术治疗，同时推荐联合应用阿司匹林治疗。

6. 戒烟　①倡导吸烟者戒烟，动员全社会参与，在社区人群中采用综合性控烟措施对吸烟者进行干预，包括心理辅导、烟碱替代疗法、口服戒烟药物。②不吸烟者应避免被动吸烟。③继续加强宣传教育，提高公众对主动与被动吸烟危害的认识。促进各地政府部门尽快制定完

NOTE

善控烟相关法律法规，禁止在室内公共场所、室内工作场所和公共交通工具内吸烟（含电子烟），以减少吸烟及二手烟产生的危害。

7. 限酒 ①饮酒者应减少饮酒量或戒酒。②对于不饮酒者，建议保持不饮酒。

8. 加强锻炼 ①个体应选择适合自己的身体活动来降低脑卒中风险。建议老年人、脑卒中高危人群应在进行最大运动负荷检测后，制订个体化运动处方进行锻炼。②建议健康成年人从事有氧运动，每周 3 ～ 4 次，每次持续约 40 分钟中等或以上强度的有氧运动（如快走、慢跑、骑自行车或其他有氧运动等）。③推荐日常工作以静坐为主的人群每静坐 1 小时站起来活动几分钟。

9. 合理膳食 ①每天饮食种类应多样化，使能量和营养的摄入趋于合理。采用包括全谷、杂豆、薯类、水果、蔬菜和奶制品以及总脂肪和饱和脂肪含量较低的均衡食谱。②降低钠摄入量并增加钾摄入量，推荐每日食盐摄入量 ≤ 6g。③强调增加水果、蔬菜和各种各样奶制品的摄入，减少饱和脂肪酸和反式脂肪酸的摄入。每天总脂肪摄入量应小于总热量的 30%，反式脂肪酸摄入量不超过 2g；每日摄入新鲜蔬菜 400 ～ 500g、水果 200 ～ 400g；每日适量鱼、禽、蛋和瘦肉，平均摄入总量 120 ～ 200g；每日各种奶制品摄入量相当于液态奶 300g；烹调植物油 < 25g；控制添加糖的摄入，每天摄入量 < 50g，最好 < 25g。

10. 其他 超重和肥胖者可通过健康的生活方式、良好的饮食习惯、增加体力活动等措施减轻体重；偏头痛者通过治疗降低发作频率；睡眠呼吸暂停者积极治疗。对于高同型半胱氨酸血症的患者可以考虑通过补充叶酸或叶酸联合维生素 B_6、维生素 B_{12} 进行脑卒中的预防。

（二）脑卒中的二级预防

对于已出现脑卒中的患者，应查找脑卒中发生的原因，对所有可干预的危险因素进行针对性治疗，进行二级预防，以降低再次发生卒中的危险，减轻残疾程度。

1. 准确评估 对已发生脑卒中者进行影像学及相关实验室检查，尽可能明确卒中类型及相关危险因素并进行干预。

2. 卒中后的血压管理 ①对于缺血性脑卒中患者，建议长期持续控制血压以降低脑卒中复发风险。②推荐降压目标为 < 140/90mmHg，可耐受的情况下降至 < 130/80mmHg 的理想血压水平。③降压治疗过程中应当根据具体患者情况调整，避免降压过快并注意减少血压变异性。④降压治疗的临床获益主要来自降压作用本身，需要从用药依从性、药物不良反应和经济费用等因素综合考虑制订个体化的降压方案。

3. 抗血小板聚集 对于缺血性脑卒中患者，建议在医生指导下应用阿司匹林、潘生丁缓释剂和氯吡格雷等抗血小板聚集药物治疗。

4. 抗凝治疗 对已明确为非瓣膜病变性心房颤动的脑卒中患者，应在专科医生指导下使用华法林治疗。

5. 卒中后的血糖和血脂管理 定期监测血糖和血脂，积极落实饮食控制、体育锻炼和药物干预等综合措施。

6. 干预短暂性脑缺血发作 短暂性脑缺血发作患者都有发生完全性脑卒中和二次脑卒中的风险，应积极干预危险因素。

（三）脑卒中患者的健康管理

脑卒中患者的健康管理对预防再次卒中和提高生活质量至关重要，内容主要包括心理疏导、提高用药依从性、合理膳食、康复锻炼等。

1. 心理疏导　所有脑卒中患者均应注意脑卒中后情感障碍，在患者的全面评价中应涵盖心理史，包括患者病前的性格特点、心理疾病、病前社会地位及相关社会支持等情况。可使用量表为脑卒中患者进行情绪障碍筛查和评估。在脑卒中后的两周内应开始情绪障碍筛查，并建议筛查时间覆盖脑卒中的急性期和恢复期。脑卒中患者多伴有不同程度感觉、运动、知觉、认知功能障碍，容易产生焦虑、抑郁、依赖等心理问题，进而影响疾病的康复和患者的生活质量。应提供有关疾病治疗和预后的可靠信息，关心、尊重患者，鼓励其表达自己的感受，减轻患者与家属的思想顾虑，帮助患者与家属树立信心，积极配合治疗。

2. 提高用药依从性　脑卒中患者发病诱因多，因此用药种类繁多复杂，同时造成较重经济负担。应定期针对药物的使用方法、服药时间、注意事项等内容对患者及家属进行健康指导，提高其用药依从性。

3. 合理膳食　根据患者具体情况指导患者个体化饮食，合并高血压、糖尿病、高脂血症者应低盐低脂糖尿病饮食，合并吞咽障碍者应评估其吞咽功能后选择有效的营养支持方法及进行吞咽功能训练。

4. 及早进行康复锻炼　脑卒中卧床患者应尽早离床接受常规的运动功能康复训练，以提高患者的心肺功能。推荐所有脑卒中患者在接受日常生活活动和工具性日常生活活动能力、交流能力、功能性移动能力及出院后生活环境的全面评估。早期患者应以循序渐进的方式进行康复训练，必要时需在治疗师监护下进行训练。脑卒中早期卧床患者应坚持肢体关节活动度训练，并注意保护患侧肢体，避免机械性损伤。可以借助器械进行站立、体位转移等康复训练。建议脑卒中后失语症患者早期开始语言训练，并适当增加训练强度。对有吞咽困难的患者，建议应用口轮匝肌训练、舌运动训练、增强吞咽反射能力的训练、咽喉运动训练、空吞咽训练、冰刺激等方法进行吞咽功能训练。

第七节　慢性阻塞性肺病的健康管理

一、慢性阻塞性肺病的流行病学特征

慢性阻塞性肺疾病（慢阻肺）是一种常见的、可预防和治疗的慢性气道疾病，其特征是持续存在的气流受限和相应的呼吸系统症状，其病理学改变主要是气道和（或）肺泡异常，通常与显著暴露于有害颗粒或气体相关。此外，遗传易感性、异常的炎症反应、肺异常发育等众多因素也参与其发病过程。严重的并发症可能影响疾病的表现和病死率。

慢阻肺是一种严重危害人类健康的常见病，严重影响患者的生命质量，是导致死亡的重要病因，还给患者及其家庭以及社会带来沉重的经济负担。2018年，王辰院士牵头的"中国成人肺部健康研究"调查结果显示，我国20岁及以上成人慢阻肺患病率为8.6%，40岁以上人群患病率高达13.7%，估算我国患者数近1亿，提示我国慢阻肺发病仍然呈现高态势。根据全球疾病负担调查，慢阻肺是我国2016年第三大死亡原因，2017年第三大伤残调整寿命年的主要原因。世界卫生组织（WHO）关于病死率和死因的最新预测数字显示，随着发展中国家吸烟率的升高和高收入国家人口老龄化加剧，慢阻肺的患病率在未来40年将继续上升，预测至2060年死于慢阻肺及其相关疾病的患者数超过每年540万人。

二、慢性阻塞性肺病的诊断

（一）临床表现

1. 病史   诊断慢阻肺时，为减少漏诊应全面采集病史，包括危险因素、既往史、系统回顾和并发症等。

（1）危险因素   见下文"慢性阻塞性肺病的危险因素"部分。

（2）既往史   包括哮喘史、过敏史、结核病史、儿童时期呼吸道感染及呼吸道传染病史，如麻疹、百日咳等。

（3）家族史   慢阻肺有家族聚集倾向。

（4）发病规律   起病隐匿，缓慢渐进性进展，常有反复呼吸道感染及急性加重史，随着病情进展，急性加重愈渐频繁。

（5）发病年龄、与季节的关系   多于中年以后发病，秋、冬寒冷季节症状明显。

（6）并发症   心脏病、骨骼肌肉疾病、肺癌、抑郁和焦虑等。

（7）慢性呼吸衰竭和肺源性心脏病史   慢阻肺后期出现低氧血症和（或）高碳酸血症，可合并慢性肺源性心脏病和右心衰竭。

2. 症状

（1）主要临床表现   慢阻肺的主要症状是慢性咳嗽、咳痰和呼吸困难。早期慢阻肺患者可以没有明显的症状，随病情进展症状日益显著。咳嗽、咳痰症状通常在疾病早期出现，而后期则以呼吸困难为主要表现。

（2）症状特征及演变   ①慢性咳嗽：是慢阻肺常见的症状。咳嗽症状出现缓慢，迁延多年，以晨起和夜间阵咳为主。②咳痰：多为咳嗽伴随症状，痰液常为白色黏液浆液性，常于早晨起床时剧烈阵咳，咳出较多黏液浆液样痰后症状缓解。急性加重时痰液可变为黏液脓性而不易咳出。③气短或呼吸困难：早期仅在劳累时出现，之后逐渐加重，以致日常活动甚至休息时也感到呼吸困难。活动后呼吸困难是慢阻肺的"标志性症状"。④胸闷和喘息：部分患者有明显的胸闷和喘息，此非慢阻肺特异性症状，常见于重症或急性加重患者。

3. 并发症

（1）右心功能不全   当慢阻肺并发慢性肺源性心脏病失代偿时，可出现食欲不振、腹胀、下肢（或全身）浮肿等体循环淤血相关的症状。

（2）呼吸衰竭   多见于重症慢阻肺或急性加重的患者，由于通气功能严重受损而出现显著的低氧血症和二氧化碳潴留（Ⅱ型呼吸衰竭），此时患者可有明显发绀和严重呼吸困难。当二氧化碳严重潴留，呼吸性酸中毒失代偿时，患者可出现行为怪异、谵妄、嗜睡甚至昏迷等肺性脑病的症状。

（3）自发性气胸   多表现为突然加重的呼吸困难、胸闷和（或）胸痛，可伴有发绀等症状。

4. 体征

慢阻肺的早期体征可不明显，随着疾病进展，胸部体检可见以下体征。

（1）视诊及触诊 胸廓前后径增大、剑突下胸骨下角（腹上角）增宽；呼吸变浅、呼吸频率增快、呼气时限延长、辅助呼吸肌（如斜角肌和胸锁乳突肌）参加呼吸运动，重症患者可见胸腹呼吸矛盾运动，部分患者在呼吸困难加重时采用缩唇呼吸方式和（或）前倾体位；合并低氧血症时可见患者黏膜和皮肤发绀；触诊可有剑突下心脏抬举感等。

（2）叩诊 胸部叩诊可呈过清音，心浊音界缩小，肺肝界降低，均系肺过度充气所致。

（3）听诊 双肺呼吸音减低，呼气延长，可闻及干性啰音或哮鸣音和（或）湿啰音；心音遥远，剑突下心音较清晰响亮。此外，合并肺心病时患者可见下肢水肿、腹水和肝脏肿大并压痛等体征；合并肺性脑病时偶可引出神经系统病理体征。

5. 实验室检查及其他监测指标

（1）肺功能检查 肺功能检查是目前检测气流受限公认的客观指标，是慢阻肺诊断的"金标准"，也是慢阻肺的严重程度评价、疾病进展监测、预后及治疗反应评估中最常用的指标。慢阻肺的肺功能检查除了常规的肺通气功能检测如 FEV_1、FEV_1 与 FVC 的比值（FEV_1 / FVC）以外，还包括容量和弥散功能测定等，有助于疾病评估和鉴别诊断。吸入支气管舒张剂后 FEV_1 / FVC < 70% 是判断存在持续气流受限，诊断慢阻肺的肺功能标准。在临床实践中，如果 FEV_1 / FVC 为 68% ～ 70%，建议 3 个月后复查是否仍然符合 FEV_1 / FVC < 70% 的条件，减少临界值病例的过度诊断。在明确慢阻肺诊断的前提下，以 FEV_1 占预计值的百分比来评价气流受限的严重程度。气流受限导致的肺过度充气，使肺总量（TLC）、残气容积（RV）、功能残气量（FRC）、残气容积与肺总量比值（RV / TLC）增高，肺活量（VC）减低。深吸气量（IC）是潮气量与补吸气量之和。在慢阻肺中，IC 的下降与呼气末肺容量增加有关，可作为肺容量变化的简易评估指标。深吸气量与肺总量之比（IC / TLC）可以反映慢阻肺呼吸困难程度，预测死亡风险。肺泡间隔破坏及肺毛细血管瘤丧失可使弥散功能受损，一氧化碳弥散量（DLCO）降低。

（2）胸部影像学检查 ①胸部 X 线检查：慢阻肺早期 X 线胸片可无明显变化，随后可出现肺纹理增多和紊乱等非特征性改变。主要 X 线征象为肺过度充气，表现为肺叶透亮度增高，双肺外周纹理纤细稀少，胸腔前后径增大，肋骨走向变平，横膈位置低平，心脏悬垂狭长，严重者常合并有肺大疱的影像学改变。X 线胸片对确定肺部并发症及与其他疾病（如肺间质纤维化、肺结核等）鉴别具有重要意义。慢阻肺并发肺动脉高压和肺源性心脏病时，X 线胸片表现为右下肺动脉干扩张，其横径 ≥ 15mm 或右下肺动脉横径与气管横径比值 ≥ 1.07，或动态观察右下肺动脉干增宽 > 2mm；肺动脉段明显突出或其高度 ≥ 3mm；中心肺动脉扩张和外周分支纤细，形成"残根"征；圆锥部显著凸出（右前斜位 45°）或其高度 ≥ 7mm；右心室增大。②胸部 CT 检查：高分辨率 CT 对辨别小叶中心型和全小叶型肺气肿以及确定肺大疱的大小和数量，有较高的敏感度和特异度，多用于鉴别诊断和非药物治疗前评估，对预测肺大疱切除或外科减容手术等的效果有一定价值。利用高分辨率 CT 计算肺气肿指数、气道壁厚度、功能性气道病变等指标，有助于慢阻肺的早期诊断和表型评估。

（3）脉搏氧饱和度（SpO_2）监测和动脉血气分析 当患者临床症状提示有呼吸衰竭或右心衰竭时应监测 SpO_2。如果 SpO_2 < 92%，应该进行动脉血气分析检查。呼吸衰竭的动脉血气分析诊断标准为静息状态下海平面呼吸空气时 PaO_2 < 60mmHg（1mmHg=0.133kPa），伴或不伴有 $PaCO_2$ > 50mmHg。

NOTE

（4）心电图和超声心动图检查　对于晚期慢阻肺及慢阻肺急性加重的鉴别诊断，以及并发肺源性心脏病及慢阻肺合并其他心血管系统疾病的诊断、评估和治疗具有一定的临床意义与实用价值。

（5）血常规检查　稳定期外周血嗜酸粒细胞（EOS）计数对慢阻肺药物治疗方案是否联合吸入类固醇（inhaled Corticosteroids，ICS）有一定的指导意义。部分患者由于长期低氧血症，其外周血血红蛋白、红细胞和红细胞压积可明显增高，部分患者可表现为贫血。

（二）诊断

对有慢性咳嗽或咳痰、呼吸困难、反复下呼吸道感染史和（或）有慢阻肺危险因素暴露史的患者，临床上应该考虑慢阻肺诊断的可能性。

诊断标准：慢阻肺的诊断主要依据危险因素暴露史、症状、体征及肺功能检查等临床资料，并排除可引起类似症状和持续气流受限的其他疾病，综合分析确定。肺功能检查表现为持续气流受限是确诊慢阻肺的必备条件，吸入支气管舒张剂后 FEV1 / FVC < 70% 即明确存在持续的气流受限。

三、慢性阻塞性肺病的危险因素

引起慢阻肺的危险因素具有多样性的特点，宏观地概括为个体易感因素和环境因素共同作用。

（一）个体因素

1. 遗传因素　慢阻肺有遗传易感性。α1 - 抗胰蛋白酶重度缺乏与非吸烟者的肺气肿形成有关，迄今我国尚未见 α1 - 抗胰蛋白酶缺乏引起肺气肿的正式报道。某些基因（如编码MMP12、GST 的基因）的多态性可能与肺功能的下降有关，全基因扫描显示 α 尼古丁乙酰胆碱受体、刺猬因子相互作用蛋白（HHIP）等与慢阻肺或者肺功能相关。国际慢阻肺遗传学联盟最新的研究发现 82 个与慢阻肺有关的基因位点，不同的基因与慢阻肺的不同病理或临床特征关联，从基因的角度支持慢阻肺存在异质性。

2. 年龄和性别　年龄越大，慢阻肺患病率越高。性别之间的差异各报道不一致，但有文献报道女性对烟草烟雾的危害更敏感。

3. 肺生长发育　在妊娠、出生和青少年时期直接和间接暴露于有害因素时可以影响肺的生长，肺的生长发育不良是慢阻肺的危险因素。

4. 支气管哮喘（简称哮喘）和气道高反应性　哮喘不仅可以和慢阻肺同时存在，也是慢阻肺的危险因素，气道高反应性也参与慢阻肺的发病过程。

5. 低体重指数　低体重指数也与慢阻肺的发病有关，体重指数越低，慢阻肺的患病率越高。吸烟和体重指数对慢阻肺存在交互作用。

（二）环境因素

1. 烟草　吸烟是慢阻肺最重要的环境致病因素。与非吸烟者比较，吸烟者的肺功能异常率较高，第一秒用力呼气容积（FEV1）年下降率较快，死亡风险增加。被动吸烟也可能导致呼吸道症状及慢阻肺的发生。孕妇吸烟可能会影响子宫内胎儿发育和肺脏生长，并对胎儿的免疫系统功能有一定影响。

2. 燃料烟雾　柴草、煤炭和动物粪便等燃料产生的烟雾中含有大量有害成分，例如碳氧化物、氮氧化物、硫氧化物和未燃烧完全的碳氢化合物颗粒与多环有机化合物等。燃烧时产生的大量烟雾可能是不吸烟女性发生慢阻肺的重要原因。燃料所产生的室内空气污染与吸烟具有协同作用，改用清洁燃料同时加强通风，能够延缓肺功能下降的速率，减少慢阻肺发病的危险度。

3. 空气污染　空气污染物中的颗粒物质（PM）和有害气体物质（二氧化硫、二氧化氮、臭氧和一氧化碳等）对支气管黏膜有刺激和细胞毒性作用，空气中 PM2.5 的浓度超过 $35\mu g/m^3$ 时，慢阻肺的患病危险度明显增加。空气中二氧化硫的浓度可随着 PM 的升高而升高，且与慢阻肺急性加重次数呈正相关。

4. 职业性粉尘　当职业性粉尘（二氧化硅、煤尘、棉尘和蔗尘等）的浓度过大或接触时间过久，可导致慢阻肺的发生。职业环境接触的刺激性物质、有机粉尘及过敏原等可导致气道反应性增高，通过这一途径参与慢阻肺的发病。

5. 感染和慢性支气管炎　呼吸道感染是慢阻肺发病和加剧的重要因素，病毒和（或）细菌感染是慢阻肺急性加重的常见原因。儿童期反复下呼吸道感染与成年时肺功能降低及呼吸系统症状的发生有关。有学者观察到，慢性支气管炎增加发生慢阻肺的可能性，并可能与急性加重的次数和严重程度有关。

6. 社会经济地位　慢阻肺的发病与患者的社会经济地位相关。室内外空气污染程度不同、营养状况等与社会经济地位的差异可能存在一定内在联系。

四、慢性阻塞性肺病的预防与健康管理

（一）管理目标

1. 减轻当前症状　包括缓解呼吸系统症状、改善运动耐量和健康状况。

2. 降低未来风险　包括防止疾病进展、防止急性加重及减少病死率。

（二）教育与危险因素管理

1. 教育　通过医务人员的教育和患者的自我教育，可以提高患者和有关人员对慢阻肺的认识及自身处理疾病的能力，更好地配合管理，加强疾病预防，减少急性加重，提高生活质量，维持病情稳定。教育的主要内容包括戒烟宣教，慢阻肺的病理生理与临床基础知识，长期规律使用药物的重要性，吸入药物和吸入装置的正确使用，缓解呼吸困难的技巧，了解需到医院就诊的时机，呼吸康复相关知识，急性加重的处理方式，终末期慢阻肺的伦理问题。

2. 危险因素的管理

（1）戒烟及烟草依赖的治疗　戒烟是所有吸烟慢阻肺患者的关键干预措施，应该强烈鼓励和支持所有吸烟者戒烟。医务人员应掌握控烟知识、方法和技巧，将戒烟与日常临床工作结合，首诊询问吸烟史，及时进行戒烟劝诫，合理使用戒烟药物，推广戒烟热线，积极推动戒烟门诊建设及临床戒烟工作的开展。对所有就医的吸烟者应进行简短戒烟干预，对烟草依赖患者进行诊治。

对于愿意戒烟的吸烟者采取"5A"戒烟干预方案：①询问并记录所有就医者的吸烟情况。②建议所有吸烟者必须戒烟。③评估吸烟者的戒烟意愿。④提供戒烟帮助，向吸烟者提供实用的戒烟咨询，向吸烟者提供戒烟资料，介绍戒烟热线（全国专业戒烟热线 400-808-5531，卫生热线 12320），推荐有戒烟意愿的吸烟者使用戒烟药物。⑤安排随访：吸烟者开始戒烟后，

应安排随访至少6个月，6个月内随访次数不宜少于6次。随访的形式可以是要求戒烟者到戒烟门诊复诊或通过电话了解其戒烟情况。

对于暂时没有戒烟意愿的吸烟者采取"5R"干预措施增强其戒烟动机，"5R"的含义：①相关：使吸烟者认识到戒烟与其自身和家人的健康密切相关。②危害：使吸烟者认识到吸烟的严重健康危害。③益处：使吸烟者充分认识到戒烟的健康益处。④障碍：使吸烟者知晓和预估戒烟过程中可能会遇到的问题和障碍，并让他们了解现有的戒烟干预方法（如咨询和药物）可以帮助他们克服这些障碍。⑤反复：反复对吸烟者进行上述戒烟动机干预。目前我国临床戒烟指南推荐的一线戒烟药物包括尼古丁替代疗法（简称NRT）药物、盐酸安非他酮缓释片及酒石酸伐尼克兰。NRT类药物可以非处方购买（包括贴片和咀嚼胶），盐酸安非他酮缓释片及酒石酸伐尼克兰为处方药，应该在戒烟医生的指导下使用。药物治疗和行为支持相结合可以提高戒烟成功率。

（2）控制职业性或环境污染　针对职业暴露，建议患者在条件允许时避免持续暴露于潜在的刺激物中。有效的通风、无污染炉灶和类似的干预措施有助于减少燃料烟雾暴露。减少室内外空气污染的暴露需要公共政策支持、地方和国家资源投入、生活习惯改变和患者个人保护等。

（三）一般治疗

1. 支气管舒张剂　支气管舒张剂是慢阻肺的基础一线治疗药物，通过松弛气道平滑肌扩张支气管，改善气流受限，从而减轻慢阻肺的症状，包括缓解气促、增加运动耐力、改善肺功能和降低急性加重风险。与口服药物相比，吸入制剂的疗效和安全性更优，因此多首选吸入治疗。主要的支气管舒张剂有β_2受体激动剂、抗胆碱能药物及甲基黄嘌呤类药物，可根据药物作用及患者的治疗反应选用。联合应用不同作用机制及作用时间的药物可以增强支气管舒张作用，更好改善患者的肺功能与健康状况，通常不增加不良反应。

（1）β_2受体激动剂　β_2受体激动剂分为短效和长效两种类型。短效β_2受体激动剂（SABA）主要有特布他林、沙丁胺醇及左旋沙丁胺醇等，常见剂型为加压定量吸入剂。其主要用于按需缓解症状，长期规律应用维持治疗的效果不如长效支气管舒张剂。长效β_2受体激动剂（LABA）作用时间持续12小时以上，较SABA更好地持续扩张小气道，改善肺功能和呼吸困难症状，可作为有明显气流受限患者的长期维持治疗药物。早期应用于临床的药物包括沙美特罗和福莫特罗，其中福莫特罗属于速效和长效β_2受体激动剂。近年来新型LABA起效更快、作用时间更长，包括茚达特罗、奥达特罗和维兰特罗等。

（2）抗胆碱能药物　抗胆碱能药物通过阻断M_1和M_3胆碱受体，扩张气道平滑肌，改善气流受限和慢阻肺的症状，可分为短效和长效两种类型。短效抗胆碱能药物（SAMA）主要品种有异丙托溴铵。长效抗胆碱能药物（LAMA）能够持久地结合M_3受体，快速与M_2受体分离，从而延长支气管扩张作用时间超过12小时，新型LAMA作用时间超过24小时，常用药包括噻托溴铵、格隆溴铵、乌美溴铵和阿地溴铵等。LAMA在减少急性加重及住院频率方面优于LABA，长期使用可以改善患者症状及健康状态，也可减少急性加重及住院频率。

（3）茶碱类　可解除气道平滑肌痉挛，在我国慢阻肺治疗中使用较为广泛。缓释型或控释型茶碱每日口服1～2次可以达到稳定的血药浓度，对治疗稳定期慢阻肺有一定效果。低剂量茶碱在减少急性加重方面尚存争议。茶碱制剂可能导致心律失常或使原有心律失常恶化，患者出现心悸等症状时应到医疗机构检测心律；对于心力衰竭患者、伴有肝、肾功能不全或持续发热的患者，应酌情减少用药剂量或延长用药间隔。

（4）联合支气管舒张剂　联合应用不同作用机制及作用时间的药物可以增强支气管扩张作用，更好地改善患者的肺功能与健康状况，通常不增加不良反应。SABA 联合 SAMA（如复方异丙托溴铵气雾剂）对肺功能和症状的改善优于单药治疗。LABA 和 LAMA 联合治疗也可更好改善肺功能和症状，降低疾病进展风险。目前已有多种 LABA 和 LAMA 联合吸入制剂，如福莫特罗加格隆溴铵，茚达特罗加格隆溴铵，维兰特罗加乌镁溴铵等。

2. 吸入性糖皮质激素（ICS）及联合吸入药物　研究发现，规律单独使用吸入性糖皮质激素不能阻止 FEV1 的降低趋势，也不能降低慢阻肺患者的病死率。因此，不推荐稳定期慢阻肺患者单用 ICS 治疗，也不推荐长期口服糖皮质激素。

新近的临床研究显示，ICS+LABA+LAMA 三联药物方案较 ICS+LABA 组合，在减少急性加重、改善肺功能、降低全因病死率方面更具优势。目前国内已有多种联合制剂，如布地奈德＋富马酸福莫特罗＋格隆溴铵、糠酸氟替卡松＋维兰特罗＋乌镁溴铵和丙酸倍氯米松＋富马酸福莫特罗＋格隆溴铵等。

3. 其他药物

（1）祛痰药及抗氧化剂　祛痰药及抗氧化剂的应用可促进黏液溶解，有利于气道引流通畅，改善通气功能。临床常用祛痰抗氧化药物主要有 N- 乙酰半胱氨酸（NAC）、羧甲司坦、厄多司坦、福多司坦和氨溴索等。对于有气道黏液高分泌的慢阻肺患者，均可在起始治疗中加用祛痰剂。

（2）磷酸二酯酶 4（PDE－4）抑制剂　其主要作用是通过抑制细胞内环腺苷酸降解来减轻炎症。

（3）免疫调节剂　采用常见呼吸道感染病原菌裂解成分生产的免疫调节药物，可降低慢阻肺急性加重的严重程度和频率。

（4）中医中药治疗　对慢阻肺患者也应根据辨证施治的中医治疗原则，某些中药具有祛痰、支气管舒张和免疫调节等作用，可有效缓解临床症状，改善肺功能和免疫功能，提高生活质量。

4. 非药物干预

非药物干预是稳定期慢阻肺治疗的重要组成部分，与药物治疗起到协同作用，包括呼吸康复治疗、氧疗、家庭无创通气、疫苗等。

（1）呼吸康复治疗　呼吸康复可减轻患者呼吸困难症状，提高运动耐力，改善生活质量，减轻焦虑和抑郁症状，减少急性加重后 4 周内的再住院风险。规律的运动训练是呼吸康复的核心内容运动方式分为有氧训练、阻抗训练、平衡柔韧性训练、呼吸肌训练等。有氧训练又称耐力训练，指机体动用全身大肌群按照一定的负荷、维持长时间运动能力，常见的有氧运动包括快走、慢跑、游泳、打球等。阻抗训练又称力量训练，是指通过克服一定量的负荷来训练局部肌肉群的一种运动方式。阻抗训练方式通常包括器械训练和徒手训练，器械训练主要包括哑铃、弹力带、各种阻抗训练器械，徒手训练采用抗自身重力方式如深蹲、俯卧撑等。平衡柔韧训练可以提高患者柔韧性，对于预防运动损伤、扩大关节活动范围有重要作用，常见的柔韧训练包括太极拳、八段锦、瑜伽等。呼吸肌功能下降是导致慢阻肺患者肺通气功能不足、气促的常见原因之一，呼吸训练主要包括缩唇呼吸、腹式呼吸及呼吸肌耐力训练。稳定期患者康复疗程至少 6 ~ 8 周，医务人员监督下至少每周两次。

（2）氧疗　慢性呼吸衰竭的患者进行长期氧疗可以提高静息状态下严重低氧血症患者的生存率，对血流动力学、血液学特征、运动能力、肺生理和精神状态都会产生有益的影响。

（3）家庭无创通气　家庭无创正压通气对于存在严重二氧化碳潴留（$PaCO_2 \geq 52mmHg$，pH 值 > 7.30）的重度或极重度慢阻肺患者，可以改善症状、降低住院需求和病死率，尤其适合于合并阻塞性睡眠障碍的患者。

（4）疫苗　接种疫苗是预防相应病原体感染的有效治疗手段。主要包括流感疫苗、肺炎球菌疫苗、百白破疫苗。

（5）其他　外科治疗（肺减容术、肺大疱切除术、肺移植）和支气管镜介入治疗等，需要专科详细评估。

（四）急性加重期治疗

1. 支气管舒张剂　急性加重期一般不推荐吸入长效支气管舒张剂，可增加短效支气管舒张剂的剂量和 / 或次数，也可联合应用 SABA 和（或）SAMA。对于增加剂量或次数不能改善者，建议雾化吸入 SABA，或 SABA+SAMA 联合制剂。

2. 糖皮质激素　慢阻肺急性加重期全身应用糖皮质激素可缩短康复时间，改善肺功能和氧合，降低早期反复住院和治疗失败的风险，缩短住院时间。

3. 抗菌药物

（1）抗菌药物的应用指征　①以下 3 种症状同时出现：呼吸困难加重、痰量增加和痰液变脓。②仅出现以上 3 种症状中的 2 种，但包括痰液变脓这一症状。③严重的急性加重，需要有创或无创机械通气。

3 种临床表现出现 2 种加重但无痰液变脓，或者只有 1 种临床表现加重的慢阻肺急性加重一般不建议应用抗菌药物。

（2）给药途径和治疗时间　药物治疗的途径（口服或静脉给药）取决于患者的进食能力和抗菌药物的药代动力学，最好给予口服治疗。呼吸困难改善和脓痰减少提示治疗有效。抗菌药物的推荐治疗疗程为 5 ~ 7 天，严重感染、合并肺炎、支气管扩张症等适当延长抗菌药物疗程至 10 ~ 14 天。

4. 其他药物

（1）抗病毒药物　不推荐慢阻肺急性加重患者进行经验性抗流感病毒治疗（包括鼻病毒）。仅在早期出现相应感染症状（发热、肌肉酸痛、全身乏力和呼吸道感染）并且正处于流行病学暴发时期或有明确病原学依据时，方可使用。

（2）祛痰剂　包括盐酸氨溴索、盐酸溴己新、N- 乙酰胱氨酸、标准桃金娘油等，应对症使用。

5. 呼吸支持治疗

（1）控制性氧疗　氧疗是慢阻肺急性加重的基础治疗。无严重并发症的患者氧疗后易达到满意的氧合水平（$PaO_2 > 60mmHg$ 或 $SpO_2 > 90\%$）。但吸氧浓度不宜过高，以防二氧化碳潴留及呼吸性酸中毒。

（2）经鼻高流量湿化氧疗　一种通过高流量鼻塞持续提供可调控相对恒定吸氧浓度

（21% ～ 100%）、温度（31℃～ 37℃）和湿度的高流量（8 ～ 80L/min）吸入气体的治疗方式。患者在这期间能够说话、进食，自我感觉较舒适，有更好的依从性。其适应证包括：轻中度呼吸衰竭（100mmHg ≤ PaO_2 或 FiO_2 < 300mmHg，pH ≥ 7.30）；轻度呼吸窘迫（呼吸频率 > 24 次 / 分）；对常规氧疗或无创通气（non-invasive ventilation，NIV）不能耐受或有禁忌证者。

（五）随访管理

1. 随访方式　包括远程随访（电话、微信等）、面访（医院门诊）、网络平台等方式。随访内容包括症状变化、药物治疗情况、住院和合并症情况。

2. 个人健康档案的建立　为更好地进行慢阻肺患者的随访，应在稳定期（门诊）或者急性加重期（住院）建立个人健康档案（含电子档案）。档案内容包括患者的一般情况和疾病情况两部分。一般情况主要是患者的人口统计学信息、既往史、家族史等；疾病情况主要是患者慢阻肺的诊断、治疗和康复情况，包括药物治疗的实施、非药物治疗的措施、生活质量的评估、急诊住院情况等内容。

3. 分级诊疗　在慢阻肺的分级诊疗中，不同级别的医疗机构承担的任务不同。基层医疗卫生机构主要负责疾病预防、筛查、教育、康复和长期随访等。慢阻肺终末期患者可在社区医院、医养结合的家庭病床治疗。在疑诊患者初次筛查、患者药物治疗方案需要调整、合并症和并发症需要诊治评估或出现急性加重等其他需要上级医院处理的情况时，应转诊至二级及以上级别的医院。二级及以上医院主要负责慢阻肺确诊、综合评估、稳定期规范管理、急性加重期和疑难危重症诊治等。当慢阻肺确诊、患者病情稳定、治疗和管理方案明确后，可将患者转诊至基层医疗机构进行长期管理。

4. 慢阻肺专病中心门诊　慢阻肺专病中心旨在对慢阻肺稳定期患者进行规范化诊治和管理。专病门诊可以固定门诊时间，由慢阻肺亚专科的医师轮流出诊，还可以培养慢阻肺患者定期参与门诊随访的习惯。

第八节　常见肿瘤的预防和筛检

一、恶性肿瘤的流行病学特征

恶性肿瘤作为全球较大的公共卫生问题之一，极大地危害人类的健康。2020 年全球新发癌症病例 1929 万、死亡 996 万，2020 年恶性肿瘤的发病率和死亡率分别为 2018 年的 1.07 倍和 1.04 倍，发病人数和死亡人数分别上升了 119 万和 36 万。同时，恶性肿瘤已不再只是发达工业国家的严重疾病，发展中国家面临着更大的疾病负担。据预测，在未来几十年中，癌症影响最大和负担增加最快的仍是中低收入国家，其中许多国家目前已面临着难以应付的困难。随着社会经济的发展，我国城乡居民的生活方式、饮食结构、环境状况等发生了巨大变化，尤其是人口城市化、老龄化、环境污染和生活方式的变化等因素导致了城乡居民健康行为和疾病谱的变化。与之相关的呼吸系统、消化系统、血液系统、生殖系统的恶性肿瘤发生率与死亡率也逐年升高，成为我国居民的主要死因之一，并给人民生活及社会经济带来了巨大的影响与损

NOTE

失。2008 年我国第三次死因回顾抽样调查报告显示，全国恶性肿瘤的发病率以年均 3% ～ 5% 的速度递增，突出表现在消化道肿瘤。同期，我国恶性肿瘤的病死率高于全球平均水平。近年来我国恶性肿瘤的发病呈现年轻化、职业相关化、地区相关化的特点，了解我国恶性肿瘤发生的流行病学特点，是制订肿瘤防治策略的基础。

（一）时间分布特征

我国恶性肿瘤的发生总体上呈上升趋势，发病率以年均 3% ～ 5% 的速度递增，部分登记地区 2000 年至 2016 年间恶性肿瘤发病率无大的波动，但呈现一定的上升趋势。

（二）癌谱分布特征

我国癌谱呈现新的特征，既有发达国家又保留发展中国家的双重特征，即出现恶性肿瘤发病的"双重负担"局面。综合近 10 年恶性肿瘤发病率的资料，可以看出肺癌一直处于癌谱首位，结直肠癌超越胃癌上升为第 2 位常见癌症，而肝癌在癌谱中位置逐年下降。但是，恶性肿瘤在不同性别间的发病癌谱的变化趋势不同。综合近 10 年的调查资料发现，男性高发的恶性肿瘤为肺癌、胃癌、结直肠癌、肝癌、食管癌，女性高发的恶性肿瘤为乳腺癌、肺癌、结直肠癌、甲状腺癌、胃癌。2020 年后肺癌和乳腺癌分别是男性和女性恶性肿瘤的首位病因。

（三）区域分布特征

2014 年全国恶性肿瘤发病率为 278.1/10 万，不同地区相比，华南地区发病率最高，其次是东北和华东地区，西南地区发病率最低。2000 年至 2014 年间，农村地区肺癌总体发病率呈上升趋势，且上升幅度大于城市地区，但其发病率仍小于城市地区。与肺癌不同，乳腺癌发病呈发达地区较高、欠发达地区较低、城市发病率显著高于农村的特点。胃癌的地区间分布差异较大，高发地区主要集中于里下河地区及长江以北区域。区域分布差异主要与居民基因易感性、生活方式、饮食方式、社会习俗、自然及经济环境等因素相关。

（四）人群分布特征

我国恶性肿瘤发病率男性高于女性，男性和女性的发病率分别为 305.47/10 万和 265.21/10 万，中国人口标化发病率为 190.64/10 万，世界人口标化发病率为 186.39/10 万。2015 年全国癌症死亡病例共约 233.8 万例，其中男性和女性的死亡率分别为 210.10/10 万和 128.00/10 万，中国人口标化死亡率为 106.72/10 万，世界人口标化死亡率为 105.84/10 万。恶性肿瘤的发生与机体衰老有关，其发病率随年龄的增长而升高，是影响老年生命和健康的重要因素。65 岁以上人群最容易患癌症，其发病率与死亡率最高。我国老年恶性肿瘤患者中 60 ～ 69 岁占 16.6%，70 ～ 79 岁占 68.9%，80 岁以上占 14.6%。近年来儿童恶性肿瘤的发病率、死亡率也呈现增高趋势，引起研究者及社会的广泛关注。周艳玲等根据 2009 年～ 2012 年发布的"中国肿瘤登记年报"及 GLOBOCAN2012 数据库中 0 ～ 14 周岁儿童恶性肿瘤的发病和死亡数据为基础资料，分析我国儿童恶性肿瘤的发病率和死亡率的流行病学情况。结果表明，我国儿童恶性肿瘤的发病率随时间呈小幅波动，而死亡率基本稳定；我国儿童恶性肿瘤的发病率低于世界平均水平，且明显低于美国和日本，而我国的死亡率却高于美国和日本，我国城市地区的发病率约为农村的 2 倍，而死亡率相差不大；随着年龄的增加，我国儿童恶性肿瘤的发病率和死亡率总体呈下降趋势；我国儿童恶性肿瘤的发病率和死亡率男性大于女性。我国儿童恶性肿瘤的发病率和死亡率在时间、地区、年龄、性别等方面均呈现出特定的分布特点。

二、恶性肿瘤的危险因素

（一）环境及生活方式

从发病机制讲，恶性肿瘤是名副其实的分子病或基因病，如果若干关键基因的变异发生在生殖细胞阶段，此种癌症即为遗传性。大多数癌症呈散发，各种关键基因的变异均发生在体细胞，这些癌症的发生与环境因素及生活方式密切相关。癌症的发生 1/3 与吸烟有关，1/3 与营养因素有关，其余 1/3 则与感染、职业暴露及环境污染等有关。

1. 肺癌　吸烟、体重指数、心理因素、既往呼吸系统疾病史、家族肿瘤史可以解释我国城市约 78% 的肺癌的发病原因。矿粉和炼厂烟尘中高浓度的放射性气体氡及其子体和含垢中矿尘多种金属、非金属元素的协同作用是肺癌高发的原因。

2. 胃癌　年龄和性别等人口学因素是胃癌的危险因素。随着年龄增长，胃癌发病率和死亡率也随之增加，我国患者在 40 岁后发病率明显上升，达到峰值后逐渐缓慢下降，30 岁以下发病病例较为少见。30 岁以下胃癌死亡病例很少见，40 岁以上胃癌死亡病例明显增加，并随年龄增长死亡率亦上升。世界范围内胃癌的发病率均呈现出男性多于女性的趋势。高盐饮食、过多摄入烟熏煎烤炸食品、不吃早餐、饮食不规律、用餐速度快、暴饮暴食、吃剩饭剩菜等不良饮食习惯均是胃癌的危险因素。吸烟、幽门螺杆菌感染、遗传因素也是胃癌发生的危险因素。

3. 肝癌　目前研究显示，原发性肝癌的发病与肝炎病毒（HBV、HCV）感染、黄曲霉毒素 B_1 污染、饮酒、肥胖、糖尿病、肠道菌群失调等因素相关，也与精神压抑等情绪因素相关。

4. 乳腺癌　乳腺癌的危险因素大致可分为遗传因素、环境因素以及行为生活方式因素等。年龄增大、初潮年龄小、未产妇或高龄产妇、乳房腺体密度致密、有乳腺癌家族史者、激素治疗患者、有吸烟和（或）饮酒行为者、高水平邻苯二甲酸酯暴露者及高热量食物摄入较多者的乳腺癌患病风险增加。

5. 宫颈癌　乳头状瘤病毒（HPV）是一种嗜上皮性病毒，在人和动物中分布广泛，有高度的特异性。HPV 的宿主为人类，HPV 可引起人类良性的肿瘤和疣，如生长在生殖器官附近皮肤和黏膜上的人类寻常疣、尖锐湿疣及生长在黏膜上的乳头状瘤。HPV 感染是宫颈癌发病的主要危险因素，定期筛查是防治宫颈癌的主要手段。

6. 结直肠癌　结直肠癌的危险因素有不良生活方式、饮食因素、家族史、相关疾病（糖尿病、肥胖）、肠道菌群紊乱等。

7. 鼻咽癌　鼻咽癌高发主要与 EB 病毒感染有关，EB 病毒为疱疹病毒科嗜淋巴细胞病毒属的成员，95% 以上的成人皆携带此病毒。它是传染性单核细胞增多症的病原体，还与鼻咽癌、儿童淋巴瘤的发生有密切关系，被列为可能致癌的人类肿瘤病毒之一。EB 病毒感染、遗传因素、吸烟、厨房与居室未分开均是鼻咽癌发病的危险因素。此外，进食含有亚硝酸胺类致癌物的食物也与鼻咽癌的发生具有一定的相关性，而且在儿童期越年幼进食相对危险性越大。

8. 食管癌　食管癌高发与食用长时间浸泡的霉烂泡菜、饮用不清洁的地面水有关，因为这类食物中硝酸盐和亚硝酸盐含量高。同时，其与饮酒、吸烟、饮茶及热食嗜好也有关。

（二）年龄、性别

疾病分布性别差异的主要原因是生活方式、职业差异及社会支持不同导致的暴露和接触致病因素机会大小不同。老年人恶性肿瘤的高发主要由于老年人身体内环境出现了变化，其特征是集体实质脏器的萎缩伴有功能降低，还表现为免疫衰退的 T 淋巴细胞活化受损、细胞免疫功能缺陷，所以老年人易患肿瘤。老年癌症患者是癌症患者中一个特殊的群体，而且随着老龄化的加速，这个群体还将不断扩大。年龄已成为恶性肿瘤发生的最大危险因素。

三、恶性肿瘤的预防和筛检

恶性肿瘤的防治不但要提倡"三早"，还要提倡"三前"，即癌前发现、癌前诊断、癌前治疗。对癌症而言"三早"加"三前"是提高肿瘤治愈率、生存率的关键。目前具有有效一级预防措施的癌症并不多，因而开展早诊、早治、积极进行二级预防是中国癌症防治重点。

（一）预防原则

1. 对生活、工作中的各种导致恶性肿瘤发生的环境危险因素采取控制措施，减少或避免接触环境中的致癌物质如电离辐射、有害化学物质、粉尘、烟雾等。

2. 采取健康的生活方式，戒烟、戒酒，作息规律，增加体育锻炼，提高机体免疫力。

3. 保证营养，多吃新鲜水果和蔬菜，不要过多摄入脂肪和胆固醇，减少腌制及深加工食品的摄入，饮食保证新鲜卫生。

4. 培养乐观的生活态度，避免精神刺激和精神创伤，学习调控和管理压力，培养良好的社会及生活适应性。

5. 定期进行体格检查及癌症风险筛查，早发现、早治疗。

（二）常见恶性肿瘤的筛查与评估

1. 肺癌的风险评估与筛查　美国国立综合癌症网络（NCCN）指南中提出的肺癌筛查风险评估因素包括吸烟史（现在和既往）、氡暴露史、职业史、患癌史、肺癌家族史、疾病史（慢阻肺或肺结核）、烟雾接触史（被动吸烟暴露）。风险状态分 3 组：①高危组：年龄 55 ～ 74 岁，吸烟史 ≥ 30 包 / 年，戒烟史 < 15 年；或年龄 ≥ 50 岁，吸烟史 ≥ 20 包 / 年，另外具有被动吸烟除外的 1 项危险因素。②中危组：年龄 ≥ 50 岁，吸烟史或被动吸烟接触史 ≥ 20 包 / 年，无其他危险因素。③低危组：年龄 < 50 岁，吸烟史 < 20 包 / 年。NCCN 指南建议高危组进行肺癌筛查，不建议低危组和中危组进行筛查。目前的研究数据不支持在整体人群中进行大范围的肺癌筛查，因此相关机构一般只建议对特定的高危人群进行定期检查。低剂量 CT（LDCT）发现早期肺癌的敏感度是常规胸片的 4 ～ 10 倍，可以早期检出早期周围型肺癌。国际早期肺癌行动计划数据显示，LDCT 年度筛查能发现 85% 的 I 期周围型肺癌，术后 10 年预期生存率达 92%。美国全国肺癌筛查试验证明，LDCT 筛查可降低 20% 的肺癌死亡率，是目前最有效的肺癌筛查工具。我国目前在少数地区开展的癌症筛查与早诊早治试点技术指南中推荐采用 LDCT 对高危人群进行肺癌筛查。此外，还可以通过临床表现、体格检查、影像学检查、内窥镜检查、实验室检查等手段对具有高危肺癌风险的人群进行进一步的筛查与检查。

2. 胃癌的风险评估与筛查　根据我国国情和胃癌流行病学，符合以下任一项者均应列为胃癌高危人群，建议作为筛查对象：年龄 40 岁以上，男女不限；胃癌高发地区人群；幽门螺杆菌（Hp）感染者；既往患有慢性萎缩性胃炎、胃溃疡、胃息肉、手术后残胃、肥厚性胃炎、恶性贫血等胃癌前疾病；胃癌患者一级亲属；存在胃癌其他高危因素（高盐、腌制饮食、吸烟、过度饮酒等）。常用筛查方法包括以下几种。

（1）血清胃蛋白酶原（PG）检测　PG 浓度和（或）PG I / PG II 比值下降对于萎缩性胃

炎具有提示作用，通常使用 PG Ⅰ 浓度 ≤ 70μg/L 且 PG Ⅰ / PG Ⅱ ≤ 3.0 作为诊断萎缩性胃炎的临界值，国内高发区胃癌筛查采用 PG Ⅰ 浓度 ≤ 70μg/L 且 PG Ⅰ / PG Ⅱ < 7.0。

（2）促胃液素 -17　血清促胃液素 -17 检测可以反映胃窦部黏膜萎缩情况，血清促胃液素 -17 水平取决于胃内酸度及胃窦部 G 细胞数量。

（3）上消化道钡餐　如果 X 线钡餐检查发现可疑病变，如胃腔直径减小、狭窄、变形、僵硬、压迹、龛影、充盈缺损、黏膜褶皱变化等，则行进一步内镜检查。

（4）内镜筛查　内镜及内镜下活组织检查是目前诊断胃癌的金标准，尤其是对平坦型和非溃疡性胃癌的检出率高于 X 线钡餐等方法。然而内镜检查依赖设备和内镜医师资源，并且内镜检查费用相对较高、具有一定痛苦，患者接受程度较差，即使对于日本等发达国家而言，也尚未采用内镜进行大规模胃癌筛查。因此，采用非侵入性诊断方法筛选出胃癌高风险人群，继而进行有目的的内镜检查是较为可行的诊断策略。

3. 原发性肝癌的风险评估与筛查　中国原发性肝癌发生率在常见的恶性肿瘤中居第三位，病死率在所有恶性肿瘤中居第二位。肝癌起病隐匿，因此对高危人群的筛查也非常重要。目前国际上已有可供借鉴参考的肝癌治疗指南，主要包括美国国家综合癌症网（NCCN）的肝癌临床实践指南、美国肝病研究协会（AASLD）肝癌临床治疗指南、英国胃肠病学会（BSG）治疗指南、美国外科学院（ACS）制定的共识；我国专家也根据国情制定了《原发性肝癌规范化诊治专家共识》。这些指南均强调肝癌的早期筛查和监测。根据上述指南建议，应对所有肝癌高危人群进行筛查。肝癌高危人群包括乙肝、丙肝病毒感染者及嗜酒者等。由于肿瘤体积平均每 6 个月要加倍，因此对于高危人群一般每 6 个月进行一次检查。由于女性发病相对较晚，中国癌症筛查及早诊早治指南认为可在男性 35 岁、女性 45 岁时开始高危人群的筛查。理想的筛查方案是联合应用甲胎蛋白（AFP）和腹部超声（US），可以极大地降低漏诊率。但如果经济条件不允许，可以单独用腹部超声筛查。超声检查（US）被公认为肝癌较好的筛查方法。一项荟萃分析表明，US 监测早期肝癌的敏感性为 63%，特异性大于 90%，相对较低的敏感性主要是由于利用 US 发现微小病变依赖于技术操作人员的专业技能和超声仪器的性能。但 US 对于发现有肝硬化背景的肝癌存在一定问题，肝硬化的特点是纤维膜加再生结节，对于小肝癌的鉴别有一定的困难。由于这些限制，对于 US 操作者进行特殊培训是必要的。AFP 是肝癌监测中应用最广的血清生物标志物，但它的水平受肿瘤的大小、侵袭性及肝脏疾病活动性的影响，这些影响限制了 AFP 作为肝癌监测方法的实用性。AFP 只在少数早期肝癌患者中升高，其特异性也较低，其水平升高同样见于 HBV、HCV 感染者肝炎活动期。

4. 乳腺癌的筛查建议

（1）对于 40 ～ 49 岁、无特异性发病风险的女性，告知、讨论个体乳房 X 线筛查的获益和危害；对告知后仍要求筛查者，行两年一次的乳房 X 线检查。

（2）对于 50 ～ 74 岁女性，鼓励行两年一次的乳房 X 线检查。

（3）对于 < 40 岁和 ≥ 75 岁的女性，或健康状态欠佳、预期寿命少于 10 年的女性，不鼓励行乳腺癌筛查。

（4）对于任何年龄、无特异风险的女性，不使用 MRI 或层析成像进行筛查，取消每年一次的乳房 X 线检查。

5. 宫颈癌的筛查建议

（1）对于 < 21 岁的女性，不进行宫颈癌筛检。

（2）对于 21 ～ 29 岁（已有性生活）的女性，每 3 年进行一次宫颈细胞涂片检查（我国为每年 1 次）。

（3）对于 30 ～ 65 岁的女性，每 5 年进行一次宫颈细胞涂片 +HPV 检测。

（4）对于 < 30 岁的女性，不建议行 HPV 检测。

（5）在 > 65 岁的女性中，有连续 3 次细胞学检查阴性，或连续两次细胞学检查阴性，且近 10 年 HPV 检测阴性（要求最近一次检测在 5 年内）者，可停止筛检。

（6）在任何年龄因宫颈癌行子宫切除和宫颈切除术者，不再行宫颈癌筛检。

（7）不使用骨盆双手检查进行宫颈癌筛查。

6. 结直肠癌的风险评估与筛查   结直肠癌是起源于结直肠黏膜上皮的恶性肿瘤，是临床最为常见的恶性肿瘤之一。我国每年结直肠癌新发病例超过 25 万，死亡病例约 14 万，新发和死亡病例均占全世界同期结直肠癌病例的 20%。根据危险因素对不同人群进行个体化风险分层可以筛选出高危受检者，具有重要临床意义。高危因素问卷是一项经济可行的筛查方法，可通过病史、症状、家族史等识别出高危人群，已在我国部分地区使用。我国一项研究发现年龄、性别、吸烟史、糖尿病及绿色蔬菜、腌制食品、油炸食品和白肉的摄入是结直肠癌的独立预测因素。2014 年亚太结直肠癌筛查共识指出，年龄、男性、有结直肠癌家族史、吸烟和肥胖是亚太地区结直肠癌和进展期肿瘤的危险因素，亚太风险评分可作为进展期结直肠肿瘤高危人群的筛选工具，适用于亚太无症状人群的结直肠癌筛查。后续研究提示，基于我国无症状人群年龄、性别、吸烟、结直肠癌家族史、BMI 和自诉糖尿病的评分系统，可预测结直肠肿瘤的风险（包括腺瘤、进展期腺瘤和结直肠癌），有助于筛查方案的选择。

常用的筛查方法包括粪便潜血试验、血浆 septin9 基因甲基化检测、乙状结肠镜检查及全结肠镜检查几种方法。粪便潜血试验（FOBT）是结直肠癌无创筛查的重要手段，目前常用方法为愈创木脂法和免疫化学法。血浆 septin9 基因甲基化检测主要用于寻找外周血结直肠癌特异性分子标志物，对于提高受检者筛查依从性有重要意义。septin9 基因甲基化是结直肠癌早期发生发展过程中的特异性分子标志物，血浆 septin9 DNA 甲基化检测已经过国内外多中心临床试验验证，第一代检测方法已在部分西方国家应用。第二代检测方法在技术方面有所改善，检出结直肠癌敏感度高于一代技术（79.3% ～ 95.6%），特异度为 84.8% ～ 99%。乙状结肠镜筛查可显著降低平均风险人群结直肠癌的发病率与死亡率。但由于乙状结肠镜自身的局限性，其对近端结直肠癌发病率无明显降低作用。37.9% 的结肠腺瘤和 42.4% 的结肠癌位于近端结肠，提示单纯乙状结肠镜检查会遗漏大量结肠病变。对需要进行下消化道内镜检查的患者，建议行全结肠镜检查。结肠镜下病理活检是目前诊断结直肠癌的金标准，根据患者年龄、FOBT 检查结果、结直肠癌家族史等危险因素筛选出结直肠癌高风险人群，继而进行有目的的结肠镜筛查是较为可行的诊断策略。

7. 鼻咽癌的风险评估与筛查   通过检测 EB 病毒 VCA/IgA、EA/IgA 和临床随访研究显示，EB 病毒抗体水平的持续升高是发生在鼻咽癌癌变潜伏期的普遍事件，定期在人群中进行筛查可以早期发现鼻咽癌。评估高、中、低危组的划分标准：通过酶联吸附试验（ELISA 法）检测 EBNA1/IgA、Zta/IgG、EBNA1/IgG 相对光密度（rod）≥ 1 为阳性。其中 3 项检测指标均阳性或单项 EBNA1/IgArod ≥ 3 列为高危组；2 项指标阳性或 EBNA1/IgA 单项 ≥ 2 划为中危组；其余划为低危组。在首次筛查中全部人群抽血检测 EBV 血清学 3 种抗体和间接鼻咽镜检查，根据血清学结果进行人群鼻咽癌风险评估。高危组应进一步做鼻内镜和（或）鼻咽 CT 检查，发现可疑病灶者做活检以病理确诊，首次筛查未确诊鼻咽癌者每 3 ~ 6 个月重复筛查 1 次；中、低危组可在门诊和肿瘤登记系统进行随访。

8. 食管癌的风险评估与筛查 我国是全球食管癌发病率和死亡率最高的国家之一，开展筛查和早期诊治是降低疾病负担的关键。上消化道内镜检查是诊断食管癌的金标准，但属于有创操作。王立东等优化组合外周血中与食管癌癌变关系密切的分子标志物，如 c-Myc、p53、CyclinB1、MDM2、Rb、Bcl-2 等，进一步构建液体活检检测模型。采用液体活检技术对无症状人群进行检查，再对筛选出的阳性患者开展色素内镜和靶向黏膜活检组织病理学检查，这样仅需对 20% 的高风险人群行内镜检查。同时，可根据首次筛查结果制订复查方案，如对基底细胞过度增生者每两年检查一次，轻、中度不典型增生者每年检查一次，重度不典型增生患者每半年检查一次，可及时、有效阻止癌前病变的进展，降低筛查成本，是食管癌精准防控值得推广的核心技术。

第九节 膝骨关节炎的健康管理

一、膝骨关节炎的流行病学特征

膝骨关节炎为骨关节炎中最常见的类型，属于中医"骨痹""痹证"范畴，是一种以关节软骨退行性变、软骨下骨质反应性改变、关节边缘骨赘形成、滑膜病变、韧带松弛或挛缩、关节囊挛缩、肌肉萎软无力等为特征的慢性关节疾病。

膝骨关节炎作为造成 60 岁以上人群丧失劳动力的主要原因之一，随着人口老龄化，本病的发病率逐年攀升。最新研究证据提示，目前我国有近 1.3 亿人遭受膝骨关节炎困扰；60 岁以上人群近一半患膝骨关节炎；75 岁以上人群中，超过 80% 患膝骨关节炎。膝骨关节炎致残率高达 53%，严重影响患者的生活质量，也给社会带来沉重的经济负担。

二、膝骨关节炎的诊断

（一）膝骨关节炎的临床诊断

1. 病史 有膝关节过度负重等劳损史、存在先天性膝关节周围畸形（内翻、外翻等）或外伤史，多见于中、老年人。

2. 症状体征

（1）疼痛及压痛 发生率 36.8% ~ 60.7%。疼痛特点如下：①起步痛：久坐或刚下床起步行走时疼痛较明显，活动后稍缓解。②活动痛：行走一段时间后出现疼痛加剧。③负重痛：膝关节在负重状态下，如上、下楼梯时疼痛加剧。④静息痛：膝关节在静息状态亦疼痛，以夜间为甚。除疼痛之外，膝关节的局部可出现压痛，在关节肿胀时明显。

（2）活动受限 晨起时有关节僵硬及发紧感，持续时间常为几分钟至十几分钟，很少超过 30 分钟，可逐渐出现关节绞锁，晚期关节活动明显受限，最终致残。

（3）关节畸形 疾病中晚期可见明显的内、外翻或旋转畸形。

（4）骨擦感　关节屈伸时可闻及骨摩擦音（感）。

（5）肌肉萎缩　膝关节周围伸屈肌群萎缩，以伸肌萎缩为显著。

3. 实验室检查　急性期的患者可出现 C- 反应蛋白（CRP）和血沉（ESR）轻度升高，而血常规、免疫复合物及血清补体等可正常。合并滑膜炎者可有关节积液。一般关节液透明、淡黄色、黏稠度正常或略降低。关节液常规可显示轻度白细胞增多，以单核细胞为主。滑液分析有助于排除其他关节疾病。

4. 影像学检查　影像学检查不仅可以帮助确诊膝骨关节炎，而且有助于评估关节损伤的严重程度，评价疾病进展和治疗反应，及早发现疾病或相关的并发症。

（1）X 线　膝关节下肢全长负重位片、膝关节正侧位片、髌骨轴位片是常规首选的影像学检查。早期多见正常，中、晚期可见关节间隙不对称性变窄，软骨下骨硬化和（或）囊性变，关节边缘增生和骨赘形成，部分关节内可见游离体。影像学分级可参照 Kellgren–Lawrence 影像分级（K–L 分级）方法。

（2）磁共振（MRI）　有助于发现和评估关节相关组织的病变程度，如软骨损伤、关节滑液渗出、软骨下骨骨髓水肿、滑膜炎和半月板或韧带损伤，还可用于排除肿瘤和缺血性骨坏死等。MRI 一般以 Recht 分级为标准。

5. 诊断要点　主要根据患者的症状、体征及影像学检查。目前采用中国中西医结合学会 2018 年修订的诊断标准（表 8–17）。

表 8–17　膝骨关节炎分类标准

序号	症状或体征
1	近 1 个月内反复膝关节疼痛
2	年龄≥ 50 岁
3	晨僵时间≤ 30 分钟
4	活动时有骨摩擦音（感）
5	X 线片（站立或负重位）示关节间隙变窄、软骨下骨硬化和（或）囊性变、关节缘骨赘形成
6	MRI 示软骨损伤、骨赘形成、软骨下骨骨髓水肿和（或）囊性变、半月板退行性撕裂、软骨部分或全层缺失

注：满足诊断标准 1+2+3+4 或 1+5 或 1+6，可诊断膝骨关节炎。

6. 鉴别诊断　主要应与以下疾病鉴别。

（1）类风湿性关节炎　多为对称性小关节炎，以近端指间关节和掌指关节及腕关节受累为主，晨僵明显。可有皮下结节，类风湿因子阳性，X 线以关节侵蚀性改变为主。

（2）痛风性关节炎　多发于中年以上男性，急性关节炎反复发作，最常累及第一跖趾关节和跗骨关节，也可侵犯膝、踝、肘、腕及手关节，表现为关节红、肿、热和剧烈疼痛，血尿酸水平升高，滑液中可查到尿酸盐结晶。慢性者可出现肾脏损害，在关节周围和耳廓等部位可出现痛风石。

（3）强直性脊柱炎　好发于青年男性，主要侵犯骶髂关节和脊柱，膝、踝、髋关节也常累及，晨僵明显，患者常同时有炎性下腰痛。放射学检查显示骶髂关节炎，常有人类白细胞抗原阳性。

（4）银屑病关节炎　好发于中年人，起病较缓慢，以远端指（趾）间关节、掌指关节、跖关节及膝和腕关节等四肢关节受累为主，关节病变常不对称，可有关节畸形。病程中可出现银屑病的皮肤和指（趾）甲改变。

（二）膝骨关节炎的临床分期与分型

1. 西医辨病分期　慢病管理侧重于对膝骨关节炎及其危险因素进行一系列定期检测、连续监测、评估和综合干预的医学过程及行为。主要涵括以下方面：高危因素的管理、常见症状的管理、常见检查的管理、常用药物的管理、生活方式的管理及管理效果的评价等。作为一个系统化的医疗管理，慢病管理强调疾患发生、发展各阶段的健康教育及非药物干预措施，最大化地促进患者日常生活的自我管理能力。《美国骨科医师学会膝关节骨关节炎治疗指南》认为，对患者进行的健康教育及生活方式的改变在膝骨关节炎的治疗中具有重要的作用，骨科医生和其他骨骼肌肉医护人员须将关节炎作为一种慢病进行治疗。

膝骨关节炎的临床分期及其临床意义：在大健康理念的指引下，基于现代保膝理念和慢性病管理患者人群细分要求，结合影像学评估将膝骨关节炎分为 5 期，详见（表 8-18）。以往的 3 期分法不够细致，不便于慢性病的管理。该分期设置了控制风险因素的前期（Ⅰ期），其余根据病情的发展细分为 4 期，共 5 期，以求实现膝骨关节炎慢性病全生命周期的管理，尽量延缓关节（包括术后）的退变老化和延长使用周期，改善生存质量。

表 8-18　膝骨关节炎分期及临床表现

分期	临床表现	影像学表现	时段分属
Ⅰ期（前期）	关节有轻度不适，怕冷，上楼酸软、下蹲站起乏力，关节活动有摩擦感或响声。极个别患者剧烈运动可以出现急性滑膜炎，但按诊断标准尚未构成骨关节炎或有超出正常范围的发育性关节内外翻畸形。	K-L 影像学分级为 0-I 级，MRI 表现为正常	未病期欲病期
Ⅱ期（早期）	按诊断标准可以确诊。非药物疗法可以控制，有时过度运动或劳累出现急性发作，一般可以临床治愈。	K-L 影像学分级为 I-Ⅱ级，MRI 表现为软骨内异常信号，但软骨面光滑	发作期缓解期
Ⅲ期（中期）	出现关节疼痛肿胀急性发作次数增多，需要止痛药控制，症状不易治愈，需要长期多种疗法综合应用才能治愈或缓解。	K-L 影像学分级为Ⅱ-Ⅲ级，MRI 表现为软骨表面轻度不规则和（或）软骨全层厚度 50% 以下的局灶缺损	发作期缓解期
Ⅳ期（后期）	发育性关节内外翻角度加大。关节疼痛肿胀急性发作次数增多，服药症状不能完全缓解。	K-L 影像学分级为Ⅱ-Ⅲ级。MRI 表现为局部软骨病损明显，骨髓水肿，甚至局部骨裸露、坏死	发作期缓解期
Ⅴ期（晚期）	保守治疗效果差，关节僵硬、活动明显障碍，肿痛反复发作，肌肉萎缩，经常需要助行器或扶拐行走。	K-L 影像学分级为Ⅳ级。MRI 表现为广泛软骨病损明显，软骨下骨裸露，甚至出现骨坏死	发作期缓解期

注：发作期：膝关节中度以上疼痛，或呈持续性，重者疼痛难以入眠；膝关节肿胀，功能受限，跛行甚至不能行走。缓解期：膝关节轻度疼痛，劳累或天气变化时加重，或以酸胀、乏力为主，或伴膝关节活动受限。

2. 中西医结合诊断思路与方法 首先是辨病，应该根据西医膝骨关节炎诊断标准进行疾病诊断，并注意与其他疾病相鉴别；其次是辨证，根据中医四诊信息对病情严重程度进行评估。

三、膝骨关节炎的危险因素

（一）不可干预的危险因素

1. 年龄 骨关节炎的发病人数随着年龄的增长越来越多，增龄是骨关节炎最直接的危险因素。研究提示，这与随年龄增长而自然发生的关节退变有关。随着人体衰老，关节软骨细胞增殖和合成能力降低，难以维持软骨组织的合成代谢和分解代谢之间的平衡，导致关节软骨降解和缺失，引发骨关节炎。

2. 性别 女性的骨关节炎发病率明显高于男性，尤其是绝经后的女性更常见。研究提示，这可能与女性在绝经后雌激素水平降低有关。雌激素可能对骨关节炎有一定的保护作用，尚待进一步循证研究的证实，补充雌激素也有望成为骨关节炎的治疗方式之一。

3. 遗传因素 骨关节炎发病具有家族遗传性，家族中多个成员同时发病非常常见。这可能与某个遗传缺陷引起的软骨代谢异常有关。

4. 职业 特殊职业的人也易患骨性关节炎。例如，芭蕾舞演员的跖趾关节，纺织工的手关节，矿工的髋、膝关节，棒球运动员的肩、肘关节，足球运动员的足、踝、膝关节，拳击运动员的掌指关节等，均易患骨性关节炎。

（二）可干预的危险因素

1. 肥胖 长期以来肥胖和超重被认为是骨关节炎的高危因素，超重会加重膝髋关节的负重，加速关节的磨损。研究显示，肥胖患者发生膝骨关节炎的风险比对照组明显增加，而减重可以使膝骨关节炎的风险显著降低，并且体重的减少也能明显减轻骨关节炎患者的疼痛和活动障碍。因此，骨关节炎患者应特别强调减肥的重要性。

2. 过度运动 一般人群每个关节都有一定的活动范围，超过一定限度的运动，可导致过度使用的多种损伤和骨关节炎。例如，乒乓球运动员更易发生膝骨关节炎，足球运动员的下肢关节骨关节炎也明显增加，类似使关节承受压力和扭转较大的运动可以增加关节损伤而诱发骨关节炎。然而，适量的运动可以保持关节的活动度，增强关节稳定性，且不会增加骨关节炎的发生风险，更有促进软骨修复，改善骨关节炎患者症状的作用。

3. 骨质疏松 在某些特殊部位，骨关节炎与骨质疏松呈负相关。最典型的是髋关节，诸多研究均发现髋关节骨关节炎患者股骨头骨折发生率低于常人。

4. 其他疾病 骨关节炎与糖尿病、原发性高血压病以及高尿酸血症相关。

四、膝骨关节炎的预防与健康管理

（一）基本思路

膝骨关节炎是一种慢性退行性关节疾病，应遵循中西医结合阶梯治疗（表 8-18 及图 8-3），临床分为 I 期（前期）、II 期（早期）、III 期（中期）、IV 期（后期）、V 期（晚期）。临床分期强调"治未病"理念，进行"未病先防"，通过改善生活方式、避免危险因素等来积极预防膝骨关节炎的发生。当膝骨关节炎发生时，则综合患者临床表现及影像学等资料进行个体化阶梯诊治与管理，充分发挥中西医优势，阻止或延缓膝骨关节炎进展。总体治疗方法是非药物与药物治疗相结合，必要时手术治疗，治疗应个体化。既要按照传统辨证论治思路，灵活选用中药、针灸、推拿等疗法，也应循序进行中西医结合阶梯治疗，并严格把握适应证；阶梯治疗需不断优化治疗方案，使疗效最大化；中医综合治疗疗效确切，可贯穿全程。健康教育、练功是治疗和巩固疗效的重要措施。

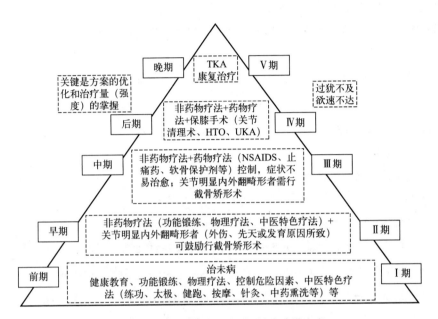

图 8-3　膝骨关节炎的中西医结合阶梯治疗

注：NSAIDS：非甾体抗炎药。HTO：胫骨高位截骨术。UKA：单髁置换手术。TKA：全膝关节置换。根据阶梯治疗思维以及患者临床实际病情，优先选择 UKA、HTO 以及非手术治疗等保膝方法。

（二）非药物治疗

非药物治疗在膝骨关节炎的治疗中有很重要的作用，是药物治疗及手术治疗等的基础。

1. 健康教育与自我管理

（1）健康教育　可改善膝骨关节炎患者的疼痛和心理社会状态。医生应当指导患者认识疾病，明确治疗目的（改善症状，延缓病情发展）；树立信心，消除思想负担，缓解焦虑情绪和运动恐惧；医患合作，密切配合医生诊疗；合理锻炼，调整生活方式。

（2）自我管理　超重和肥胖是公认的膝骨关节炎发病危险因素，会导致患者关节疼痛甚至残疾，控制饮食联合运动治疗可提高减重对膝骨关节炎症状的治疗效果。

2. 练功　在医生指导下进行直腿抬高、太极拳、八段锦等练功疗法。

3. 手法　采用推揉点按、拔伸屈膝、摇转屈膝、拿捏弹拨等理筋、整骨手法，起到舒筋通络、活血化瘀、松解粘连、滑利关节的作用，可改善关节僵硬和肌力、减轻关节疼痛、改善关节功能。伴感染、皮损、肿瘤及心脑血管疾病者须慎用。推拿治疗可有效缓解膝骨关节炎患者的临床症状，提高其生活质量，并且无明显不良反应。

4. 针灸　针刺包括毫针疗法、温针疗法、电针疗法等，对缓解膝骨关节炎疼痛和改善关节功能具有积极作用。采用灸法集热疗、光疗、药物刺激与特定腧穴刺激于一体，能有效降低炎症灶血管通透性，改善血液流变学和血流动力学指标，临床运用可缓解膝关节疼痛、改善关节功能、提升患者生活质量。

5. 针刀 针刀疗法可在髌上囊、髌下脂肪垫、内膝眼、外膝眼、胫侧副韧带、髂胫束、鹅足囊等部位实施，通过切割、分离、铲剥，调节和松解肌腱韧带等相应软组织，达到恢复膝关节生物力学平衡的目的，适用于膝关节疼痛、晨僵、肌肉粘连、功能受限、挛缩屈曲畸形明显的膝骨关节炎患者，可缓解膝关节疼痛、改善关节功能。

6. 理疗 常用方法包括热疗、磁疗、红外线照射、水疗、蜡疗、超声波等，可联合针刺、手法等其他疗法，以改善关节活动，缓解疼痛和肌紧张，促进局部血液循环及炎症吸收。

7. 辅具

（1）减轻受累关节的负荷 可使用手杖、助步器等协助活动。

（2）保护关节 可戴保护关节的弹性套，如护膝等；对髌股关节腔室骨关节炎采用髌骨内侧贴扎治疗可显著减轻疼痛；对膝关节内侧室骨关节炎可用楔形鞋垫辅助治疗。

（三）药物治疗

经非药物治疗无效，可根据关节疼痛情况选择药物治疗。

1. 外用药

（1）中草药外用 主要包括熏洗、敷贴和离子导入等。

（2）中成药外用 主要包括各种贴膏、膏药、药膏及酊剂等。

（3）非甾体类抗炎制剂局部外用 不良反应小，可减轻关节疼痛和压痛。

2. 关节腔注射治疗 根据医生的临床经验和患者具体病情决定是否采用玻璃酸钠、医用几丁糖（关节腔注射液）等关节黏弹性补充疗法。富血小板血浆富含多种生长因子和炎症调节因子，具有保护软骨细胞、促进软骨愈合和减轻关节内炎症的作用，能够缓解疼痛、改善关节功能。关节腔注射长效糖皮质激素可缓解疼痛、减少渗出。疗效持续数周至数月，但不建议在同一关节反复注射，以免加剧关节软骨损害，注射间隔时间不应短于 4～6 个月。

3. 辨证用药 根据中医辨证论治，采用相应方药治疗。

4. 控制症状的口服药

（1）对乙酰氨基酚 由于老年人服用非甾体抗炎药易发生不良反应，且膝骨关节炎的滑膜炎在发病初期并非主要因素，故轻症可短期使用对乙酰氨基酚。

（2）非甾体类抗炎药 既有止痛作用又有抗炎作用，是最常用的一类控制骨关节炎症状的药物。其主要不良反应有胃肠道症状、肾或肝功能损害、影响血小板功能，可增加心血管不良事件发生的风险。如患者有发生心血管不良事件的危险则应慎用。

（3）阿片类药物 对于急性疼痛发作的患者，当对乙酰氨基酚及 NSAIDs 不能充分缓解疼痛或有用药禁忌时，可考虑用弱阿片类药物，这类药物耐受性较好而成瘾性小。如口服曲马朵等，该类制剂应从低剂量开始，每隔数日缓慢增加剂量，可减少不良反应。

4. 骨关节炎慢作用药（DMOAD）及软骨保护剂 此类药物一般起效较慢，需治疗数周才见效，故称骨关节炎慢作用药。其具有降低基质金属蛋白酶、胶原酶等活性的作用，既可抗炎、止痛，又可保护关节软骨，有延缓膝骨关节炎发展的作用。但目前尚未有公认的理想的药物，常用药物氨基葡萄糖、双醋瑞因、硫酸软骨素等可能有一定的作用。

（四）手术治疗

对于反复发作的膝关节肿痛、关节积液，经非手术治疗效果欠佳，疼痛进行性加剧、关节功能明显障碍、关节畸形的患者可以考虑手术治疗，以矫正畸形和改善关节功能。建议评估病情及手术指征后行手术治疗。

1. 关节镜手术　关节镜兼具诊断和治疗的作用，主要针对伴有机械交锁或半月板撕裂等症状的患者。通过关节镜游离体清理、半月板成形等，能减轻部分早中期患者的症状，改善关节内环境，减轻滑膜炎性反应。对已出现力线异常、明显骨赘增生的晚期患者，单纯关节镜冲洗或清理手术效果差。

2. 膝关节周围截骨术　适用于年龄较小（一般认为＜65岁），活动相对活跃，骨量较好，存在关节外畸形、半月板外突的患者。可最大程度保留膝关节结构，通过改变下肢力线缓解膝骨关节炎症状，改善功能，有效缓解患者的关节疼痛。

3. 单髁置换术　单髁置换术包括内侧单髁和外侧单髁置换术。内侧单髁置换适用于以关节内侧磨损为主、力线改变5°～10°、韧带完整、屈曲挛缩不超过15°的膝关节单间室骨关节炎患者。外侧单髁置换术适用于骨对骨的膝关节外侧间室骨性关节炎以及内侧间室软骨正常、屈曲及外翻畸形＜15°、屈伸活动度＞90°、前交叉韧带完整、后交叉韧带功能正常、膝关节稳定、可矫正的外翻畸形患者。单髁置换术尽可能保留膝关节的正常结构，以获得更好的本体感觉及功能恢复。

4. 全膝置换术　适用于严重的膝关节肌间室骨关节炎，尤其伴有严重的关节疼痛、畸形，严重影响日常生活且经非手术治疗无效或效果不显著者，或截骨术失败后的膝骨关节炎患者。全膝置换术在缓解疼痛及改善关节等功能方面均有显著效果，相关疗效可以通过全膝关节置换TKA评估分析系统N-KSS 2.0进行评价。

（五）预防和调护

1. 预防　主要预防方法：①严格控制体重，改变和适当调整饮食结构。减轻体重对减轻关节负担、改善关节功能、减轻疼痛等十分有益。②减少膝关节的创伤，要尽量避免和减少膝关节的外伤和反复的应力刺激。③预防骨质疏松症，经常参加户外活动、多晒太阳等。对骨质疏松严重的患者给予抗骨质疏松治疗。④掌握正确的运动方法，避免剧烈活动，如长跑、反复地蹲起、跪下、抬举重物等。

2. 调护　①注意四时节气变化，免受风寒暑湿浸淫。②避免久立、久行，注意膝关节保护。③适当休息，使用手杖可减轻受累关节负荷。④进行床上抬腿伸膝、步行、游泳、骑车等有氧活动有助于保持关节功能。⑤选择合适的鞋和鞋垫以减震。

（六）定期随访

定期通过门诊、电话、微信或邮件形式等随访患者，指导患者进行正确的康复治疗，敦促患者按时服药；当患者病情发生变化，叮嘱患者及时门诊复查。

NOTE

第九章　场所健康管理

扫一扫，查阅本章数字资源，含PPT等

　　健康管理现已成为改善社会健康风貌的关键，涉及学校、医院、社区多元场景。学校健康管理关注青少年成长，通过科学监测、精准评估及干预、预防疾病、改善习惯等，培养健康意识，辐射全社会。医院健康管理以系统检测、监测与干预为核心，聚焦慢性病管理及生活方式调整，提供个性化指导和服务，提升疗效、降低复发风险和提高生活质量。社区健康管理以人为本，全面满足居民全生命周期需求，整合医疗、预防、康复护理等服务，鼓励自我管理，打造公平、可及的健康生活环境，推动全民健康水平提升。

第一节　学校健康管理

一、学校健康管理的概念

　　学生作为一个特殊群体，共同在学校学习，他们正处于生长发育的关键时期，其身心发育尚未完全成熟，容易发生传染病、食源性疾病等突发性公共卫生事件，以及受其他健康危险因素的影响。学校健康管理关系社会和谐稳定和民族未来的健康素质，加强学校健康管理能够促进生命全周期的健康管理事业发展。

　　学校健康管理是指以现代健康理念为基础，在现代医学模式及中医思想指导下，应用医学和管理学知识，对学校学生和教师的健康进行监测、分析、评估，对健康危险因素进行干预、管理，提供连续服务的行为活动及过程。目的是预防和控制学校疾病发生与发展，降低学校医疗费用，提高师生生命质量。

二、学校健康管理的意义与任务

（一）学校健康管理的意义

　　学校健康管理覆盖小学、中学和大学，包括在校就读的儿童、少年、青年人群，以及学校的教师和工作人员。儿童、青少年时期是个体生理、心理、社会适应能力和道德观、世界观形成的关键时期，由于生长发育迅速，情绪、观念变化快，健康危险行为发生率较高，因此需要关注学校健康管理。

　　1. 有利于促进学生健康成长　学生时期是生命全周期的重要时期，这一时期是生命全周期身心健康的重要基础，许多慢性非传染性疾病的危险行为开始于青少年时期。因此，加强学校健康管理，监测学生的生长发育和各类常见病发生情况，有利于促进学生健康成长。

　　2. 有利于培养学生健康行为　学校健康管理能帮助学生树立正确的健康管理理念，养成良好的健康行为习惯，对此后生命阶段的生命质量产生深远影响。

3. 有利于促进家庭、社会和整体人群的健康 儿童、青少年与家庭和社会有着天然而广泛的联系。加强大、中、小学学生健康教育，不仅能促使他们茁壮成长，同时可以通过他们对其父母、社会产生良好影响，促进整个社会和人群的健康，推进健康中国事业发展。

4. 有利于减少社会的医疗经济压力 学校健康管理可以有效预防部分传染病暴发，减少青年人的吸毒、酒驾、未成年人死亡和青少年意外妊娠等不良事件发生。

（二）学校健康管理的任务

1. 收集健康信息 收集在校师生的基本情况（年龄、性别等）、目前的健康状况、家族史及生活方式等相关信息，发现各种健康影响因素（包括饮食习惯、吸烟、饮酒、运动、学习、工作、精神压力、环境等），为评价和干预管理提供依据。

2. 建立健康档案 建立学校师生健康档案库，实施"一人一档"，为学校健康管理工作提供基础信息。

3. 评估危险因素 开展师生健康危险因素监测，掌握和评价危险因素的分布情况，对师生的健康状况及发展趋势做出预测，以达到健康预警作用，并为干预管理和干预效果的评价提供依据。健康危险因素评估的内容包括紧急程度评估、身体和生理评估、心理测验评估、心理危机水平评估等。

4. 加强健康管理 加强健康管理，通过学生健康管理的行动计划，对不同的危险因素实施个性化的健康指导，改善健康状况。

三、学校健康管理的实施

学校健康管理是学校管理的一部分。学校管理者应以大健康观为指导，充分利用现有资源，全面、统筹思考学校的健康管理工作。学校在组织实施健康管理过程中，要注意健康管理与其他相关管理，如安全管理、环境管理等有机结合。学校健康管理具体包括健康体检、健康教育、健康维护和健康干预四个方面。

1. 学校健康体检 学校需成立专门健康体检工作小组，定期对学生进行体格检查，并建立学生健康档案。通过体检获得学生健康基本信息，对存在的健康风险因素进行监测、评估与分析。

2. 学校健康教育 通过课堂教学和健康教育活动，如：班会、团会、校会、升旗仪式、专题讲座、墙报、板报等多种宣传教育形式，使学生掌握常见病防治和卫生保健知识，增强学生自我保健意识和能力，形成健康的生活方式和行为习惯，从而达到预防疾病、增进健康、提高学生个体和群体健康水平的目的。

（1）小学健康教育 小学阶段是学校健康教育的关键时期，这一时期的儿童求知欲高、可塑性强，接受能力最强。小学健康教育的重点：生长发育知识、良好行为和生活习惯的养成、儿童常见病预防知识、预防意外伤害知识、膳食与营养知识等。

（2）中学健康教育 初、高中青少年大多已进入青春期，是一个迅速走向成熟而又尚未完全成熟的过渡期，从依赖走向独立，生理功能逐步增强，内分泌机制逐步完善，心理状态也随着时间发生改变。中学健康教育的重点：青春期生长发育知识、性知识、心理健康知识、人际沟通和交往的知识和技能、急救与互救、预防意外伤害、不吸烟、不酗酒、预防相关疾病科普知识、环境保护等。

（3）大学健康教育　大学生是青少年向成年人过渡的时期，也是生活方式和行为习惯的成型期。大学生健康教育的重点：除了日常卫生保健知识外，还包括如何处理人际关系、安全性行为、预防艾滋病知识等。

3. 学校健康维护　学校要不断加强食品卫生安全、环境安全、传染病防控等工作，加大监督检查力度，对学校存在的危险因素定期排查，制订预防计划，如预防发生食物中毒、传染病、流行病等，以维护学校师生的身体健康和生命安全。

4. 学校健康干预　学校健康干预是学校健康管理的核心，目的就是调动学生的主动性、自觉性，有效利用有限资源改善健康情况，保护和促进人类健康，预防控制疾病发生、发展，提高生命质量。根据健康风险评估的结果，学校为学生制订个体健康干预指导方案，包括营养、体育、心理和其他生活方式干预方案，通过跟踪监测进行健康干预与指导，定期随访，建立动态的个人健康档案，最后进行效果评价与方案修正，形成管理循环，最终达到促进健康的目的。

四、学校健康管理的效果评价

学校健康管理的效果评价是学校健康促进总体规划的重要组成部分，它贯穿计划的全过程。通过健康状况检测、健康管理过程评价等方法评价健康管理效果，并及时发现问题、调整管理计划。

（一）评价的原则

1. 评价角度　学校健康管理评价具有合作性，参与者包括学生、教师、医务人员、家长和社区代表等，在进行效果评价时根据参与人员选择恰当评价角度。

2. 评价内容　学校健康管理评价内容包括健康方案实施的时间、地点、对象、目标、方法、步骤、内容、结果等，通常包括学校卫生计划中所有重要的方面。

3. 评价依据　学校健康管理评价必须恰当合理，遵循科学性。评价必须连续、长期，并与整个计划同步，且重点着眼于其计划的目标和目的。

（二）评价的方法与指标

学校健康管理的效果评价是学校健康管理的最终产出，也是学校健康管理工作成败的评价指标，主要从以下几个层面进行评估。

1. 健康知识与信念　对健康知识与信念的评价，最常用的方法就是问卷法，即围绕干预的内容及有关的健康知识与保健知识等进行书面测试。对于年龄小的儿童，尚不完全具备文字表达能力的，可选择座谈会、个别访谈或非文字的测验。健康信念是学生对健康知识、卫生设施与保健行为所持有的认识、观点和态度的概括，拥有多种表现形式，如对某些正确及不正确卫生行为的肯定或否定等。

2. 健康行为与习惯　通过观察学生日常学习生活及与家长的沟通，教师可以了解学生的健康行为与习惯。反映这种改变的指标较为客观、可靠，应作为对学校健康促进效果评价的主要依据，比如正确健康习惯的形成率、各类群众性健康活动的参与率等。前者主要通过干预前后健康习惯形成率的比较，反映学生在健康行为方面的转变情况；而后者则是根据一些群众性的爱国卫生运动及健康宣传教育活动在计划前后学生自愿参与率的比较或干预人群与非干预人群之间的比较来进行效果的评价。

3. 生理（体检）指标 学校通过定期的体格检查及生理素质的测试，与当地学生的平均体质健康标准进行比较，在开展健康促进的学生中，用等级评价法计算出不同发育水平的学生所占比例；用百分数位法衡量出常用生理指标在该学生群中所属年龄与性别的百分位数表上的上升或下降情况。例如体重超标的学生经过干预后，体重所处的百分位数位置是否有所下降。

4. 未来患病（死亡）危险性 健康状况的改善与否是衡量学校健康促进效果的客观指标，常用指标如下：①患病率：如近视眼、胃病、龋齿等的患病率等。②发病率：如腮腺炎等急性传染病、食物中毒、外伤等发生率。③月病假率：某月病假总人口数占同月授课总人日数的百分比。④行为流行率：有特定行为的人数占被调查者总人数的百分比。⑤死亡率：从长远效果来看，一般应用死因区别死亡率，即按照各种死亡原因分别计算死亡率。

第二节 医院健康管理

一、医院健康管理的概念

医院健康管理是指对就诊及住院患者或健康体检者等人群进行系统的检测、监测、评估、管理及干预的全过程。其立足于更好地治疗及控制慢性病，以现代健康理念及医学模式为指导，对被管理者进行有效的危险因素评估、疾病的早期筛查诊断及病后规范的治疗监测等全程连续且科学的管理。医院健康管理作为提供医疗服务的主体，可以对服务人群精准地进行危险分层及诊治分流，提高诊治效率的同时可有效避免不必要的医疗资源浪费。此外，其倡导文明科学的生活方式，在有效诊治的基础上加入危险因素管理，使疾病防治达到最佳的服务水平。总之，医院健康管理在实施方面具有更强针对性、更高专业性等特点。

现代健康管理中的健康理念不仅指没有疾病或虚弱现象，还包括身体、心理、社会适应能力与道德健全的状态，医学模式也从单独的"生物医学模式"转变为"生物－心理－社会医学模式"。新的健康理念及医学模式，从单独关注生物对象本身到强调重视心理、社会因素影响及交互作用，更加关心病人、关注社会、注重技术与服务的共同提高，其为现代医学开拓了更广阔的空间，赋予了更丰富的内涵，提升医学的境界。此外，现代健康管理主张"全方位、全生命周期健康管理"理念，主张"医防融合，中西医并重"及"区域协同，上下联动"的科学管理路径，在现代健康管理理念及技术武装下的医院健康管理能更好地守卫人民健康、服务于大众。

二、医院健康管理的目的和意义

（一）医院健康管理的目的

1. 适应时代需求，实现医疗模式从"以治病为中心"向"以健康为中心"的转变 进入21世纪以来，"大健康"已上升到国家战略层面，在全球范围内特别是在我国社会全面建设的议程中占据了核心主体地位。健康管理通过唤醒并强化人们的健康意识，推行全方位、全生命周期的健康维护及管理机制，成为实现大健康的重要举措。为了适应时代发展的需求，更好地守卫人民健康，医院作为医疗行为的主体，应当率先践行健康管理，以便更有效地守护人民群众的健康。

2. 通过构建科学的管理体系，实现医疗资源的高效节约与合理优化配置　健康管理在有效地分层及分流医院患者中发挥重要作用，通过系统收集信息及检查资料，有效地评估及初筛，合理地把服务对象分流到适当的科室就诊，使真正需要就诊及治疗的人得到及时治疗，也可有效缓解非必要就诊治疗者的紧张情绪和恐慌感，从而避免医疗资源的无谓消耗和浪费。

3. 通过高质量的健康管理系统构建，有效拓展医院的服务范围及能力　医院开展健康管理，可以对服务对象给予更多的人文关怀，能及时发现医疗服务中的问题和群众需求的变化，更有利于提升人民群众对医院的认可度和满意度。同时，医院凭借其专业的预防保健知识和先进的医疗技术服务优势，可以更好地服务于健康或亚健康人群，在增进和保障人民健康方面发挥示范引领作用，体现公立医院社会公益性及责任感。此外，在满足健康、亚健康人群的健康需求的同时，可使医院形成一个更大范围的经营领域，不仅可以开发医疗服务市场的潜在需求，拓展医院功能，还可以提高医院的经济效益。

（二）医院健康管理的意义

1. 可有效缓解"看病难、看病贵"的问题　医院通过健康管理服务可有效实现患者分层分流管理，依据病情的"轻重缓急"或危险分层"高危、中危及低危"科学地将服务人群有效分流至需要就诊治疗的科室，需要治疗者积极治疗或转诊，不需要治疗者只需要继续跟踪管理即可。这样在极大提高诊治效率的同时，可以减少不必要的医疗费用及资源消耗，可缓解"看病难、看病贵"的问题。

2. 注重健康管理，可预防及控制危险因素、有效防控慢性病　随着工业化、城镇化、人口老龄化发展及生态环境、生活行为方式变化，慢性非传染性疾病已成为全球范围内引起死亡和疾病负担的主因。倡导"关口前移"和"健康优先"的健康管理服务通过健康教育提升人们的健康素养以避免危险因素及有效预防慢性病。此外，科学规范的监测及管理路径也极大提高慢性病的治疗效果。随着健康管理的广泛开展及应用，慢性病能得到更有效的防控。

3. 推行健康管理，降低疾病患病风险，控制医疗费用增长　不良生活方式是影响和导致各种疾病和早死的最主要原因。"以健康为中心"的健康管理服务，强调倡导科学文明的生活方式。所以，随着健康管理的实施，人们的健康素养相应提升，患病风险将极大降低，相应的医疗负担及费用也将大大减少。

三、医院健康管理的实施

（一）健康档案的建立及信息收集

健康档案是实施健康评估及管理的基础，只有详细了解个人的健康状况，才能有效实施管理。健康档案的内容包括个人的基本情况（性别、年龄等），目前健康状况（包括身体及心理），疾病家族史，生活方式（膳食、运动、睡眠、吸烟及饮酒等），具体身体检查及实验室检查结果等。健康信息的收集主要通过健康调查及健康检查来实现，健康调查是通过针对各个方面的信息记录表来收集信息，健康检查包括一般检查、物理检查及实验室检查等结果。依据管理对象的不同，健康信息可以来源于门诊及住院系统，也可以来自健康管理系统，或者二者均有，最终均需要全面了解并整理汇总。此外，健康档案是需要随着管理进程不断更新完善的。总之，健康档案是一个综合的、连续的、个性化的个人健康信息库，为下一步的健康风险评估打下坚实基础。

（二）健康风险评估及分析

健康风险评估通过分析个人健康史、家族史、生活方式和精神压力等资料，以及各项实验室检查结果，可以提供详尽的个体健康分析报告。其包括体质评估、心理分析评估、营养状况评估，以及影响健康的不利因素分析、已有疾病的治疗和随访、应警惕的身体信号、定期检查计划等，并给出详细的健康知识、健康建议及饮食和运动指导。健康风险评估的目的是帮助个体全面综合了解自身健康状况，强化健康意识，制订个性化的健康干预措施并对其效果进行评价。

健康风险评估是一个广义的概念，它包括了简单的个体健康风险分级方法和复杂的群体健康风险评估模型。在健康管理的学科发展过程中，众多针对健康风险的评估方法得以创新和应用。传统的健康风险评估一般以死亡为结果，多用来估计死亡概率或死亡率。近年来，随着循证医学、流行病学、生物统计学和信息技术的发展，大量数据积累，使更精确的健康风险评估成为现实。健康风险评估技术的研究重点指向疾病发病或患病可能性的预测，因而使其本身的前瞻性更为突出，更能帮助个人理解风险因素的作用，有助于高效地实施控制措施，故传统的健康风险评估方法已逐步被以疾病为基础的患病危险性评估所取代。

患病危险性评估，也被称为疾病预测，可以说是慢性病健康管理的技术核心，其结果规范且具有可量化、可重复和可比较的特性。可根据评估的结果将服务对象分为高危、中危及低危人群，分别制订个性化的干预计划和方案，出具健康干预处方，包括健康教育的内容和干预的目标、内容、途径、手段、频率、方法等；生活方式干预包含膳食干预、运动干预、心理干预、行为干预、环境干预等处方；疾病干预包括单种疾病和多种疾病的干预处方等，并可对干预效果进行评估。

（三）健康指导及健康干预

在健康档案建立、信息收集、健康风险评估及分析的基础上，可以开展有效的健康指导及健康干预，从而达成积极的健康促进目标。

1.健康咨询　对个体的健康及疾病状况进行系统的总结分析，可以通过电话或面谈等方式一对一详细讲解并提供健康指导建议、健康管理计划及定期跟踪随访计划等。

2.就医指导及检后分流　针对个体不同的情况采取相应措施。对于发现重大或严重疾病者，指导到合适的科室就诊治疗，并可依托医院强大的医疗优势，开放绿色通道，方便重症患者治疗。针对普通慢性病患者，制订针对个体控制和降低危险因素的健康促进计划，调动患者的积极性，教会患者自我监测，并实行追踪服务与干预。对于亚健康状态者，对威胁其健康的危险因素进行健康宣教及干预，并定期追踪随访，从亚健康产生的源头上切断致病因素。

3.健康教育　健康教育主要针对疾病的危险因素，以"饮食能量平衡、运动量化管理、心理情绪疏导、中医养生"等为核心，开展生活方式、运动、心理、康复等方面的健康教育和指导，提高个体健康素养。也可以通过宣传网站（医院网站平台）、宣传板报及健康讲座等形式，宣教常见病（如高血压、糖尿病、慢性肝炎）和常见的恶性肿瘤（如肺癌、乳腺癌）等疾病的主要症状、检查及治疗时机、日常注意事项等，以提升患者的医学素养。

4. 健康干预 依据健康风险评估及分析得出的个性化健康干预处方，有步骤地开展多种行动，纠正不良的生活方式和习惯，控制健康危险因素，如针对由于不良的生活习惯导致的膳食结构不合理、超重或肥胖及运动方式不得当，心理上存在焦虑、抑郁等问题，制订个性化的运动方案，控制总热量、调整饮食结构、减少烟酒的摄入量；举办心理健康教育讲座，保持健康的心态，学会自我调节和自我放松等。必要的情况下，对个体进行心理压力、心理状况测试，提供心理咨询服务提高生活质量。

对于已诊断明确的疾病，如高血压、糖尿病、高脂血症等的人群实施专项疾病管理服务，健康管理师提供初期评估，出具健康管理处方，实施生活方式、药物等干预和追踪复查提醒服务。对于自身慢性病较多、生活方式不合理者要进行全面评估，制订综合的个性化健康管理方案，并可以通过高清技术设备和现代网络科技开展远程会诊服务。

四、医院健康管理的效果评价

健康管理是一个长期的、连续的过程，只有周而复始、长期坚持，才能达到健康管理的预期效果。在实施健康干预一定时间后，需要不断评估并调整干预计划及措施。定期对个体的身心健康状况进行阶段性效果评价和年度效果评价，可包含单项干预效果评价和综合干预效果评价，如干预前后生活方式、行为因素改善的比较等，依据评价结果调整健康管理干预计划和方案，使个体健康及疾病状况得到有效改善。

此外，针对医院健康管理工作的整体效果评价可以引入相关评价量表，比如生命质量测定量表，对患者的健康相关生命质量进行综合测量，同时采用模糊综合评价法对健康管理效果进行评估。另外，根据一般自我效能感量表、幸福度量表、家庭功能评估表、社会支持评定量表和卫生服务利用率情况等前后对照，特别是干预组与对照组的比较，对健康管理的效果进行定量评价，分析包括疾病控制率、药物治疗依从率、发病率、服药率、降低并发症率、致残率、死亡率、健康知识知晓率、机体健康相关指标等在内的各个指标。

第三节 社区健康管理

一、社区健康管理的概述

（一）社区健康服务与管理的概念

社区健康服务与管理（community health service and management）通常是指在社区范围内，提供以基本医疗服务、疾病预防和健康维护为核心内容的健康服务并对社区全体居民进行健康管理的连续性过程。社区健康服务与管理的作用主要在于提高居民健康的公平性、保障社区的健康环境及居民的个人健康、提高健康服务的可及性及促进实现全面健康覆盖等方面。

（二）社区健康服务与管理的内涵

1. 强调以"人"为中心的服务理念 一方面，社区健康服务与管理应注重社区居民在获得健康服务过程中的"感受或体验"；另一方面，社区健康服务与管理的服务内容、服务模式和管理方法应围绕社区居民全生命周期的健康服务需求开展，同时注重其个性化的健康服务需求。

2. 提供综合性和接续性的健康服务　一方面，由于人们健康需求的差异性，社区健康服务与管理的服务范围应涵盖健康促进、预防干预、疾病诊断治疗、慢性病的长期居家护理及相关社会服务等；另一方面，健康服务不能局限于解决患者就医时的健康问题，还应该降低患者面临的健康风险，提供后续的随访和跟踪服务。

3. 社区居民的参与自我管理　随着社会经济的发展以及社区居民健康意识的不断提高，越来越多的社区居民更加关注健康服务的公平性和透明性，对于关乎其生命健康的决策，要求行使自己的话语权并参与其中。健康服务应发动社区居民广泛参与，并提高患者自我管理的主动性和能力。

二、社区健康管理的意义

（一）中医健康管理的定义

中医健康管理是以中医理论以及中医状态学为指导，运用整体观念、辨证论治等核心思想，融合现代健康管理的理念、模式、技术及方法等，对人体生命活动全过程的健康状态进行动态、个性、全面管理的过程。

（二）开展社区中医健康管理的目的

很多发达国家和一些发展中国家的经验都已证明了以社区卫生服务机构为平台开展健康管理的经济有效性。我国社区卫生服务的宗旨在于给社区居民提供经济、方便、有效、综合、连续的卫生服务，其服务对象不仅是患者，还包括亚健康人群和健康人群。社区卫生服务机构的服务内容和对象与健康管理有着密切的联系。同时，健康管理实施过程的连续性、长期性等特点，也符合以社区卫生服务机构为平台稳步可持续发展。结合社区医疗卫生服务的特点和需求，健康管理可在以下方面提供帮助和支持：建立健康档案，识别、控制健康危险因素，实施健康教育，进行健康和医疗需求指导，搭建个人健康信息网络平台，方便社区和医院之间的患者信息共享。

中医药特色健康管理社区是以家庭医生服务团队为单位，以中医全科医师为核心，以中医药特色健康干预及慢性病管理为重点，通过开展为社区居民建立个人电子健康档案、签订健康管理协议、开展中医体质测评、培养家庭保健员、举办中医药预防慢性病宣传讲座等系列活动而创建的健康社区。中医药特色健康管理社区将全面实施以健康管理为目标，以中医药为特色，以社区居民广泛参与为基础的健康管理社区战略，使广大人民群众了解中医、认识中医、使用中医，不断提高社区居民健康水平。通过多种形式的中医健康教育活动，向社区居民普及中医药基本知识与养生保健技术，增强社区居民的健康意识和自我保健能力，促进人们自觉采纳有益于健康的运动方法、起居规律、饮食习惯、环境保护与利用方式等。中医药"治未病"理念和技术对消除或减轻影响健康的危险因素、预防疾病、促进健康、提高生活质量具有科学、有效和经济的作用。

（三）开展社区中医健康管理的意义

中医药文化内涵深厚广泛，其源于人类生活的哲学理念，适合于对社区居民进行健康教育，特别是中医的"治未病"思想更是切合社区健康管理的预防保健理念。中医药长期发展形成的"治未病、简便廉验、整体施治、辨证论治"等丰富的健康理念，包含"未病先防""既病防变""瘥后防复"3个层次以及治疗、预防、康复等多个现代健康管理理念核心要素，符合社区健康管理的发展目标，大力发展中医药健康管理是对人们健康风险的全方位监控和治理，是达到社区健康管理目的的有效途径。因此，将中医药融入社区健康管理，可以充分发挥中医药介入健康管理的优势和作用。

（四）中医健康管理的常用方法

中医通过体质辨识、药膳、外治法及运动疗法等手段，实现个体化健康管理和疾病防治。体质辨识依赖四诊合参，制订个性化养生方案。药膳结合药物与食物特点，制作具有双重功效的膳食。中医外治法包括针灸（针刺和艾灸）、推拿、刮痧、拔罐和药浴等多种形式，利用刺激经络、调畅气血等方式治病保健。中医运动疗法如太极拳、八段锦和五禽戏等，以身心同调理念为核心，通过动作演练达到强身健体、预防疾病的目的。这些方法需根据个人体质差异选择适宜的实践方式，并持之以恒地进行练习。

三、社区健康管理的实施

社区健康服务与管理的策略主要包含5个方面：赋予社区居民参与健康服务全过程的机会与权利、加强政府顶层设计、重塑健康服务模式、强化健康服务的协调性、创建有利环境等，并采取相应的政策及干预手段。

（一）赋予社区居民参与健康服务全过程的机会与权利

赋予社区居民参与健康服务全过程的机会与权利即提高社区健康服务可及性，为社区居民提供平等获得健康服务的资源与机会。此项策略的目的：一是使居民个人积极参与其健康决策的过程；二是使社区运用各方面力量积极营造健康环境；三是保证低收入人群和弱势群体享有公平医疗保健的权利。具体措施如下。

1. 个人和家庭的共同参与　对于慢性非传染性疾病，通过对患者本人及其家庭成员的健康教育、参与自我健康管理的评估以及健康计划的制订及实施等方式，患者能够获得更好的临床效果。

2. 社区参与　主要包括社区健康服务与管理、社区卫生人员管理与组织、改善社区的环境及号召全民参与健康服务等手段。

3. 护理人员参与　护理人员在社区健康服务中发挥着很重要的作用，可通过护理人员培训、建立护理人员网络、专家提供技术支持等方式解决护理人员短缺等问题。

4. 关注低收入人群和弱势群体的医疗保健需求　一是将健康公平性目标融入各级医疗机构的目标当中；二是扩大服务范围。

（二）加强政府顶层设计

一是各级政府制定卫生政策时，应贯彻以人为中心的理念；二是对基层医疗卫生机构进一步加强监督和管理；三是推行分级诊疗制度；四是统筹兼顾公立和民营医疗机构。

（三）重塑健康服务模式

1. 关于全生命周期的需求　界定健康服务的优先选择范围和内容，如运用健康评估技术，正确评估本地区不同人群健康服务的差异性需求。

2. 加强健康促进、预防和公共卫生服务　一是人群健康状况监测，二是对人群健康危险因素进行分层、监测、研究及有效预防控制。

3. 建立健全初级卫生保健网络　构建以社区和家庭为基础的疾病预防和健康促进体系，强调交叉学科团队服务与全科医学的重要性；构建初级卫生保健专科门诊服务，医院住院服务的分级诊疗模式。

4. 合理运用新技术　如电子病历、远程医疗等。

（四）强化健康服务的协调性

强化健康服务的协调性即根据人的健康需要协调有关医疗卫生服务机构及其他机构。一是协调居民个人的健康服务，如构建绿色就医通道、双向转诊、疾病管理团队服务等方式；二是协调医疗卫生服务机构，如构建区域健康服务网络；三是跨部门协调，如将健康融入所有政策、卫生健康部门与其他部门的协作、医疗卫生服务机构与医学教育部门协同发展等。

（五）创建有利环境

一是强化医疗卫生体制的改革与管理，实现以人为中心的目标；二是加强信息系统的建设；三是保证并提高健康服务质量；四是完善卫生人员队伍建设；五是制定合理的规章制度；六是完善筹资和支付制度等。

四、社区健康管理的效果评价

（一）评价的含义

评价（evaluation）是社区健康服务管理的重要手段和重要组成部分。管理过程包括计划、实施与评价 3 个阶段，评价是管理过程中的重要组成部分。管理过程是一个不断完善与提高的循环过程，在这一过程中，3 个阶段紧密相关，互相依赖。计划中的问题分析、目标与指标的确定、策略与措施的选择、实施过程的质量控制等，不仅是制订计划和保证计划实施的重要条件，也是实施评价工作的前提。从计划制订的过程来看，评价工作渗透每一环节，贯穿于整个管理过程始终。评价工作是计划的保证，没有充分的评价工作就没有科学的计划。

（二）效果评价

效果评价是在健康干预各项活动实施结束后衡量干预活动的效果，大多数干预活动会采用干预前后比较的方法，即在实施干预活动前进行一次测量，内容可以包括群体或个体的健康指标等；在干预活动结束后，对上述指标进行二次测量。通过比较前后两次测量结果，来判断健康干预的效果是否达到了预期目标。因此，健康干预活动的效果评价指标一般来源于活动的具体目标。

第十章　健康管理在健康保险中的应用

扫一扫，查阅本章数字资源，含PPT等

健康保险在医疗保障体系中具有核心地位，涵盖疾病、意外伤害等风险补偿，并通过社会医疗保险和社会商业保险两大类保险提供保障。中国对健康保险的管理实行法规约束，并具有多层次结构，以基本医疗保险为基础，辅以补充医疗保险和大额医疗费补充保险，同时体现普遍性、复杂性和短期补偿等特点，遵循强制性、社会性、保障性、补偿性和共济性原则。商业健康保险品种丰富，按责任内容、给付性质及期限长短分类，作为社会保障的有效补充，共同完善我国的健康保障服务。

第一节　健康保险基本知识

健康保险最初从伤害保险开始，发展至今已经涵盖了疾病保险、医疗保险、收入保障保险等多个领域，保障人们在遭遇健康风险时可以得到基本的医疗服务，减轻经济负担。健康保险是我国医疗保障体系的重要组成部分，2006 年 9 月 1 日起正式实施《健康保险管理办法》（简称《保险法》）。2019 年 11 月 12 日，银保监会发布了新修订的《健康保险管理办法》。

一、健康保险的概念、特点与分类

（一）健康保险的概念

健康保险（health insurance）是以被保险人的身体为保险标的，对被保险人因疾病或意外伤害所发生的医疗费用或导致的损失进行补偿的一种保险，还包括因为年老、疾病或伤残需要长期护理时，为被保险人提供相应的经济支持和补偿。健康保险的概念有广义和狭义之分。狭义的健康保险通常是指医疗保险，即对被保险人医疗费用损失进行补偿的保险。广义的健康保险是指对被保险人因疾病、意外伤害、残疾等所造成的经济损失进行补偿的保险，其中经济损失包括直接经济损失（如诊疗费、药费等因就医直接支付的医疗费用所带来的经济损失）和间接经济损失（如工资损失、疾病所致失能、家属陪护等因就诊而间接带来的损失）。此外，广义的健康保险还可能涵盖预防保健、康复治疗等相关服务的支持与保障。

（二）健康保险的特点

健康保险和社会经济、政治制度及医学的发展、卫生服务状况、卫生事业在国民经济中的地位和作用等因素有关。我国健康保险呈现以下几个特点。

1. 具有法律与商品双重属性　从存在的自然形态来看，健康保险具有法律和商品双重属性。我国的健康保险主要包括社会医疗保险和商业健康保险。其中，社会医疗保险是国家通过立法形式强制执行的保险，商业健康保险是保险双方依据《保险法》的规定签订合同来明确各自权利与义务。另外，在健康保险中，被保险人的健康风险作为一种特殊商品，通过支付少量保费将风险转嫁给了保险人，这种等价交换的关系体现了健康保险的商品属性。

2. 具有互助共济与社会经济性　健康保险是自助和他助相结合的行为。健康保险是按照大数法则，在整个社会范围内筹集和调剂使用资金，当少数人发生健康风险时，由多数人分担其危险，形成一种互助共济的关系，达到均衡负担和分散风险的目的。健康保险是一种社会制度，也是一种分配制度，因此具有其社会经济性质。健康保险在健康风险发生后对被保险人给予经济补偿，减轻了个人的经济负担，保护了生产力，对用人单位、社会生产和国民经济发展有重要意义。健康保险在提供健康保障的同时，还可以化解健康风险带来的危害，促进国民收入的再分配，增进社会公平，维护社会稳定。

3. 具有社会福利性与公益性　社会医疗保险由国家和政府直接承办，它体现社会和政府的责任，不以营利为目的，具有福利性。它在被保险人出现健康风险时给予补偿，帮助其恢复健康，有益于家庭生活保障，生产和再生产社会劳动力，维护社会再生产的正常进行，有利于社会生产的繁荣发展，因而具有公益性。

（三）健康保险的分类

健康保险的分类没有统一标准，根据研究角度和参照标准的不同，健康保险分类方式繁多。根据组织形式的差异，将健康保险分为社会医疗保险、商业健康保险、管理式医疗和自保计划四类。

1. 社会医疗保险　社会医疗保险是国家通过立法形式强制实施，由政府、公司、员工及自雇者按照法定比例强制缴纳社会医疗保险费，构成医疗保险基金，用于支付疾病预防、医疗服务计划及部分公共医疗服务的一种医疗保险制度。社会医疗保险是我国医疗保障体系的主要组成部分。

2. 商业健康保险　商业健康保险是指对被保险人在疾病或意外事故致伤害时的直接费用或间接损失获得补偿的保险，包括疾病保险、医疗保险、收入保障保险和长期看护保险。被保险人与保险公司双方自愿签订合同。

3. 管理式医疗　管理式医疗起源于 20 世纪 60 年代的美国，即蓝盾与蓝十字计划。它是把提供医疗服务与提供医疗服务所需资金（保险保障）结合起来，通过保险机构与医疗服务提供者达成的协议向投保者提供医疗服务。管理式医疗是一种集医疗服务提供和经营管理为一体的医疗保险模式，目标是以尽可能低的成本提供尽可能高质量的服务，关键在于保险公司直接参与医疗服务体系的管理，从而有效控制风险，降低费用。

4. 自保计划　自保计划是指雇主通过部分或完全自筹资金的方式为其雇员提供医疗费用。

二、健康保障体系

（一）健康保障体系简介

医疗保障制度是指国家和社会团体在劳动者或公民因疾病或其他自然事件、突发事件造成身体与健康损害时，对其提供医疗服务或对其发生的医疗费用损失给予经济补偿而实施的各种制度的总称。健康保障是在医疗保障的基础上发展起来的，它将预防保健、疾病治疗、护理康复、心理咨询、健康教育等作为保障服务的内容，形成了健康保障制度。它是健康保障的一项重要内容。

健康保障体系包括社会医疗保险、商业健康保险和个人负担。健康保障体系具有很高程度的本地化特点，而各国在政治、经济、文化等诸多方面均存在差异，因此每个国家所建立的健康保障体系是不同的。各国所采取的健康保障体系中最具代表性的为以下4种。

1. 国家医疗保险模式　国家（全民或政府）医疗保险模式（national health service）是指政府直接举办医疗保险事业通过税收形式筹集医疗保险基金，采用预算拨款给公立医疗机构的形式，向本国居民提供免费（或低收费）的医疗服务。这是一种福利型模式，覆盖面一般是本国全体公民，保险基金主要由国家财政提供，医疗资源按照计划方式进行配置。目前采用这种模式的有英国、瑞典、丹麦、加拿大等国家。

2. 社会医疗保险模式　社会医疗保险模式（social health insurance）即由国家通过立法形式强制实施的一种医疗保障制度，所以这类社会医疗保险又称"法定医疗保险"。医疗保险基金主要来源于雇主和雇员，政府酌情给予补贴。当参保劳动者及其家属因患病、受伤或生育而需要医治时，由社会提供医疗服务和物质帮助。目前采取这种模式的主要有德国、日本、法国、意大利等国家。

3. 商业（市场）医疗保险模式　商业（市场）医疗保险模式（private health insurance）也称自愿医疗保险，同法定社会医疗保险相对应，它按市场法则自由经营，医疗保险作为一种商品在市场上自愿买卖，故也称自愿保险。采取这种模式的代表性国家是美国。

4. 储蓄医疗保险模式　储蓄医疗保险模式是一种通过立法，强制劳方或劳资双方缴费，以雇员的名义建立保健储蓄账户（即个人账户），用于支付个人及家庭成员的医疗费用的医疗保险制度。目前采取这种模式的主要有新加坡、马来西亚、印度尼西亚等国家。

（二）中国健康保障体系

我国正在努力构建一个多层次的健康保障体系，它是以社会医疗保险为主体，以商业健康保险为补充，同时也纳入了医疗福利和医疗救助。但是，作为一个发展中国家，我国的经济发展水平仍不高，医疗福利和医疗救助的保障范围和保障程度有限，医疗保障尚主要由社会医疗保险和商业健康保险构成。我国的社会医疗保险包括基本医疗保险（个人账户、统筹基金），补充医疗保险（公务员医疗补助、企业补充医疗保险）和大额医疗费补充保险三部分。

1. 基本医疗保险　它是医疗保险体系的基础，实行个人账户与统筹基金相结合，能够保障广大参保人员的基本医疗需求。

2. 补充医疗保险　它是基本医疗保险的补充形式，是由用人单位和个人自愿参加的。补充医疗保险是在单位和职工参加统一的基本医疗保险后，由单位或个人根据需求和可能原则，适当增加医疗保险项目，来提高保险保障水平的一种补充性保险。

3. 大额医疗费补充保险　它属于基本医疗保险的补充形式，保险金由用人单位缴纳或用人单位与其职工（包括退休人员）共同缴纳，主要用于支付基本医疗保险统筹基金最高支付限额以上部分的医疗费用。

三、社会医疗保险的特点与基本原则

（一）社会医疗保险的特点

1. 承保对象的普遍性　社会医疗保险具有普遍性，其覆盖对象原则上应是全体公民。因此，社会医疗保险是社会保险体系中覆盖面最广、作用最频繁的险种。

2. 涉及面的复杂性　社会医疗保险涉及面广，更具复杂性。社会医疗保险不仅与国家的经济发展阶段及生产力发展水平有关，还涉及医疗保健服务的需求和供给。为了确保医疗保险基金的合理使用和正常运转，还需要设计必要的制度机制，以对医疗服务的享受者和提供者的行为进行合理引导和控制。这些是其他社会保险所没有的。

3. 保险期限的短期性　社会医疗保险属于短期性、经常性的保险。因此，社会医疗保险在财务处理方式上也与其他社会保险有所不同。

4. 医疗给付的补偿性　社会医疗保险基金筹集和使用的目的是有明确规定的。为确保其基金专款专用，国家相关管理部门主要采取医疗给付的形式补偿医疗服务享受者。

5. 费用控制的困难性　每个人都会遇到疾病风险，甚至会遇到多次疾病风险，加上疾病本身的复杂性，社会医疗保险的赔付率较高，费用难以控制。同时，随着社会经济的发展和人口老龄化严重，以及诸多新医疗设备和医疗技术的使用，再加上人们对健康的需求越来越高，医疗费用在不断地增加。

（二）社会医疗保险的基本原则

1. 强制性原则　社会医疗保险是国家立法强制实施的社会保障制度。在国家相关法律规定范围内应该投保的单位和个人必须参加保险，按照规定缴纳医疗保险费用，不允许自愿。

2. 社会性原则　社会医疗保险的对象是全体劳动者和社会成员。它遵循社会共同承担责任和分担风险的原则，国家通过对医疗保险基金的筹集和再分配，分摊各被保险人的治疗费用，谋求社会多数人的利益。

3. 保障性原则　参加社会医疗保险的成员具有获得基本医疗保障的权利，同时也有相对应的义务。

4. 补偿性原则　参加社会医疗保险的成员在遭受疾病风险时，可以及时获得符合医保政策规定的、合理的经济补偿。

5. 共济性原则　社会医疗保险是通过社会力量举办，大家共同筹集保险费用，由社会保险机构统一调剂，互助共济，支付保险金和提供服务。

6. 专项基金原则　社会医疗保险的基金来源于专项保险费收入，按照"现收现付"的原则筹集，并根据"以收定支，收支平衡"的原则进行支付。

四、商业健康保险的分类与特点

（一）商业健康保险的分类

商业健康保险种类繁多，根据不同的分类标准划分的种类也不同。

1. 根据保险责任的不同，商业健康保险可以分为疾病保险、医疗保险、失能收入损失保险和护理保险。其中，疾病保险是指以保险合同约定的疾病的发生为给付保险金条件的保险；医疗保险是指对被保险人在因疾病或意外事故所发生的医疗费用的支出给予赔付的保险；失能收入损失保险主要补偿因疾病或意外伤害事故所导致的收入损失，即当被保险人因遭受伤害或意外伤害而暂时或永久失能无法工作时，可以得到定期的收入补偿；护理保险，是以被保险人失去日常生活能力后，产生护理需求为给付保险金条件的健康保险。

2. 根据保险金给付的性质，商业健康保险可以分为费用补偿型、住院津贴型和定额给付型保险。费用补偿型医疗保险是根据被保险人实际发生的医疗费用支出，按照约定的比例报销，但总金额不能超过该险种的保险金额；住院津贴型保险是保险公司根据被保险人的住院天数给付保险金的保险品种；定额给付型保险指保险金额是投保双方在签订合同时已经确定，被保险人初次患合同中规定的疾病并确诊，保险公司按照合同规定向被保险人一次性给付保险金。

3. 根据保险期限长短的不同，商业健康保险可以分为长期健康保险和短期健康保险。长期健康保险指保险期限超过 1 年或保险期限虽不超过 1 年但含有保证续保条款的健康保险；短期健康保险指保险期限在 1 年及 1 年以内，且不含有保证续保条款的健康保险。

4. 根据投保人的数量的不同，商业健康保险可以分为个人健康保险和团体健康保险。个人健康保险是以单个自然人为投保人的健康保险，团体健康保险是以团体法人为投保人、团体成员为被保险人的健康保险。

5. 按照险种性质的不同，商业健康保险可以分为主险和附加险。主险是指健康保险可以独立出单，承保由于意外事故或疾病造成的收入损失或医疗费用，或者同时承保这两类损失；附加险是指健康保险不能单独出单，只能作为附加险种出单。

（二）商业健康保险的特点

1. 自愿性　商业健康保险强调自愿性，因商业健康保险产品作为一种商品，由投保人根据自己的需求及经济条件决定是否购买，购买哪一家保险公司的哪一种商业健康保险产品，完全由投保人自己决定。

2. 营利性　商业健康保险完全是市场行为，保险公司追求的是利润最大化。商业健康保险作为一种完全的市场行为，以追求利润最大化为自己的经营目标，因为利润始终是商业健康保险生存和增强竞争力的基础。

3. 选择性　商业健康保险的自愿性使得投保人可以选择保险公司和保险产品，同时商业健康保险的营利性使得保险公司可以选择投保人和被保险人。保险公司更愿意选择年轻的、健康状况较好的低风险人群承保，而对于年龄较大、非健康人群及从事危险职业的人群等高风险人群，保险人更倾向于拒绝承保或加费承保。

第二节　健康保险对健康管理的需求与应用

一、健康保险对健康管理的需求

健康保险是以经营健康风险为核心内容的金融服务业，其运营一方面需要控制由于医疗技术、医疗服务提供行为等因素引发的不确定且可能不断攀升的医疗费用；另一方面需要控制出险率和降低出险率，减轻保险公司的赔付负担。在保业中，健康管理的核心内容是医疗保险机构通过对其医疗保险客户（包括疾病患者或高危人群）开展系统的健康管理，达到控制疾病的发生或发展、降低出险概率和实际医疗支出、减少医疗保险赔付损失的目的。由此可以看出，健康管理具备了健康服务与风险管控的双重功能，因此健康保险对健康管理的需求主要体现在以下两个方面。

1. 健康保险对健康管理服务提供的需求　健康保险主要提供疾病及医疗费用的保障。随着我国经济的发展和医疗水平的提高，人们健康观念逐渐转变与提高，保险公司仅提供一般性的投保、理赔、保全等服务，已经难以满足客户的多层次需求。由于现阶段我国医疗服务体系尚不健全，健康维护方式与手段尚未完善，参保人在选择健康保险产品时，其内在需求已不仅仅局限于费用保障的范围，而是希望通过保险公司搭建的医疗服务网络与健康服务平台，获取更多的、更好的预防保健和诊疗服务。此外，健康保险业务的特殊性使其服务内涵逐步延伸到与参保人员关系更加密切和专业性更强的预防、医疗、保健服务等范畴。因此，通过提供全方位的健康服务与健康指导，不仅有利于提高客户的忠诚度，增加收益，还有利于树立企业服务形象、形成专业品牌、创造差异化竞争优势，增强企业的竞争力。

2. 健康保险对健康管理风险管控的需求　经营风险是保险行业的核心内容，为了实现利润最大化的目标，必须有效地控制经营过程中各个环节的风险。健康保险在健康风险的防控局限于事前预防和事后补救，未能达到理想效果。健康管理是健康保险的基础，是控制健康风险从而控制成本达到盈利的必不可少的手段和工具。健康管理强调事前和事中的风险控制，使健康保险向事前、事中、事后全程管理发展，通过医疗网络服务平台的搭建以及医疗保健服务的提供，主动为客户提供健康管理服务，有效介入参保人员的诊疗活动过程，充分发挥监测与管理的作用，控制风险发生的概率。

二、健康保险中实施健康管理的意义

健康管理与健康保险关系密切，互相促进，协调发展。健康管理概念最早由美国的健康保险业提出，健康保险对健康管理行业的产生与发展起到了重要影响。第一，健康保险业为控制医疗费用成本而开展的健康管理探索工作，直接促进了健康管理的产生和发展。第二，健康保险业成熟广泛的渠道和平台，有利于健康管理产品和服务的推广与应用。第三，随着健康保险的日益成熟，其完善的服务体系和较高的市场认可度与市场影响，有利于提高健康管理的认可度。而健康保险的发展则需要健康管理作为体现特色服务、实施风险控制的手段。将健康管理引入健康保险行业所产生的影响，主要体现在以下几个方面。

1. 控制或减少健康风险的发生，有效降低医疗费用的支出　入保前，保险公司通过健康体检和健康告知等手段广泛收集客户的健康资料，通过健康风险评估，及早发现健康危险因素并对未来可能出现的健康风险进行预测，制订合适的费率标准，避免逆选择带来的损失。保险公司在承保后，可以通过主动为客户提供健康促进、预防保健、康复指导等专业化的多种健康管理服务，增强客户的健康意识，改善不健康的生活方式，减少或降低危险因素的影响，控制或降低疾病的发生。健康风险的降低不仅可以提高参保人的健康水平，还可以减少医疗费用的支出，提高客户满意度，促进销售，从而有效地增加保险公司的收益。

2. 控制或规避道德风险的产生，避免医疗资源的过度消费　通过健康管理提供给参保人员专业性很强的医疗、预防、保健等服务，帮其建立良好的生活方式，减少健康风险的发生，可以有效地减少不必要的卫生资源消耗。另外，健康管理可以帮助参保人提高健康意识，了解更多健康常识，使其在诊疗活动中与医生进行良好的互动，提高诊疗的合理性，避免滥用处方和不合理的诊疗技术，减少因信息不对称导致的道德风险，同时也有利于缓解医患矛盾。

3. 完善健康保障服务，拓展健康保险市场空间　将健康管理引入健康保险中，随着健康评价及健康管理技术的发展，健康保险形成了事前、事中、事后全面管理的模式，借助其广泛

NOTE

的平台，充分整合了卫生资源，为参保人员提供了充分而全面的健康服务。通过优质健康咨询与健康指导，解决参保人员的部分医疗保健需求，提高满意度，增强客户对保险公司的信任与认可，有利于保险业务的发展。

三、健康管理在健康保险中的应用

1. 健康保险业中健康管理的体系构建　构建完整的运营体系，主要包括3个方面：第一，搭建服务支持平台，确保健康服务与风险管控的顺利实施，如合作医院、医师队伍、其他服务机构、服务与管理技术、标准化体系等。第二，建立完善的服务体系，涵盖健康、疾病、诊疗、康复全过程，包括咨询、指导、评估、干预等多种形式，有机组合形成完整的服务流程和服务计划。第三，建立健康诊疗风险控制模式，从疾病发生风险、就诊行为风险和诊疗措施风险等方面，进行健康诊疗信息收集、风险分级评估和高危对象筛选，采取疾病管理、案例管理、第二诊断意见等手段，有针对性地实施风险防范与干预。

2. 健康保险的健康管理运行模式

（1）以家庭医生服务团队或初级保健医生服务网络为核心的运行模式　该模式具有良好的投入产出比，服务的及时、便捷更加体现了效率原则。

（2）与各类医疗保健机构协作的模式　包括健康体检机构与家庭医生服务团队协作、专科医院和医疗中心与家庭医生服务团队协作。

（3）管理式医疗保险　即把商业经营管理的机制引入健康保险领域，以市场为导向，把医疗服务的提供与所需资金的供给结合起来加以经营。

第十一章　健康管理工作中的伦理问题

健康管理伦理是医学伦理学的一部分，着重关注在健康管理服务中个人、团体、国家应遵循的道德规范和对公共健康的道德责任。健康管理师与服务对象间的关系多样，包括主动与被动、引导与合作、共同参与等模式，体现出伦理学在健康管理实践中的重要作用。健康管理伦理规范在继承和发扬传统人伦思想的基础上，结合现代医学伦理理念，明确了健康管理师在职业道德方面的权利与义务，确保健康管理服务既满足民众需求，又体现公平与人文精神。

扫一扫，查阅本章数字资源，含PPT等

第一节　健康管理师的道德权利与义务

一、健康管理师与服务对象之间的关系

（一）健康管理伦理相关概念

"伦理"一词始见于《乐记》："凡音者，生于人心者也；乐者，通伦理者也。"汉初，伦理一词开始得到广泛使用，泛指人际关系及其规范，指人与人相处的各种道德准则。美国《韦氏大辞典》对于伦理的定义：一门探讨什么是好什么是坏，以及讨论道德责任义务的学科。从概念上讲，伦理就是指处理人与人、人与社会相互关系时应遵循的社会行为规范、道德准则和一系列指导行为的观念。

医学伦理是应用伦理学中发展最为迅猛的一门学科，是医学与伦理学的交叉学科，涉及生物学、医学、环境学、教育学、科学研究、经济学、人类学等众多学科。医学伦理学（medicalethics）是研究医学道德及与之密切相关内容的科学，是运用一般伦理学的原理和道德原则来研究、解决和调整医疗实践与医学科学中人们的道德关系和行为准则。现代的医学伦理学已超出了医疗职业范围，扩大到整个卫生保健，除了研究医患关系、医生行为准则，随着时代的发展变化，还增添了医患关系道德等许多新的内容。

健康管理伦理（health managementethics）是医学伦理的重要组成部分，指在健康管理过程中，个人、团体、国家应遵守的行为准则、规范和对公共健康应该承担的道德责任。

（二）健康管理师与服务对象的关系特点

健康管理师是指从事健康监测、分析、评估及健康咨询、指导和危险因素干预等工作的专业人员，其工作内容包括采集和管理个人或群体的健康信息，评估个人或群体的健康和疾病危险性，进行个人或群体的健康咨询与指导，制订个人或群体的健康促进计划，对个人或群体进行健康维护，对个人或群体进行健康教育和推广，进行健康管理技术的研究与开发，进行健康管理技术应用的成效评估等。

从工作内容可以看出，健康管理就是健康管理师针对健康需求，对健康资源进行组织、指挥、协调和控制，对个体或群体的健康状况进行干预的过程。健康管理策略包括生活方式管理、健康需求管理、疾病管理、灾难性病伤管理、残疾管理和综合的群体健康管理。健康服务对象涵盖亚健康人群，慢性病需要实施健康管理的人群，病后康复人群，儿童、育龄妇女、老年人等特殊人群及中医特质偏颇人群。需要明确的是，健康管理一般不涉及疾病的诊断和治疗过程，疾病诊断和治疗属临床医学范畴，不属健康管理范畴。

健康管理师与服务对象的关系特点受服务人群特点、健康管理策略和服务内容影响。总体而言，呈现以下4种特点：①主动与被动型：这是一种受传统生物医学模式影响的关系模式，在健康管理过程中，健康管理师具有较强的主动性和权威性，服务对象处于被动接受健康管理服务的状态，一般不会对健康管理师提出任何异议。②引导与合作型：健康管理师和服务对象都具有主动性，健康管理师的意见受到尊重，服务对象可以提问以寻求解释。这种模式较主动与被动型有所进步，特点是在健康管理过程中，健康管理师的专业性和权威性起主要作用，但服务对象可以向健康管理师提出自己的意见和观点，在一定程度上主动参与了自己的健康管理过程。③共同参与型：健康管理师与服务对象共同参与健康管理过程，服务对象自主性得到尊重。该模式中健康管理师和服务对象的关系特点是服务对象具有主动意识，能够主动地参与到自身健康管理的过程中，健康管理师充分尊重服务对象的自主性和选择权。此时，健康管理师给出的大多是建议性意见，比如生活习惯、情绪状态、人际关系调整等，服务对象的配合和自主管理显得尤为重要。④被动与主动性：这是一种受医学模式影响的关系模式，服务对象对健康管理认同度低，不愿意甚至逃避健康管理，对医生认同度高且依赖性强，对健康管理师认同度低，对是否愿意接受健康管理取决于双方沟通的效果，其中双方相互信任、相互悦纳的情感关系甚为重要。

二、健康管理师的道德权利与义务

权利和义务既是法律概念，又归属于医学伦理的基本范畴。法律概念上的权利和义务具有很多内容，如人格权包括身体权、生命权、健康权和隐私权，身份权包括亲权、亲属权和配偶权；伦理上的权利义务主要以道德上的权利义务为依据。健康管理师是从事健康管理的专业人士，其所被赋予的权利义务既有法律层面，又有伦理层面。在健康管理中重视健康管理师的职业道德，维护服务对象和健康管理提供者双方的权利和义务，其目的在于使服务对象更好地恢复健康、维护健康、促进健康。

（一）健康管理师的职业道德

职业道德是一般道德在职业行为中的反映，是社会分工的产物。职业道德的概念有广义和狭义之分。广义的职业道德是指从业人员在职业活动中应该遵循的行为准则。狭义的职业道德是指在一定职业活动中应遵循的、体现一定职业特征的、调整一定职业关系的职业行为准则和规范。不同的职业人员在特定的职业活动中形成了特殊的职业关系，包括了职业主体与职业服务对象之间的关系、职业团体之间的关系、同一职业团体内部人与人之间的关系，以及职业劳动者、职业团体与国家之间的关系。

健康管理师职业道德守则有5个方面。

1.举止端庄，文明用语，态度和蔼，同情、关心和体贴病人，尊重病人的人格权，不得在性别、年龄、职业、民族、国籍、宗教信仰、价值观等方面歧视个体或群体。

2.廉洁奉公，自觉遵纪守法，拒绝红包，不索拿卡要，不接受服务对象宴请。

3.尊重服务对象的权利和义务，及时告知与服务对象有关的健康管理相关信息。

4.健康管理师在对个体或群体进行健康管理工作时，应与个体或群体对工作的内容进行讨论并达成一致意见，必要时应与个体或群体签订书面协议。

5.健康管理师应始终严格遵守保密原则，具体措施如下：①健康管理师有责任向个人或群体说明健康管理工作中的相关保密原则，以及应用这一原则时的限度。②健康管理工作中的个案记录、检查资料、录音等其他专业资料，应严格保存，不得泄露。③在健康管理工作中，一旦发现个人或群体有危害自身或他人的情况出现，必须采取必要的措施，防止意外事件发生，必要时应通知有关部门或家属。④健康管理师在工作过程中进行录音、录像必须在服务对象同意的前提下才能进行。⑤在需要进行案例讨论或运用案例进行教学科研、写作等工作时，应隐去案例中有关个体资料的有关信息。

（二）健康管理师的道德权利

权利是指主体依法享有并受法律保护的利益范围或实施一定行为以实现某种利益的资格，是法律赋予人实现其利益的一种力量。在健康管理的服务过程中，健康管理服务对象与健康管理师之间由于所处地位、职责等方面的不同，因而在健康管理关系中承担不同的责任并享有相应的权利。

在健康管理过程中，健康管理师应享受的道德权利包括：①维护服务对象健康的权利。②为服务对象提供健康服务的权利。③恰当地使用干涉权、拒绝权等权利。④被服务对象尊重的权利。⑤享有职业赋予的职业权，收集和获取相关健康信息的权利。⑥从事健康研究、学术交流、参加专业学术团队的权利。⑦在执业活动中，人格尊严、人身安全不受侵犯。⑧获取工资报酬和津贴，享受国家规定的福利待遇。⑨享有对工作提出意见和建议的权利等。

（三）健康管理师的道德义务

权利与义务是对等的，健康管理师在享受权利的同时，需要承担与之相应的义务。在健康管理中，健康管理师的道德义务包括对服务对象的义务和对社会的义务两部分。

1.健康管理师对服务对象的道德义务

（1）提供专业服务、维护服务对象利益的义务 健康管理师必须将其所掌握的健康管理知识和技能最大限度地为服务对象服务，遵守法律法规，遵守技术操作规范。以服务对象的利益为上，不以政治观点不同、个人恩怨等任何理由，拒绝、中断或限制对服务对象提供健康服务。

（2）遵守职业道德、履行职业操守、尽职尽责提供服务的义务 服务对象的健康需求包括生理、心理上的。生理层面需求可采用疾病管理、灾难性病伤管理及残疾管理等健康管理策略予以控制；而心理层面需求则需要健康服务提供者以专业的知识和手段去帮助和关心患者，运用生活方式管理、综合的群体健康管理、心理干预等健康管理策略和手段予以控制。

（3）提供健康教育和宣传的义务 健康管理师拥有更专业的医学知识，在提供健康服务过程中，健康管理师有进行健康教育和宣传的义务，解答和提供服务对象希望了解的专业知识，指导科学健康管理，帮助服务对象尽快康复。

（4）如实告知与保密的义务 健康管理者有向患者如实告知健康状况评估结果的义务，尊重服务对象的人格及深思熟虑后作出决定的自主权。同时，健康管理师也有为服务对象在健康管理服务工作获得的个人信息予以保密的义务，未经服务对象同意，不能随意泄露。

2. 健康管理师对社会的道德义务

（1）提高社会人群生命质量的义务　健康管理师要面向社会，主动宣传普及医药卫生知识，提高人们自我保健和预防疾病的能力，为广大社会人群提供健康检测、健康评估、健康干预、健康咨询等服务，关注亚健康人群、慢性病人群及特殊人群的健康管理，提高社会人群生命质量。

（2）推进健康事业发展的义务　国家医疗卫生服务的重点从治病为中心转变、扩展到以人民健康为中心，"大健康"已上升为国家战略。健康管理师在提供健康服务过程中，有义务唤醒并强化人民的健康意识，使大众意识到自身才是健康管理的主体，自己是健康第一责任人。同时，健康管理师在健康服务提供过程中，要不断探索、创新有效的健康管理新技术、新手段、新方法，投身到大健康领域的创新创业中，推动健康事业发展。

第二节　健康管理伦理相关的核心价值

在中国古文中，"伦理"一词，是由"伦"和"理"这两个独立的单字组成的复合词。前人关于伦理相关的论述："伦，道也、理也。按粗言之曰道，精言之曰理。凡注家训伦为理者，皆与训道无二。"可知"伦"除了原始的数量词用法之外，有两种含义：其一，是指不同辈分、同类事物之间的次第、顺序或秩序关系；其二，可以等同于道和理。伦可以理解为从自己推出去的和自己发生社会关系的那一群人里所发生的一轮轮波纹的差序。有一种对"沦"字的解释为"沦，伦也，水文相次有伦理也"。潘光旦先生曾说："凡是有'仑'作公分母的意义都相同，共同表示的是条理，类别，秩序的一番意思。"《说文》关于"理"的解释为："理，治玉也。"段玉裁注曰："《战国策》郑人谓玉之未理者为璞，是理为剖析也。""凡天下一事一物，必推其情至于无憾而后即安，是之谓天理，是之谓善治，此引伸之义也。"可见，理有两层意义：一种是作动词，即依玉的内在纹理而进行剖析、整治和打理；另一种则是作名词，指事物的内在条理、道理。

"伦"与"理"二字连用，初见于《乐记》："凡音者，生于人心者也；乐者，通伦理者也。"汉代伦理一词开始广泛使用，用来指人际关系及其规范，伦理亦即是人际关系的条理。在古代中国人看来，人际关系不是杂乱无章的，而是像玉有条纹一样，也是有条理可循的。伦与理之间有内在的联系，同类事物或人群不同辈分之间的次第和顺序，也是因道理而成的。循人伦道理来治理人际关系，才能使不同辈分、同类事物之间有和谐的秩序，各自相安而不相害。这种条理是人际关系中本有的，或者说是自然形成的。由此可见，"伦理"一词的本义是指人伦关系及其内蕴的条理、道理和规则。本教材中所讲的伦理，是指在处理人与人、人与社会相互关系时应遵循的道理、准则和观念，是从概念角度上对道德现象的哲学思考。它不仅包含着对人与人、人与社会关系处理中的行为规范，还蕴含着依照一定原则来规范行为的深刻道理，同时也是人的情感、意志、人生观、价值观和人际之间是否符合某种道德标准的行为准则。

健康管理是一个新兴的学科，与很多学科有交叉、有联系。从来源和基础上讲，它与预防医学有着的密切关系，从方法和工具的角度来讲，与很多学科交融共生。因此，遵守相关社会约束和规范是其健康发展的前提和基础。以医学伦理核心价值为引导完善健康管理服务的核心价值理念，是我国健康管理的道德关系及要求的集中概括，是处理健康管理领域中复杂利益关系的价值导向，是医学伦理核心价值在健康管理中的具体体现。健康管理的伦理规范旨在规范健康管理提供者与服务对象双方的行为，协调健康管理提供者与服务对象间的关系，实质是为了提高健康管理质量。

因此，健康管理伦理 (health management ethics) 是指个人、团体、国家在健康管理中应该遵守的行为准则和规范，以及个人、团体、国家对公众健康应该承担的道德责任。健康管理伦理是医学伦理的重要组成部分和丰富发展。健康管理伦理的核心价值必须遵循以下原则。

一、不伤害原则

穆勒在其名著《论自由》中提出"不伤害原则"：只要你的行为不伤害他人，你的行为就是自由的。穆勒在《论自由》中主要探讨社会、政府及他人在什么情况下才能够限制人的自由这一问题，这本书是历史上探讨自由观念最为重要的著作之一。穆勒强调，一行为若不伤害他人便是自由的，他人、社会与政府无权强力干涉，最多只能规劝；只有当人的行为危害他人利益，政府、他人或社会才有权利干预、限制他的自由。穆勒的"不伤害原则"表述直观，且是道德黄金法则的一个间接逻辑推论。若行为不伤害别人，则此行为是被许可的、自由的，否则就是被禁止的、不自由的。但不幸的是，如此符合直观的一个自由原则依然具有一定的局限性。

"不伤害"是指在道德上负有不给他人造成伤害的义务，是对生命最起码的尊重，是伦理的基本要求，这是健康管理人员应该秉持的最基本原则，是道德底线。它处于"消极的"维度，即"不应该做可造成新的（坏的）结果的某事"，包括身体、精神以及经济的不伤害。不伤害是一个消极义务，它是以否定、禁止的语气要求人们不要伤害他人。如果健康管理措施对病人是无益的、不必要的或是禁忌的，而有意或无意地去勉强实施，从而使服务对象受到伤害，就违背了不伤害原则。健康管理人员在决定采取何种健康管理措施时，应该遵循最优化原则，以最小的损害代价获得病人的最大利益，并努力避免各种伤害的可能或把伤害降到最低限度。不伤害原则的真正含义并不是消除所有的医疗伤害，而是在实践中努力保护服务对象免受不当的医疗伤害。

二、有利原则

在健康管理中，仅仅不伤害是不够的，健康管理师的健康咨询或健康干预对服务对象应该是有利的。有利原则，也称为仁爱原则。在医学伦理思想史上，对有利原则的认识，最初表现为"对患者本人有利"。患者生病，遭受病痛折磨，医务人员为患者除疾消痛，实施的是此时患者最为需要、对患者最有利的行为；但今天医学界在考虑"对患者本人有利"的同时，还要考虑"对患者相关者有利"和"对社会公益有利"。有利原则是善待患者的首要原则，成为应该如何对待患者的其他伦理原则的前提和基础。有利原则调节的是医学界医务人员如何对待服务对象，着重强调医学行为对患者的效用，明确医学行为的应有品格。

"有利"是生命伦理的基本义务，是对医务人员的责任感的强调，要求行为主体尽可能采取最为有效的措施，以对人的生理、心理及社会方面产生助益。有利原则是指健康管理服务人员应以保护服务对象利益、促进患者健康、增进其幸福为目的。它是指在积极的意义上负有促进他人健康与福利的义务。有利原则是不伤害原则的肯定、积极的一面，要求行动者采取积极的措施来帮助他人，而不是单纯地不去伤害他人。这种积极的意义包括阻止伤害与恶的发生、主动消除伤害等。健康风险评估是健康管理师的核心工作职能之一，风险评估中最重要的一项是权衡风险受益比，也就是权衡利害得失，分析获益－风险比是否可以接受，是否符合有利原则。在现代社会文化背景下，由于利益的多元化，一个行动在增进某利益主体的一种利益时，有可能同时减损该利益主体的另一种利益，而一个行动在减损某利益主体的一种利益时，实际上也可能增进该利益主体的另一种利益。健康管理师要用关心、爱心、耐心、同理心和同情心与服务对象及家属沟通，加强对服务对象及家属的心理疏导，消除不安和焦虑，用积极的心态影响他们，使他们树立信心，促进他们积极参与和配合。

三、尊重原则

美国心理学家西伯拉罕·马斯洛在 1943 年首次提出，将人类需求按照由低到高分为 5 个层次，即生存需求、安全需求、社交需求、尊重需求以及自我实现需求。马斯洛认为尊重需求也属于较高层次的需求。尊重包含了相互的理解，对世界万物的多样化、个体多元化存在的包容。尊重既包括对成就或自我价值的个人感觉，也包括他人对自己的认可与尊重。马斯洛的需求层次理论在社会学、市场营销学中被广泛应用，在现代服务业中这一理论也具有重要的实践价值。马斯洛认为对尊重的需要主要分为自尊与他尊两个部分，既包括个人对自己的尊严及价值肯定的需要，又包括他人及社会对自己的尊重与认可。通过自己及他人对自身价值的肯定，人们会充满自信，对生活充满热情，充分体会到自己存在的意义与价值。不论现代化、科学化和技术化如何发展，健康管理的基本点是为人服务，而服务的基本品质是对人的尊重。医务人员尊重患者是绝对无条件的，只有尊重患者，患者才会信任医生，才可能建立真诚的医患关系，进而维护正常的医疗活动，避免各种性质的医疗纠纷的发生。

尊重在医学、生命伦理学领域已经成为一个基本的原则，其在本质意义上是指尊重一个人的自主性，尊重人意味着我们要把一个人当成人来看待，也就是要尊重人之为人的东西。按照哲学家康德的说法，要把人当目的来看待，而不仅仅是手段。把尊重人理解为尊重其自主性，这意味着把自主性看成是人的本质，或者说是人的本质要素。尊重原则是指尊重他人的自主性、自我决定权、贯彻知情同意等内容。从尊重人到尊重自主性，是哲学概念从抽象走向相对具体的转化。自主性是指一个人能够就个人目标进行深思熟虑并且有能力在这种考虑之下做出决策。这有两层意思，一是这个概念预设了人是理性的存在者，二是要尊重个人理性地深思熟虑之后的意见和选择。拥有自主性的人能够思考和制订自己的人生计划，并且根据这种计划来采取行动，自主性就是指他（她）的独立性、自力更生和独立做出决定的能力。一般来说，他人无权干涉一个人理性地做出决定，但如果此决定对自己或他人的生命安全造成威胁时，可能他的自主性不能得到尊重，一般需要具体案例具体分析。但并不是每一个人都有自主判断的能力，这种能力是在个人成长中慢慢形成的。同时，人的自主能力还可能因受到疾病、智力缺陷和外在环境因素的制约。对这些自主性受到削弱的人，尊重自主性原则要求我们保护那些没有完全自主性的个体，其中包括未成年人、精神患者、阿尔茨海默病患者、智障人士、犯人等。因此在医疗实践中，一般需要决定代理人来代理其执行相应的权利，包括参与临床决策、签署知情同意书等。

尊重还包括了保护隐私。保护隐私通常是指健康管理师在健康管理活动中不向他人泄露能造成不良后果的、有关服务对象健康状况的隐私。对服务对象隐私权的保护并不是无限制的、绝对的。保护隐私原则的实施必须以不伤害服务对象自身的健康与生命利益为前提，保护隐私原则的实施不能伤害无辜者的利益，恪守保护隐私原则必须满足不损害社会利益的伦理条件，遵循保护隐私原则不能与现行法律相冲突。保护隐私原则不仅指保守服务对象隐私和秘密，即为服务对象保密，也指在一些特定情况下不向服务对象透露真实病情，即对服务对象保密。健康管理师与服务对象之间的交流应当是诚实的，但交代实情在临床实践的应用是有条件的。在施行保护性医疗时，医务人员不向病人交代实情，而采用"善意的谎言和欺骗"，这在道德上是允许的。"善意的谎言和欺骗"依据服务对象的不同文化水平和社会地位、心理特征的情况而定，如何向服务对象讲真话是一门艺术，需要在长期的临床实践中总结、积累和提高。健康管理的保密不是临床保密的生搬硬套，健康管理提供者要在健康管理实践中结合实际情况，不但要对"有关患者疾病信息"保守秘密，还要正确对待"有关社区居民健康信息"，具体包括以下4个方面：①建立并妥善保管健康档案。②不泄露服务对象的健康信息。在健康管理服务过程中对一些特殊的服务对象出于对其保护性医疗的要求，凡是不利于其身心健康或有可能对其产生不良影响的事情，都应保守秘密。③正确对待服务对象的隐私。正确对待性传播疾病等涉及个人性道德、性行为方面隐私的患者。④做好上门服务的保密工作。

四、公正原则

公正原则在伦理学上也称作正义原则。将什么样的情况看成是公正的、符合正义原则的，反映了人们关于公正的价值观。公正有很多其他的概念术语，这些术语常常相互替代，诸如"公平""平等""正义"。公正概念与"应得惩罚"有关联，不同的人对于什么是"应得"有不同的理解，公正还有分配公正、回报公正、程序公正之分。分配公正是指分配给一个人他所应得的东西，是在受益和付出之间进行适当的分配，保障人们的付出有所回应。回报公正实际上是指"来而不往非礼也""知恩不报非君子"。例如，在社区中进行人群DNA样本调查研究，样本提供者们为研究做出了贡献，研究者应当给他们以适当的回报。程序公正要求建立特定的操作程序，将它平等地应用于所有人，也就是说要用同样的程序规则一视同仁地对待所有的对象。

公正的实质原则是分配原则，它给出了一个具体的原则来决定什么是正义的，这些具体的原则构成了标准。这些具体的标准包括根据个人需要分配、根据个人努力分配、根据社会贡献分配、根据能力分配、根据业绩分配、根据职业分配、根据市场分配等。在不同的社会领域，人们可能采取不同的分配原则。就医疗卫生保健领域而言，究竟应该使用什么样的原则是存在着争议的。

公正原则有形式原则和实质原则之分。其中，形式原则是指对相同的人同等对待，对不同的人不同对待。公正的形式原则实际上是形式的平等原则。它之所以是形式的，是因为它只要求以同样的方式对待相同的人，而没有追问究竟该如何对待这些相同的人。具体有如下要求：①服务对象应该平等享有健康保健服务，平等使用卫生资源。健康管理的最终目标是提高全民健康水平，健康管理的对象不应只是"高端"人群。②健康管理服务人员与服务对象应该形成服务与被服务的双向互动关系。③在健康管理服务中优先考虑服务对象的需要。④公开收费标准，让服务对象心中有数，在知情、同意的基础上接受方便、经济、综合、有效的健康管理服务。

五、协调原则

积极促进多方协调联动，协调利益冲突。协调政府与社会各部门的健康责任，把健康目标融入政府各部门制度之中，形成多方联动的健康目标执行体系。健康战略注重发挥不同部门间协作，有针对教育、交通、土地、工商、非营利机构等部门的实施计划，有专门负责健康计划执行的协调机构，通过部门间协作，保障了健康战略的有效实施。促使不同部门在政策执行上协调配合，发挥民间组织、非卫生系统和个人在健康战略推广中的主体性，支持民间健康项目合作与推广，鼓励企业参与健康公益活动，把个人健康、社区健康、社会健康有机融合，形成多方联动的健康目标执行体系。

健康管理的出现是时代发展的需要，与生产力和人力资源观念的演变密切相关，也与企业提高生产力的初衷密不可分。健康管理的兴起是由于市场的需要，老龄化、急性传染病和慢性病等多重负担导致医疗卫生需求不断增长。有研究发现，员工的工作效率和健康密切相关，因健康问题造成的生产效率下降已经威胁到一个国家的经济发展。健康既是人类生活的美好目的，也是手段。健康管理就是要为个体和群体（包括政府）提供有针对性的科学健康信息，创造条件采取行动来改善健康。它需要提高全社会的认识，营造良好的健康管理文化氛围。健康管理事业的蓬勃发展，一方面要有完善的法律制度保障，即政府的支持；另一方面也需要企业、学校等多方机构的投入，以及民众对健康管理理念的心理认同。当今时代不是信息匮乏的时代，而是虚假信息充斥着百姓生活的时代。作为一个国家认可的行业，维持行业的专业水准，其中一个重要的任务就是提供正确有效的健康信息，帮助服务对象分辨其他信息的真假，提供有针对性的指导和咨询，并且能够科学正确地协调好利益冲突。

附　　录

中医体质量表 –30 条目简短版 *

本问卷是为了调查与您的体质有关的一些情况，从而为今后的健康管理和临床诊疗等提供参考。请逐项阅读每一个问题，根据自己近一年来的实际情况或感觉（频度或程度），选择最符合您的选项画"〇"。如果某一个问题您不能肯定如何回答，就选择最接近您实际情况的那个答案。

请注意，所有问题都是根据您近一年的情况作答，而且每一个问题只能选一个答案。

记入开始时刻：_____时_____分

请根据近一年的体验和感觉，回答以下问题。	没有（根本不）	很少（有一点）	有时（有些）	经常（相当）	总是（非常）
B1. A1.（Q2）您容易疲乏吗？	1	2	3	4	5
B2.（Q3）您容易气短（呼吸短促，接不上气）吗？	1	2	3	4	5
H1.A2.(Q9)您感到闷闷不乐、情绪低沉吗？	1	2	3	4	5
H2.（Q11）您多愁善感、感情脆弱吗？	1	2	3	4	5
H3.（Q13）您肋胁部或胸部（乳房）胀痛吗？	1	2	3	4	5
E1.（Q14）您感到腹部胀满吗？	1	2	3	4	5
H4.(Q15)您无缘无故叹气吗？	1	2	3	4	5
E2.(Q16)您感到身体沉重不轻松或不爽快吗？	1	2	3	4	5
D1.(Q17)您手脚心发热吗？	1	2	3	4	5
C1.（Q18）您手脚发凉吗？	1	2	3	4	5
C2.（Q19）您胃脘部、腹部、背部或腰膝部怕冷吗？	1	2	3	4	5
C3.A3.(Q22)）您比一般人耐受不了寒冷（冬天的寒冷或夏天的空调等）吗？	1	2	3	4	5
B3.（Q23）您比别人容易患感冒，或感冒后不容易痊愈吗？	1	2	3	4	5
I1.（Q24）您不是感冒也会打喷嚏、流鼻涕吗？	1	2	3	4	5
B4.（Q27）您活动量稍大就容易出虚汗吗？	1	2	3	4	5
E3.（Q28）您有额部油脂分泌多的现象吗？	1	2	3	4	5
D2.（Q29）您的皮肤或口唇干燥吗？	1	2	3	4	5
I2.（Q30）您容易过敏（对药物、食物、气味、花粉或在季节交替、气候变化时）吗？	1	2	3	4	5
I3.（Q34）您的皮肤一抓就红，并出现抓痕吗？	1	2	3	4	5
G1.（Q37）您身体上有哪里疼痛吗？	1	2	3	4	5
F1.（Q39）您面颊部或鼻部有油腻感或者油亮发光吗？	1	2	3	4	5

NOTE

续表

请根据近一年的体验和感觉，回答以下问题。	没有 （根本不）	很少 （有一点）	有时 （有些）	经常 （相当）	总是 （非常）
G2.（Q40）您面色暗或容易出现褐斑吗？	1	2	3	4	5
F2.(Q41) 您易生痤疮（面部的痘痘、粉刺）或疮疖吗？	1	2	3	4	5
G3.（Q43）您容易有黑眼圈吗？	1	2	3	4	5
G4.（Q45）您口唇颜色偏暗吗？	1	2	3	4	5
D3.（Q46）您感到口干咽燥、总想喝水吗？	1	2	3	4	5
A4.（Q54）您容易失眠或者入睡困难吗？	1	2	3	4	5
D4.（Q57）您容易便秘或大便干燥吗？	1	2	3	4	5
E4.（Q58）您腹部肥大、松软吗？	1	2	3	4	5
F3.（Q59）您小便时尿道有发热感、尿色浓（深）吗？	1	2	3	4	5

您花了多长时间完成这份 30 个问题的调查问卷？（参考"记入开始时刻"填写）

约（　　　）分钟

注：①30 个条目全部来源于 60 条目《中医体质量表》，括号中标示的符号和数字（Q1，Q2，Q3……）代表在 60 条目《中医体质量表》的题号。②疲乏（气虚、平和）、情绪低沉（气郁、平和）、不耐寒冷（阳虚、平和）3 个条目在两个亚量表中计分。

＊特别说明：使用该量表需联系我们签署使用协议。电子邮箱：yanbo0722@sina.com